临床护理与管理信息化实践指南

Practice Guidelines of Nursing and Managing Informationization

名誉主编　李月东　么　莉

策　　划　张立新　计　虹　章笠中

主　　编　张洪君　成守珍

副 主 编　冯志仙　王　泠　王攀峰

编　　委　（按姓名汉语拼音排序）

丁四清　丁小容　董　驰　顾列宾　韩斌如

侯黎莉　胡秀英　金静芬　李葆华　李勇兰

温燕玲　肖适崎　应燕萍　张　素　张素秋

郑凌峻

其他参与者

《中国护理管理》杂志社（按姓名汉语拼音排序）

曹晓翼　耿荣梅　黄　萍　李智英　梁　燕

卢　契　罗永梅　田淑红　许影婕　雍　安

张婉婧　张晓静　张燕辉　周玉洁

北京大学医学出版社

LINCHUANG HULI YU GUANLI XINXIHUA SHIJIAN ZHINAN

图书在版编目（CIP）数据

临床护理与管理信息化实践指南 / 张洪君，成守珍主编.
—北京：北京大学医学出版社，2016. 5
ISBN 978-7-5659-1378-5

Ⅰ. ①临… Ⅱ. ①张… ②成… Ⅲ. ①护理 - 管理信息系统 - 指南 Ⅳ. ① R47-62

中国版本图书馆 CIP 数据核字（2016）第 077877 号

临床护理与管理信息化实践指南

主　　编： 张洪君　成守珍
出版发行： 北京大学医学出版社
地　　址：（100191）北京市海淀区学院路 38 号　北京大学医学部院内
电　　话： 发行部 010-82802230；图书邮购 010-82802495
网　　址： http：//www.pumpress.com.cn
E-mail： booksale@bjmu.edu.cn
印　　刷： 中煤（北京）印务有限公司
经　　销： 新华书店
责任编辑： 陈　奋　**责任校对：** 金彤文　**责任印制：** 李　啸
开　　本： 787mm × 1092mm　1/16　**印张：** 15.5　**字数：** 387 千字
版　　次： 2016 年 5 月第 1 版　2016 年 5 月第 1 次印刷
书　　号： ISBN 978-7-5659-1378-5
定　　价： 52.00 元

序

在“互联网+”时代，医疗信息化站在了风口浪尖。“十三五”时期，医疗卫生行业将是国家信息化发展的重点，其已被纳入国家网络安全和信息化建设重点规划。护理作为医疗卫生行业的重要组成部分，必将参与到这场医疗信息化变革的浪潮中。我们相信，随着信息化时代的到来，护理信息这一新兴学科将会促进临床护理、健康管理、护理教育、护理科研蓬勃发展，推动护理学科迈上新台阶，成为医院信息化发展重要的组成部分。

护理管理的活动之一是规范职业人员的行为，管理是目标与条件、过程及结果设定的集合。因此，进入21世纪的现代化医院的运营和管理凸显信息化的水平，有信息化作为条件去实现医院目标管理。当今文化的传递从文字走向视觉图像，以后者推动流程化管理，医院的护理信息发展势在必行，它直接关系着护理对医疗卫生健康的参与性及在其中的角色。护理专业服务与信息技术相结合，实现了护理工作模式的革命性改变，使护理工作效率、质量得到全面提升，患者安全得到更好的保障。护理服务成为更精准的专业服务，优质护理服务得以真正落实，更好地满足了患者的需求。

护理人员教育与在职培训的信息化日趋加速，知识的更新，以及新技术、新理念的传播需要信息化助力，达到日常工作指导的快捷和准确，以提升护理人员的服务能力，激发护理人员的工作热情，实现工作的创新。德国著名财经作家安妮·M·许勒尔的《触点管理：互联网+时代的德国人才管理模式》提出日趋数据化的环境，强调对员工的关注，给予员工充分发挥潜能的空间，把关注点放在员工的需求上，鼓励员工展示才能，实现信息化数字化的转变，提升处理问题的能力和质量。要想提升护理工作者的应变能力，创优异成绩，促进护理经验总结与护理研究水平提高，评判与绩效管理信息化是必不可少的要素。

随着我国“医疗互联网+”的发展，健康的管理逐步实现数字化，医疗电子信息、互联网、物联网迅猛发展，护理的临床管理需要加快步伐，以适应时代的发展。由于我国医疗信息化起步较晚，建设分散，目前各医疗机构信息化发展进程还有较大差距，尚未实现标准化管理，缺少通用的信息化沟通语言和平台。要实现护理信息资源最大化利用，必须提升广大基层护理人员的信息化知识水平和使用信息技术的能力，加快标准化建设，探索适合我国临床实际需求的护理信息化管理模式。随着护理专业的发展和人们健康需求的增长，护理的服务范围将不断扩展，形式也将更加多样化，护理与信息技术的融合必将越来越深入，提升护理人员的信息素质迫在眉睫。希望此书能帮助我国广大护理人员了解医院护理信息化发展的进程，提高护理人员使用信息化手段的能力，促进护理工作信息化发展。

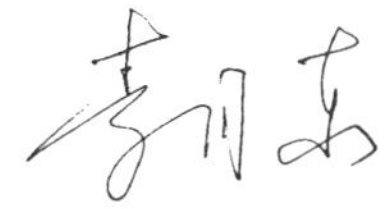

2016年5月

前　言

进入 21 世纪以来，国内外医疗信息化建设迅速发展，大数据时代的到来以及互联网的广泛应用冲击着传统的文件系统管理模式。人们认识到传统的管理模式已经不能满足现代化的工作需要，医疗信息管理和患者诊疗中的信息互通互用，无论是医疗与护理，还是康复促进与社区卫生服务，均需要信息技术的支持；科学化管理也需要信息技术的鼎力相助；职业教育的知识库建设、人才能力的培养都离不开信息；医院信息化系统需要融合衔接，护理是整体医疗的重要组成部分，因此护理信息也越来越被重视。护理工作程序包括评估、判断、给予护理措施、进行护理评价等内容，这一科学工作程序在每一环节都需要信息技术与护理学的结合。护理人员在工作各个环节利用好信息技术，不是被动应用工程师研发的软件就能完成临床护理的需求，而是有知识的传递、以及技术的学习与研发，从而使信息技术成为护理人员所用的便捷、精准工具。

本书是国内临床护理信息与护理管理信息的最新实践版指导用书。我们本着学以致用的目标，以丰富的实用案例贯穿到护理工作各个方面，把管理的思路与方法融入其中，以期提高临床护理人员和护理管理者的实际应用能力，根据医院特点研发特定护理信息，满足护理人员的需求，应用信息化手段帮助护理人员提高决策能力，实现数据化的整合与大数据的管理、科研成果评价。

全书共五章，第一章介绍了护理信息管理概论，包括护理信息学的定义及发展、护理信息应用与规范、护理信息学分类系统、护理信息系统的结构与主要功能、物联网发展与临床护理和护理管理、护理信息的硬件管理。第二章为临床护理应用系统，介绍临床护理单元信息架构、给药的管理系统、输血医嘱管理系统、检验医嘱执行系统。第三章为护理电子记录系统，介绍电子体温单记录平台，患者入院、出院评估记录，患者专科评估与记录、重症监护信息系统的应用、手术室中信息系统的应用。第四章为护理管理系统，介绍护理人力资源管理、护士长无纸化办公系统、护理质量管理系统、不良事件上报系统、护理教学信息化管理、危重病患者床旁查房系统、医院消毒供应中心追溯管理系统。第五章为中医护理信息系统。

本书的编写得到了浙江大学医学院附属第一医院冯志仙主任，北京大学第三医院李葆华主任、王攀峰副主任护师，北京大学人民医院王泠主任护师、张素副主任护师，中国医科大学附属盛京医院肖适崎博士，中山大学附属第一医院成守珍主任，首都医科大学宣武医院韩斌如主任，贵州省人民医院李勇兰主任，中南大学湘雅三院丁四清主任，四川大学华西医院胡秀英主任，广西医科大学第一医院应燕萍副院长，上海肺科医院侯黎莉主任、中国中医科学院广安门医院张素秋主任，浙江大学医学院第二附属医院金静芬主任，医惠科技有限公司顾列宾工程师等的支持，在此表示衷心的感谢。我们还参考并吸取了国内外最新护理信息理论和实践经验，但限于水平和时间因素，书中难免有不足之处，真诚希望读者批评指正。

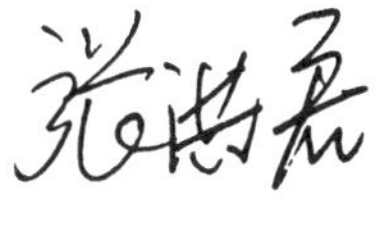

目　录

第一章　护理信息管理概论

第一节　护理信息学的定义及发展

一、护理信息学概述

护理信息学（nursing informatics）是一门整合护理科学、计算机科学以及信息科学的新兴交叉学科，以信息化的手段在整个护理业务范畴内管理临床业务数据、患者信息反馈、护理资产信息以及其他相关内容；通过信息的采集、信息数据的获取、转换、传输、处理和控制的综合功能帮助医生、护士、患者本人和其他保健服务人员决策，帮助护理人员提高问题的分析能力，提高研究和持续改进水平。

护理信息学是应用信息科学理论和技术方法，去研究解决护理学科所提出的问题的专门学科。它是以护理学理论为业务基础，以护理管理模式和流程为规范方法，以医疗护理信息为处理对象，以护理信息的相互关系和内在运动规律为主要研究内容，以计算机网络为工具，以帮助护士和其他保健服务人员解决护理信息各种问题，也为患者对自身信息的知情同意提供了保障。

二、国外的发展

1992 年，美国护士协会（ANA）认可护理信息学具备特有的知识体系，认可其为护理学的一门分支学科。在国际护理信息学的发展过程中，美国居于领先地位，曾多次提出将护理信息学作为优先发展的研究方向，主要侧重护理实践和护理科研。在美国等发达国家，护理信息学已形成本学科三种资格认证：护理信息师、护理信息高级实践护士和护理信息学专家，具备护理学学士学位的护士可经由美国护理认证中心举办的考试获得护理信息师资格，拥有护理硕士学位并获得硕士层次的护理信息课程证书者可申请护理信息高级实践护士资格考试。美国护理学会很早就认为护理信息学是护理专业中可以整合护理科学、计算机科学与信息科学三个方面，管理与沟通相关数据、信息、知识与智能的分支学科。此外，1985 年巴西也开始关注护理信息学，并于 1990 年在圣保罗联邦大学建立护理信息学小组，从事护理信息学的临床实践、行政、教育和研究工作。这也说明国外护理信息学的发展速度远远快于国内。

20 世纪 80 代后期，护理信息学教育在国外开始兴起，最开始是将计算机课程加入基础护理的课程中。20 世纪 90 年代，英国、加拿大、澳大利亚、美国陆续有护理学院和护士学校单独开设护理信息学课程和专业学位课程。到 21 世纪初，一些发达国家的护理学院，护理信息学已经形成了一门独立的学科，有一支涉及博士、硕士与本科教育的专业教学与研究师资队伍，同时它还为护理继续教育和护理本科教育提供了丰富的教学力量。美国是护理信息学教育相对来说比较成熟的国家，主要是以研究生教育为主的培养模式，除此之外，还配合短期培训、远程教育、研究生证书教育等多种教育的形式，满足了不同情况的学生对教育的需求。同时，巴西、阿根廷等南美国家也在20世纪开始关注和护理信息学教育相关课程介绍。

三、国内的发展

在20世纪80年代早期至90年代，我国推行责任制整体护理，也是护理信息学的最初始阶段。20世纪80年代初，由于我国医学的快速发展，医院护理管理模式的逐渐改善，使护理管理人员逐渐意识到护理信息的收集、加工、处理、利用对护理管理决策的重要性。这对临床护理人员的知识更新和技能补缺提出了巨大的挑战。1987年由石家庄空军医院研制的"计算机辅助与生物心理社会医学模式的要求，按照责任制护理"的模式实现，以辅助实现责任制护理中的"计划护理"为目的。该软件采用汉字菜单，人机对话形式，操作简单，经过3~5分钟的患者信息数据录入，就可以打印出所有的护理计划和护理记录，使临床护理人员摆脱繁琐的文字工作，节省了大量的时间用于患者的护理。1991年，山西省人民医院护理部代表我国首次参加国际护理信息学大会以及第四届国际护理信息学大会，并在大会上发表了论文《微机护理程序软件系统的应用效果与评价》。1991年第五届中医药信息发布会在大连召开，会议上还有辽宁、江苏等地一些医院介绍了计算机在病房管理中的应用中国医药信息协会正式成立了护理信息学专业委员会。这一阶段是护理信息学的孕育阶段，在这一时期，计算机在护理中的应用越来越广泛，护理学和信息学逐渐交融并受到关注，相关学术活动也逐渐出现，这为护理信息学的形成和发展打下了坚实的基础。

从20世纪90年代开始，国务院各部委以"三金"工程为基础在全国进行金字系列信息化建设，为了加强卫生事业的宏观调控及微观管理，结合我国卫生信息系统发展现状，1995年，原卫生部向全国各省市卫生厅、卫生局、医学院校、医学研究机构和相关卫生部门发布了关于国家卫生信息网络建设的文件。1997年，湖北中医学院附属医院信息工程与护理人员组成编委会，开展《护理信息学概论》的编撰工作，并在2000年由中国科学技术文献出版社出版，成为全国现代护理培训教材。这是我国首部关于护理信息学的论著，该书阐述了护理信息学的概念，介绍了计算机在护理中的应用实践。到20世纪90年代末期，我国医药院校对护理专业学生相继开展了信息学教育，增设了计算机基础和文献检索等课程。这一阶段计算机技术在临床、教学、科研等方面的作用日益凸显，护理学与信息学相交融的理论和技术问题显现出来，护理信息学概念、研究领域、学科理论及应用实践等方面的观点被提出来。这一时期我国护理信息学的学科体系逐渐建立，是护理信息学发展的关键阶段。

进入21世纪之后，全国范围内的医院信息系统建设规模庞大，个别医院已经达到较高的水平，说明我国的护理信息化建设已经进入高峰时期。护理信息管理系统（MIS）的设计和操作衍生了大量的研究和发展项目，加快了我国护理信息管理机制的形成。2007年卫生部统计信息中心对全国3765所医院（三级以上663家，三级以下3102家）进行信息化现状调查，结果显示：属护理信息系统范畴的住院护士工作站系统、医嘱处理系统和门急诊护士工作站系统已经分别占到64.89%、55.75%和36.39%，远高于医生工作站系统。可见护理信息系统已经广泛应用在全国范围内，正朝着规范化、标准化方向发展。2013年，护理专业被我国教育部列入紧缺人才优先发展专业之一。由此看来，护理的信息化教育对加强护理人员的培养和再教育显得尤为重要，护理的信息化也是信息化教育的重要组成部分之一。

在教育方面，2001 年刘志国对护理学课程的教学和研究的思考，并和其他学者进行了探讨，提出应制定护理信息专业相关的课程，注重体现这一学科特点；2008 年，西安交通大学在护理学专升本的教育课程中开设了护理信息学这门课程；2009 年，湖北中医药大学临床型护理硕士研究生开设了护理信息学课程。虽然我国的护理信息学教育才刚刚起步，但是无论是理论深化还是实践研究都已经呈现出良好的发展趋势，这是我国护理信息学形成和发展的重要阶段。

第二节　护理信息应用与规范

一、护理信息的主要特征

来源广泛。护理的信息来源多样，可能由护理人员或者患者手动输入，也可能由护理信息系统从其他信息系统如电子医嘱系统（CPOE）、医院管理系统、科研系统、院内教学系统获取，甚至可能从体征监测设备、药品电子监管码或其他设备获取数据。

信息复杂。由于护理工作与医疗、医技、药剂、后勤等部门都有着紧密联系，因而其数据量非常大，且概念性信息多，量化性信息少，其中病历、医嘱、处方等常因医生的习惯不同，采用的语言不同，书写时往往是英文、拉丁文、中文等不同文种或几种文字混合，所以护理信息具有其复杂性。

相关性强。护理信息大多是由若干相关信息变量构成的信息群，如临床特别护理天数、分级护理质量合格率、压疮发生率、抢救器材完好率等，都是由一组相互作用的信息提供的。护理信息的输出模式在以上信息变量相互作用下才能确定，护理记录就是一种较大的护理信息群。

随机性大。在日常护理工作中，患者的病情变化和医嘱的修改随机性最多，医院内的突发事件难以预料，且选择性小，如转科、入院、出院、转院，故护理信息的产生、采集、处理随机性很大。

质量要求高。护理信息又直接关系着患者的健康与生命，所以在其准确性、完整性、可靠性方面对护理信息管理提出了非常高的要求，使护理信息管理和研究具有一定的深度和难度，也是开展护理信息管理的重要价值和必要性所在。

二、护理信息与护理信息化标准规范

标准是一切科学管理的共同基础。制定标准、贯彻实施标准、完善和修订标准是一项管理的全部活动。这个过程不是一次完结的，而是不断循环、螺旋式上升的。其最普遍、最主要的形式是“统一”，这也是标准化的基本原理。在医学领域，医生、护士的医疗护理行为是由一系列必要的专业学术标准，如疾病的诊疗标准、国际标准疾病分类等来规范的，这就从根本上保证了医疗护理质量，促进了医学学术的不断发展。

护理信息化与护理信息化标准是医院信息化的重要组成部分，医院信息系统是利用电子计算机和通讯设备，为医院所属各部门提供对患者诊疗信息和行政管理信息的收集、存储、处理、提取及数据交换的能力，并满足所有授权用户功能需求的信息系统。医院信息系统既支持医院的行政管理与事务处理业务，又支持医护人员的临床活动，收集和处理患者的临床医疗信息。简单地说，护理信息化就是利用现代网络技术、计算机技术、通信技术等，对护理工作进行信息化处理和应用的统称。

护理信息化标准参照有关定义，可以解释为在护理工作中，为获得最佳秩序，经研究制定并由公认机构批准，共同重复使用的护理信息化工作规范性文件，包括业务标准、术语标准、文档标准、数据交换标准等。护理信息化标准的作用主要体现在对管理工作和技术文档等所有过程和结果的规范性表达上。没有标准就没有信息交流的条件，就不可能实现信息的共享。标准化是信息化的基础。

三、护理信息规范标准的研究现状

从20世纪90年代中期开始，国内陆续开发出一些大型、一体化医院信息系统，涵盖了病房床位管理、医嘱处理、计费等工作，提高了护理文书的处理效率。按照要求，医疗机构信息化建设正在飞速发展，电子病历和电子医院在很多地方已经实现或正在开展。但是，医院信息化的发展，在标准方面也存在诸多问题：一是医院管理模式不规范，二是医院信息标准化程度低，三是信息标准不能与医保系统联动，四是软件开发缺乏统一规划。信息化建设快速发展的同时带来了一个巨大的缺陷：可能会由于标准的缺失而造成很多信息化建设推倒重来的可怕后果。现在众多医院和HIS厂商都大力推行各自开发的系统，没有统一的技术标准，没有全国甚至全省统一的数据结构和术语命名。这对于卫生系统的信息交换、资源共享甚至于一次简单的患者转诊都将造成极大的障碍，在医院管理信息系统阶段可能还会影响到质量标准的评价，在医院临床信息系统和区域卫生信息化建设上，要提醒业内管理者和信息中心专业人员有风险管理意识。

我国香港等地区在护理信息化建设方面已经开始研究和引进美国的护理标准化数据集。现在国内虽然已经建设了少数临床护理信息系统，实现了护理电子记录，但护理标准化术语和分类还没有成功应用，护理信息化标准建设还远没有开始。

在当今信息化高速发展的背景下，很多行业尤其是工程建设行业，国家技术标准和规范都涵盖了具体工作的方方面面，针对本省情况都在国家标准基础上制定了细化的省标及行业标准，这些技术标准一般每隔5年甚至更短的时间都有新的版本出现。相比之下，护理信息化至今还没有国家标准或行业标准。护理信息的标准化建设是卫生信息标准化的重要组成部分，实现护理信息标准化可以提高信息系统运行过程中计算机处理效率，促进信息资源的交流和共享，实现系统之间的兼容性，使护理信息系统与标准化卫生信息系统完美整合。

四、护理信息规范标准建设的必要性

医院是关乎患者生命的地方。现有的HIS对医院护理信息的支持多数仅限于对临床护理中的医嘱处理和出入院患者一般信息处理，已明显暴露出目前医院护理工作发展的弱点。护理需要的大量临床信息的采集、处理不仅是计算机等硬件的支持，而技术标准更是关键，护理信息表达内容及方式，如护理工作流程、护理记录格式等内容都需要统一的标准，作为其基础才能发挥正常护理工作运行的作用。而在相关护理软件和医院信息系统平台不能很好地交互，市场开发上的培育相对薄弱的现状下，用户根据自身情况定制和开发应用系统，其系统的维护、升级就没有保障，同时也很难有较长的生命周期。

信息技术的发展要求必须进行信息标准化建设，包括术语、编码的标准化、接口的标准化等，它是信息共享的基础，是国家基础信息库建设的保证。进行相关国际标准的制定更是我国在国际竞争中获取主动权的关键环节。如果没有信息的标准化，就会导致一个个信息孤岛的出现。因此，护理信息化标准研究迫在眉睫。

五、护理信息标准化的含义

护理信息标准化（nursing information standardization）是本学科现代化的基础性工作，是制订、贯彻、修订学术标准的有组织活动的全过程。具体来讲，主要包括护理学信息内容的标准化、学科信息管理指标体系的建立及专业信息分类与编码等三个主要方面的内容。它是护理学科建设和发展的系统工程，要用系统论的思想、理论和原则来指导各类护理信息标准的制定，使之全面配套、层次恰当、目标明确，并随着科学技术的发展而不断深化发展。

（一）护理学信息内容标准化

护理学信息内容标准化主要包括三个方面的内容：一是理论标准化，即将护理学科理论结构化、体系化，并用规范化的语言再现经典护理学的精华和内涵，重构现代护理学信息模式和框架；二是操作规范信息化，即对护理操作的规范化和护理操作技术的信息化；三是应用现代管理理论和方法，建立护理学术管理规范和流程。学术内容标准化的过程是一个循序渐进的过程，需要护理理论研究者不断地归纳总结，使之成为护理行为的准则和实际工作的行动指南。现有的护理学理论和各种技术方法的标准与规范，如：各科疾病护理常规、各科疾病健康指导、基础护理技术操作规程、护理分级管理标准、护理工作检查评分方法等都是护理学术内容标准化的成果。

（二）护理学科信息管理指标体系的建立

护理学科信息管理指标体系是在“标准”的指导下，根据信息管理的目标要求，对相应信息管理系统中的每个管理“项目”进行概念的界定，确立其内涵“信息”之间的关系，并把所有的“信息项”依据它们自身的作用和相互间的关系，按一定的逻辑层次关系进行归纳整合所形成的一个信息项集合。

护理信息管理指标体系是建立护理信息管理系统的依据之一，是系统的重要管理内容。以创建内科病区护理信息管理系统为例，我们首先按内科护理学理论和内科病区管理流程与相应的规范，分门别类地提取该病区护理信息管理项目，并对每一管理项目进行概念的界定、作用的说明，确定该项目所含“信息”间的逻辑与数量关系，最终以内科病区的每一个信息管理流程为准进行“信息项”归类整合，从而构成内科病区护理信息管理系统指标体系。它将成为该系统计算机程序设计的依据和内科病区信息管理系统的重要构成。

（三）护理专业信息分类与编码

护理专业信息分类与编码是护理信息标准化的重要内容。所谓信息的标准化处理，就是对“信息”自身的描述形式、其概念所进行的界定和表示符号的统一与规范。具体来讲包括两方面内容：一是将“信息”按规定的术语原则进行科学分类，二是在分类的基础上进行统一的编码。

护理专业信息的分类是在护理学科理论的指导下，采用分类学原则和方法对护理学科知识进行属性分类，将其学术内涵升华，使其概念的描述更准确、更完善，层次的划分更清晰、更具有逻辑性，使学科具有体系化特征。

护理信息的编码就是将经过明确分类的护理信息，用计算机容易识别和处理的符号对每一类护理信息进行分类标识，建立起既符合护理管理学理论，又适于护理信息处理（存储、传输和分析处理）的护理信息分类与代码体系，也即"信息"的代码化。它是信息项内涵特征的一种简洁表示方法，它将为计算机护理信息管理系统提供基本元素。可以断言，若没有护理信息的分类代码就无法进行护理信息的计算机处理。

六、护理信息标准体系应遵循的原则

（一）以医疗护理工作为中心的原则

护理信息标准化是服务于护理专业的，各项标准要以适应医疗护理工作需要为基本原则。其工作任务是制定医院护理业务各方面的标准、制度、规范和指标，并紧紧围绕医疗护理工作这个中心，以保证医疗护理工作的顺利进行。

（二）标准的简洁性原则

护理标准是护理学术标准化的成果。简洁性是制定护理标准的一条重要原则，要求"标准"的文字简练、通俗易懂，条文层次清晰、逻辑性强。标准应抓住护理活动的本质，去除护理活动中非本质的部分，使之更具代表性，更为精炼合理，以反映其内在特征和规律性。

在把握护理活动本质的基础上，消除不必要的多样性，以提高标准的可操作性。

（三）标准的相对性原则

"标准"即"统一"，是一个相对的概念，具有很强的时效性。随着医学技术和管理的进步，医学与护理学标准也将不断地深化和完善。标准化不是一劳永逸的，护理信息标准化是随着护理的发展而变化的。在实践中护理学术标准和技术规范约束护理人员的医疗护理行为，指导着医疗护理实践，并得到发展。强调标准的相对性，有利于标准的实施和优化。优化，就是用数理统计、科学验证、现场调查等方法进行择优，将那些已经不适于发展的标准废止，并制定新的标准。优化的目的是提高标准的可行性，获取最佳的效益，而效益的不断提高，又有赖于不断地优化，两者是相辅相成的。

（四）标准的配套性原则

只有各种相关的医疗护理标准互相协调、互为补充，才能充分发挥护理信息标准化的综合作用。医院是个大系统，技术和管理问题时常交织在一起，需要协调的事务日渐增多，而"标准"都是在一定范围、一定层次上对某些事物所做的统一规定，只有通过协调，才能各司其职，互为补充，规范整个系统中的事物，所以制定医学与护理技术标准规范时应特别注重它们的配套性。

第三节　护理信息学分类系统

护理信息标准化包括护理术语标准化、护理工作流程标准化、护理数据标准化等信息学分类及术语框架。分类是发展信息标准化工作的重要部分，是护理实践的综合性术语集。20 世纪 80 年代末期发展起来的护理最小数据集（nursing minimum data set，NMDS）包括护理行为和处理、护理相关的患者疗效以及护理强度。一旦临床数据被统一定义，护理工作者就可以用统一的术语来描述和比较患者的问题、患者的护理程序、护理的结果和为跨单位（如医院与社区）医护提供所需要的资源。全世界有几种处于试验、使用和推广不同

阶段的多个术语系统，其中，跨国际通用的有国际护理实践分类（International Classification for Nursing Practice，ICNP），这是一部描述护理实践和处理的专业词汇参考指南，ICNP 来源于若干已有的分类和术语系统。另外，还有英国 Read 编码的护理术语系统及各种分类系统，北美护理诊断协会（North American Nursing Diagnosis Association，NANDA）的护理诊断术语、护理干预分类（Nursing Interventions Classsification，NIC，含 6 个域，26 个类和 366 个干预项目），奥马哈系统（Omaha 系统）的护理处理术语系统及其他许多系统。

一、国际护理实践分类系统

（一）国际护理实践分类系统（International Classification for Nursing Practice，ICNP）的定义、目的及意义

ICNP 是由国际护理学会（ICN）发展的国际护理实践分类系统（ICNP），ICNP 认为护理专业需要一种国际共通的语言，以求统一，是护理实践术语集。此分类系统建立和描述护理工作的共同语言，可以跨越国界、种族、情境和实践的限制；而且通过护理信息与医院信息系统的联机，可提供患者需要的护理方向和资源分配，并促进护理研究的发展。

ICNP 的发展目的是用护理的专业语言叙述和记录临床护理实践，为临床护理决策提供科学基础，同时它本身作为一套护理专业语言和分类系统，也便于将护理资料纳入当今健康服务计算机化的信息系统。其具体描述为：将护理实践加以整理，以便说明护理业务；将护理实践加以分类，以便管理、研究、教学、沟通与共享；将护理实践编码，作为护理记录电子化的基础。在当前信息高度发展的时代，护理信息系统对护理工作的科学管理具有重要意义，而标准化术语是现代电子病历十分重要的组成部分，因此发展一种标准化护理语言势在必行。以临床护理实践为基础的统一的标准化护理语言，能够描述各种医疗机构对个人、家庭及社区所提供的护理保健服务，是进行电子医疗记录不可缺少的语言工具，能够进行编码处理，使临床护理数据进入计算机，存储大量数据，为创建数据库提供基础，形成网络管理，使信息共享，为临床护理实践、管理决策、科学研究提供准确有限的依据。ICNP 的研究促进了各地护理实践术语与现存护理实践术语的发展以及两者的融会贯通。

（二）ICNP 的形成及发展过程

1989 年美国护理学会在 ICN 国家代表会中提出 ICNP。1991 年 ICN 专业服务委员会正式提出 ICNP 的名称并沿用至今。工作小组提出其发展原则是从基层做起，并经临床实地审慎验证，随后向各国护理学会收集所使用的护理分类系统状况。ICNP 形成过程包括对护理实践语言进行命名、分类、排序、记录、校对，最后形成护理实践术语数据库。1996 年发行了 ICNP 第一版，1999 年 ICNP 第二版出版。2000 年在 ICNP 研讨会上，与会代表分别发表了 4 种语言的 ICNP 版本，并以 ICNP 为基础的护理电子化记录软件系统，并示范了以 ICNP 为基础的护理记录软件系统应用于护理病历记录、物品管理等项目的实例；亦有代表提出了将 ICNP 送 ISO 认证的经过，由此看出 ICNP 已蓬勃发展起来。

在我国台湾地区 ICNP 的研究与发展相对成熟。台湾地区于 1997 年完成 ICNP 的翻译，并出版 ICNP 第一版的中译本；2002 年完成第二版的译本修订，并完成第二版中文浏览器，2003 年 9 月进行临床测试；2004 年举办 ICNP 临床测试成果发表会，加速了中文版电子化护理记录向国际化的迈进，为形成统一的标准化护理语言奠定了基础。2008 年袁剑云等带领国内一批人翻译了中文版的护理结局指标分类体系，这为护理信息的名词分类，行为与

措施等的衔接奠定了基础。

（三） ICNP 的分类系统

ICNP 包括护理现象分类（nursing phenomena classification）、护理行为分类（nursing actions classification）和护理结局分类（nursing outcomes classification）的综合护理实践分类系统。以 ISO2003 为标准，形成护理现象、护理行为及护理结局的语言描述和定义。

1. 护理现象分类　护理现象即护理焦点，是指与护理实践相关的健康因素，护理诊断是对一个护理现象的判定，是护理干预的核心，这是信息模板设置的思维导引，例如患者出现咳嗽、咳痰，痰液黏稠、不易咳出就是症状——焦点，此时的现象做出判断——护理诊断“清理呼吸道无效”；给予的干预措施的核心是保证入量、雾化稀释痰液等。护理现象分类是一个多轴系、分类等级的结构，共分 8 个轴系：焦点（focus）、判断（judgement）、频率（frequency）、持续时间（duration）、方式（means）、身体部位（body site）、行动（action）、服务对象（client）。这个轴系帮助我们完善信息模板需求，例如设置头晕症状的评估模板，其发生的症状体征等等的现象列举，并设置护理行动措施，点击确认项，可转化成护理记录。而在给予的护理措施操作后也能进入另一模块“护理工作量的统计表”。不同的轴系中某些条目进行组合来表达护理概念。

2. 护理行为分类　护理行为指护士在护理实践中所采取的行为。护理干预则是针对护理诊断的行为，目的是产生护理结局。护理行为分类也是一个多轴系、分等级的结构，共分为 8 个轴系：①行为类型（action type）；②对象（target）；③方法（means）；④时间（time）；⑤分布（distribution）；⑥部位（location）；⑦途径（route）；⑧受益人（beneficiary）。护理干预是由护理行为分类轴中的概念所构成，其构成原则是：一个护理干预必须包括行为类型轴的条目及至少一个对象轴的条目，也可以选择来自其他轴的条目以增强或扩展干预。

3. 护理结局分类　护理结局指在某个特定时间内，护理行为所关注的焦点在该行为影响下发生改变的结果。一个护理结局的构成原则为：①使用与护理诊断相同的构成原则，即一个护理结局必须包括来自护理实践焦点轴的一个条目和来自判断轴的一个条目，可以选择来自其他轴的条目以增强扩展该诊断；对于该护理诊断，每个轴的条目只能使用一个。②必须执行一个干预后的某个时间所产生的。

（四） 临床实证

通过融合世界各地现存的护理术语形成的 ICNP 是否适用于临床护理实践并为之服务，需要各领域大量的研究予以验证，目前已出现了一些临床实证研究结果。

Dykes 等研究发现：ICNP 宽阔的概念范围及逻辑性较强的结果使之成为一个富有弹性的、健全的语言标准。ICNP 提供的能够捕获并利用微小数据的框架有利于循证护理实践的发展。Hyun 等将 ICNP 的涵盖性及表达性。研究发现 ICNP 在护理现象分类中可描述 87.5%NAN 的护理诊断、89.7%HHC 的诊断、72.7%Omaha 问题分类系统；在护理行为分类中 ICNP 可描述 79.4%NIC 的护理措施、80.6%HHVV 的措施、71.4% Omaha 的措施分类。研究结果显示 ICNP 可描述的护理现象为 70% 以上，具有较高的一致性，因此建议 ICNP 可作为国际护理统一的语言系统。Ruland 针对 ICU 患者的循环系统和在家的患者排泄系统用 ICNP 转译，并与原始护理记录做比较。转译的内容有护理现象和护理行为两方面，所有转译的资料与原始资料的符合度分为相同或相似、部分概念符合及完全不符合。研究结果发现 ICNP 中护理现象发展得以护理行为完整。建议再增加 ICNP 项目的代表性，在护理现象中多加入有关时间的项目，增加可表达患者观点、喜好、决策及经验的项目，增加可表达征兆、症状、护理诊断的项目，并发展简单实用ICNP的方法。Ehnforsm等探讨ICNP应用于营养即皮肤护理的研究，结果发展ICNP护理现象可描述59% ~ 62%的记录内容，护理行为可描述30% ~ 44%的护理措施，约有1/4的记录与ICNP转译不一致或无法转译。中国台湾地区于2004年以ICNP第二版本中文版浏览器进行护理记录电子化的临床测试，验证其适用性。适用性的ICNP术语转译（第一级、第二级）原纸质版护理记录的字句；第三级：以ICNP术语转译后，需要再输入数据，以符合原纸质版护理记录的字句；第四级：无法以ICNP俗语转译原纸质版护理记录的字句。测试结果发现大多数医院护理行为占的百分比高于护理现象。其适用性分析结果显示：在护理现象方面以第一级最多（占57.2%），其次为第二级（占26.2%），两者合计为83.4%，表明护理现象多能被ICNP转译，而在护理行为方面仅39.0%的护理措施能被ICNP转译，结果偏低。

日本学者Jiang等借助一种电子载体试图将ICNP与本国护理实践系统结合起来，结果发现行为轴的行为类型（action type）、对象（target）及部位（lcation）能够得以较好地体现。韩国学者发现ICNP第二版浏览器用户界面有效、适应。

我国大陆地区目前尚缺乏与国际接轨的统一的标准化临床护理语言来反映临床护理实践，限制了与其他国家护理交流，影响了我国护理信息化与护理专业的发展。因此，加紧对ICNP的相关研究，以建立适合我国国情的标准化护理信息系统。

二、RCC-Read 临床分类

RCC-Read临床分类（Read Clinical Classification，RCC）由英国全科医生Jamns Read于20世纪80年代初个人开发，1990年为英国国家医疗保健部采用和进一步开发。RCC计划覆盖医疗卫生领域的所有范围。

RCC使用5位字母数字代码，每一代码代表一个临床概念和相关的“首选术语”。每一个代码可以与多个日常用语中使用的同义词、首字母缩写词、人名、简缩词等连接起来，并且这些概念以分级的结构顺序排列，每一层面的下一级表示更细分化的概念。RCC与ICD-9等广泛使用的录入提供了良好的基础。

三、奥马哈系统

奥马哈系统（Omaha System）是一个以研究为基础，综合的、标准化的护理实践分类系统，它由互为关联的3个子系统构成，分别是问题分类系统（Problem Classification Scheme）、处置干预系统（Intervention Scheme）和效果评价系统（Problem Rating Scale for Outcomes）。

奥马哈系统的实施以患者为导向，由案例护士或专科护士执行案例管理程序，其过程通常包括6个环节：评估资料、陈述问题、确认健康问题的得分、护理计划及执行、护理过程中的评估、评价成果。奥马哈系统旨在促进护理实践、语言记录和信息管理，被引用到社区护理、延续护理、临床护理、护理教育和护理研究多个领域。该系统是发达国家早已采用的护理术语分类系统。

四、全国卫生系统敷料器械仪器设备（商品物质）分类代码

该编码系统是卫生部批准颁布的第一个行业信息代码标准，用树形4层8位的分类编码形式覆盖全部医疗用器械的仪器设备，已被卫计委计财司设备处推荐给全行业应用。

第四节　护理信息系统的主要功能

护理信息系统（nursing information system，NIS）是医院信息系统的重要分支，利用电子计算机和网络设备为临床护理提供信息，收集、存储、提取、转换信息，满足临床工作和管理工作的需求，包括护理教育、护理研究、绩效管理等。

一、基本功能

（1）通过医院局域网，从 HIS 系统获取或查询患者的一般信息，以及既往住院或就诊信息。

（2）实现对床位的管理以及对病区一次性卫生材料消耗的管理。

（3）实现医嘱管理，包括医嘱的录入、审核、确认、打印、执行、查询。

（4）实现费用管理，包括对医嘱的后台自动计费、患者费用查询、打印费用清单和欠费催缴单。

（5）实现基本护理管理，包括护理诊断、护理记录单、护理计划、护理评估和专项评分、护理人员档案和护士排班的录入及打印。

二、辅助支持功能

国外已开发利用的辅助护士决策系统有：

计算机辅助护理诊断和处理系统（computer-aided nursing diagnosis and intervention，CANDI），这是一个支持护士根据临床资料自动做出诊断和处理意见的系统。

Creighton 在线多模块专家系统（creighton on line multiple moduiar ecpert system），这是一个辅助护士做出计划和安排的系统。

国内的一些医院也尝试开发了护理信息系统的决策支持功能，建立了患者病情（症状、体征）、护理诊断、相关因素、护理措施等字典库，设计了一些决策支持功能，使护士能利用这些字典库，在护理信息系统终端方便地通过相关选择完成护理记录，极大地减少护理书写的工作时间，提高护理记录和护理工作的质量。

三、护理知识库和健康宣教功能

护理信息系统应具有自身的护理知识库，并提供在线查询检索，使护士能利用护理信息系统方便地获取所需要的护理知识。如果这些护理知识是结构化的，则能发挥更大的作用。

护理信息系统应具有为各种疾病提供护理知识的功能，患者可以通过设在门诊大厅或病房休息室的电脑终端自由查询、获取。另外，利用护理信息系统，护士可为每一个患者制订护理计划，量身定制地提供个性的“护理健康处方”。

四、护理管理功能

（一）护理人力资源管理

护理人力资源包括护士资质、培训、技术档案管理，薪酬管理，职称与晋升管理，培养与继续教育管理，科室护士配置及调动管理。随着医学模式的改变、整体护理的实施，患者对护理的需求不断增加，信息使护理人数与资源配置情况更加直观。NIS 的应用有效地解决了传统护理人员编配方法导致的护理人力资源分配失衡，不同程度地克服“非责任制”和“超负荷工作”等不良状况，实现了对护理人力资源动态、合理的调配，有效地提高了护理质量，增加了护士对工作的满意度。

（二）护理质量管理

护理质量管理是护理管理工作的重要组成部分，将电子计算机作为先进的管理手段广泛应用于护理质量的控制与评价，是现代护理思想、方法和手段的集中体现。提高护理的现代化管理水平，是护理学科发展的必然趋势。护理质量管理可随时为管理者提供护理质量的相关准确信息，为管理者提供了有效的决策支持；迅速、准确地为临床护理工作者提供有效的信息反馈，使各科护士能及时了解和分析工作中存在的不足，迅速采取管理对策，减少工作失误，提高质量。

（三）护理成本管理

护理成本管理包括对人工成本（护士工资、奖金分配）、材料成本（卫生材料、低值易耗品）、设备成本（固定资产折旧及维修）、药品成本（消毒灭菌等）、作业成本（卫生业务、洗涤费用）、行政管理成本、教学科研成本等综合要素。随着医院管理成本化意识的不断增加，越来越多的管理者认识到护理是重要的成本中心。如何降低护理成本，实现护理资源的优化配置，成为管理者关注的课题。

（四）护理教学管理

护理教学管理包括知识库、题库、案例学习、教学计划、课程安排、教学设备、师资配置、教学资料、教学质量、学籍管理、进修护士管理等。

（五）护理科研管理

护理科研管理包括课题管理、经费管理、资料管理、成果管理等。

第五节　护理信息系统的结构

如前文所述，护理信息系统和医院内的绝大部分信息化管理场景有交互，所以单独的作为一个信息来搭建护理系统，会因为信息的割裂，造成无法真正解决护理业务的痛点。

同时，护理人员工作的复杂性和高强度，要求护理信息系统必须大量地进行信息的自动采集和记录、筛选。

一、整体架构

如图 1-5-1 所示，护理临床信息系统的逻辑架构是以临床护理业务为中心，以无线网络为平台，从移动计算、对象感知、海量存储、数据挖掘等技术为基础，数据平台总线为出发点构建的架构体系，并以护理电子记录为载体来表现。通过一系列的时序性、层次性和逻辑性分析，将护理业务信息、患者处置及护理计划等相关信息用服务中间件的形式有机地关联起来，并对所记录的海量信息进行科学分类和抽象描述，使之系统化、条理化和结构化。

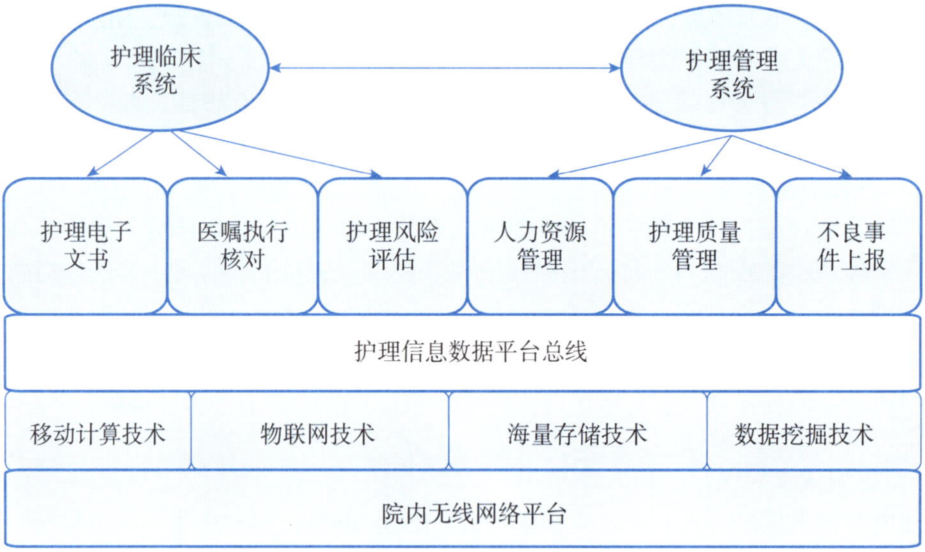

图 1-5-1　护理信息系统结构

二、移动计算技术

移动计算机是分布式计算在移动通信环境下的扩展与延伸。20 世纪 80 ~ 90 年代，分布式计算技术得到了很大的发展，并逐步成熟。建立在网络上的分布式计算系统反映了一种非常自然的信息处理模式，其宗旨是在整合全局资源的基础上实现任务的分解与协同、数据的共享，减少集中处理的压力，从而最终获得较高的性能价格比、系统可伸缩性以及实用性与容错性。分布式计算的思想还被广泛应用在数据库、操作系统、文件系统以及通用信息处理环境上。

通信技术日新月异的发展促使无线、移动通信逐渐成为了一种灵活、方便的大众化技术。而通信技术的最高发展目标就是利用各种可能的网络技术，实现任何人（whoever）在任何时间（whenever）、任何地点（wherever）与任何人（whomever）进行任何种类（whatever）的信息交换，即所谓“5W”通信。个人化通信模式、宽带数据通信能力以及通信内容的融合是迈向“5W”发展的必然途径。而最终的目标是达到通信与数据服务的智能化，从而在合适的时间、合适的地点实现合适的信息交换与数据服务。通信技术与计算机技术的相互融合，移动、无线通信与互联网相互渗透，促成了移动互联网的出现与发展。

三、海量存储和数据挖掘技术

数据挖掘（data mining），又译为资料探勘、数据采矿。它是数据库知识发现（knowledge-discovery in databases，KDD）中的一个步骤。数据挖掘一般是指从大量的数据中通过算法搜索隐藏于其中信息的过程。数据挖掘通常与计算机科学有关，并通过统计、在线分析处理、情报检索、机器学习、专家系统（依靠过去的经验法则）和模式识别等诸多方法来实现上述目标。

四、基于 ESB 的数据平台总线技术

ESB 全称为 Enterprise Service Bus，即企业服务总线。它是传统中间件技术与 XML、

Web 服务等技术结合的产物。ESB 提供了网络中最基本的连接中枢，是构筑企业神经系统的必要元素。ESB 的出现改变了传统的软件架构，可以提供比传统中间件产品更为廉价的解决方案，同时它还可以消除不同应用之间的技术差异，让不同的应用服务器协调运作，实现了不同服务之间的通信与整合。从功能上看，ESB 提供了事件驱动和文档导向的处理模式，以及分布式的运行管理机制，它支持基于内容的路由和过滤，具备了复杂数据的传输能力，并可以提供一系列的标准接口。

数据平台总线技术整合了医院内所有和护理相关的数据来源，包括医生信息系统、医技信息系统、药库和仓储信息系统等等，使得护理系统不是一个信息孤岛。

五、业务中间件技术

中间件是一种独立的系统软件或服务程序，中间件位于操作系统之上，为特定的业务提供专门的发布服务。

护理业务中间件是一系列包含特定护理业务数据发布的服务，包括护理电子病历、护理安全用药、护理检查申请、护理手术室预约等专门的业务。通过中间件发布的业务，不仅可以供护士站系统使用，更可供包括医生站在内的其他业务系统重复利用核心的护理数据。

六、无限网络技术

医院采用局域网技术，局域网是指在一个局部区域内的、近距离的计算机互联组成的网，通常采用有线或者无线方式连接，分布范围一般在几米到几公里之间，例如一个医院内的几座大楼或几个分部之间互联的网。一个单位内部的联网多为局域网。

在医院内部，无线网络的实现，靠 AP 实现，AP 的覆盖范围一般为 7 ～ 10 米，根据病房空间大小、房间分布格局，一个护理单元大概需要 6 ～ 10 个 AP 满足移动信息对无线网络的需求。在医院局域网络中，通过无线移动终端实时调用患者的基本情况，包括：电子记录单、体温单、医嘱信息、病史信息、病理信息、化验检验信息、放射信息、影像信息等。

第六节　物联网发展与临床护理和护理管理

根据 2005 年国际电信联盟（ITU）发布的《ITU 互联网报告 2005：物联网》，物联网被定义为：利用二维码、射频识别（RFID）和各类传感器等技术和设备，按约定的协议，把任何物体与互联网连接，进行信息交换和通信，实现物与物、物与人之间的交互，支持智能的信息化应用，实现对物体的智能化识别、定位、跟踪、监控和管理的一种网络。物联网时代的来临，其理念和技术无不渗透到了现代临床护理，如移动查房、患者安全管理、医疗器械追溯管理、健康监测、智能决策支持等，并促使临床护理在管理模式、工作流程、临床路径等诸多方面的创新与发展。

一、物联网给临床护理带来的发展机遇

自从 2011 年护理学从临床医学二级学科中独立成为一级学科后，护理学的外延和内涵均发生了改变。临床护理工作的范畴也远远超出了传统的护理领域，渗透到了治疗、保健、

康复、预防等多方面。临床护理工作的内容不断深化细致，促进护理管理综合评价指标体系日趋规范、精准和完善。加强临床护理事务和业务的全过程跟踪与监督管理等方面的需求，加速了海量数据的产生，这些建立在数据依据上的科学管理，无一不对临床护理工作提出了新的挑战。

临床护理信息可分为主观信息（如现病史、既往史、治疗经过、体格检查、心理状况、行为状态及风险评估等）和客观信息（如体温、脉搏、呼吸、血压、血糖等生理参数），因此，采取的处理方法也各不相同。前者必须由护理人员采集和记录，即完全手工处理方式。后者则可通过仪器（电子血压计、血糖仪、心电监护仪等）采集记录，即仪器替代手工的半自动化处理方式。完成信息采集后，回护士站分类处理，一部分输入到计算机护理数据库中存储、分析和再提取，实现护理信息管理。另一部分以纸质资料形式留存，由护理管理人员事后进行质量控制。目前，在临床这种方法使用较普遍，但仍然存在一些问题：其一，采集过程实质上还是以手工为主，采集后需要手工输入计算机，劳动强度大，效率低，出错率高；其二，工作流程复杂，专业技术要求高，并且极易受人员、时间、地点、环境、作业形式与数量等因素干扰，导致数据采集的完整性、准确性、稳定性不高；其三，临床护理诊疗数据采集、传输、处理等具有时段性和滞后性，无法提供必要的动态数据，影响临床护理诊疗决策和效果的精准性。这些问题真实地反映了当前临床护理信息管理的现状和水平，也是计算机护理信息系统进一步深入应用必须正视与解决的难点。

物联网可以不受时间、空间限制进行全面、高效、实时、动态、连续、便捷地自动获取、交换以及持续分析信息，为临床护理实时提供准确数据基础和强大的人工智能处理。物联网通过大量信息生成设备，如自动生成方式的 RFID、传感器、GPS 等和人工生成方式的智能手机、PDA、计算机等，替代人自动去“感知”人体、设施及被测量目标的信息，借助多网络的融合传递和移动计算等技术，按照设定的业务逻辑和网络协议进行传递、交换、通讯和处理信息，并提取有效信息来支持决策和管理，可即时反馈、监控、调节和管理。从而最终实现对人、物、活动过程的智能化定位、控制、跟踪、监控和管理的目的。简单地理解就是物联网通过传感技术、网络、智能计算等技术来实现对人、物与环境的控制和管理。因此，物联网的应用使护理人员能够即时获得最新的信息，为患者提供尽可能完善的服务；同时简化了流程，减少了护士事务性工作，提高有效护理时间以及应对临床紧急事件处理；改进管理效率，显著减少临床实践涉及的多科室交涉协调。

二、物联网在临床护理中的应用

（一）护理移动查房

查房时医护人员应用 PDA 对住院患者条形码腕带进行扫描，即可实时读取、存储、编辑患者相关动态信息（如病史、诊断、过敏史、每天的用药、生命体征、检查结果、费用、护理级别、输液巡视等）。医生开处方时护士即可同步执行，改变以往护士需要在护士站完成医嘱处理，不断往返于病房、医生工作站、护士站之间的现象。管理者也能及时掌握护理人员医嘱执行的进程、效率以及护理工作量等情况。信息的流动使工作流程更加顺畅、信息便捷而准确，帮助一线护理工作者直接优化工作流程，减少环节，缩短反复人工核对、转录、医嘱执行周期以及处理事务性工作的间接护理时间，降低了工作强度，提高了护理效率、服务品质和质量监管的力度。

（二）患者安全管理

物联网中 RFID 应用于患者安全管理有显著的效果，能够实现国际患者安全管理目标提出的 6 个方面的要求：有效身份确认、有效交流、药物安全、手术精准安全、降低医院感染、防止坠床 / 滑倒。如对新生儿或高危患者（如精神疾病、重症监护、高风险、老年、孕妇等）进行 GPS 定位动向追踪、行为识别及跌倒检测安全管理。在病房的出入口配置 RFID 阅读器，通过扫描条形码腕带确认身份来进行安全控制管理，储存这些身份及出入时间信息供查询，既可以防止婴儿被盗，也能及时了解患者外出动向。患者佩戴的 RFID 腕带会将实时动态信息传递给物联网，在医护人员接入网络的智能设备（如平板计算机、PDA 或智能手机）直接显示出其精准的 GPS 定位、行为状态、跌倒指数等信息。管床医生、护士或家属随时知晓其去向及状态，及时避免风险的发生。

（三）药品、器械和装备管理

通过 PDA 对储存药品、器械和物资的 RFID 条形码标进行识别完成清点、查询或定位追溯记录管理。当这些物品的定位、数目、有效使用期等不符合管理规定时，PDA 扫描会准确定位、追踪并警示。在对药房进行药物的库存、保存期限管理和药品防伪识别管理时，也便于药剂师掌握药品动态信息，有利于药品的安全使用和合理制定采购计划。利用对器械、装备等的定位和追踪技术，实现可视化器械、装备管理，为安全管理提供保障，使医院管理部门可以全程监控。

（四）精准化护理

“精准化”来源于科学管理之父泰勒的精益理念，目标是通过精确化、科学化、合理化的方法来管理。精准化护理实现的是个性化、科学精准及精益求精。临床上采用物联网技术的血糖监测和治疗管理就是一个典型案例，通过近红外光谱原理实现无损、连续 24h 测定动态血糖值，描绘出血糖波动、漂移变化幅度的曲线图以及异常血糖值及持续时间等，可使医护人员和患者掌握血糖连续变化与个体运动状态、情绪波动、药物干预、饮食差异等因素的相关性，以指导制定个体化的血糖控制方案，实现精准化治疗与护理。

（五）健康监测

实时智能健康监护系统是当今生命科学领域一个被公认为技术领先的物联网技术应用系统。通过佩戴微小的集多种医疗设备功能的生理传感器，能在人运动状态时连续不间断地监测和分析人体多项重要生命数据和状态（心率、血氧饱和度、体温、环境温度、缺氧程度、心律不齐、睡眠质量、呼吸暂停类型、呼吸暂停程度、呼吸频率、运动类型、运动程度、跌倒、动脉压等），借助智能手机和网络将数据实时传输到中央数据库，并做进一步的信息提取、数据挖掘和智能分析处理，从而对人体健康进行 24h 实时监护。在脑梗死、心搏骤停、跌倒等突发病情产生健康数据异常时自动及时提示与 120 报警，并可通过 GPS 确定患者的位置，让病危者第一时间得到救助。

（六）慢性病与健康管理

随着医疗服务模式由临床治疗向疾病预防和慢性病管理过渡，从病房转移到社区和家庭，物联网技术服务于健康管理模式的应用将会越来越普及。物联网能准确有效地从人体物质世界获取所需的生命特征信息，实现远程护理和监测管理，使用户迅速进入医疗护理环境，得到有效便捷地健康管理和救助。

（七）临床护理智能决策支持

物联网技术为临床护理多方面深度决策提供了良好的平台，护理人员可根据不同层次、不同用途、不同需求，在海量的数据信息基础上提炼满足需求的决策信息。从而改善临床护理实践、管理、服务、流程再造与临床路径规划，最终全面促进和革新健康护理。

第七节　护理信息的硬件管理

计算机网络系统在护理工作中的应用在临床一线带来了历史性的变革，以患者为中心的临床护理信息系统的建设也进一步加速了医院信息化建设的脚步。护理信息系统是以计算机网络为平台而建设的临床信息系统，其硬件管理主要包括中心护理工作站、移动护理工作站、PDA 手持终端、腕带和条码标签打印机等硬件的管理。

一、中心护理工作站

中心护理工作站（图 1-7-1）主要配备 1 ~ 2 台电脑、一台彩色打印机、一台普通打印机、两台条码标签打印机（图 1-7-2）和手持扫码器（图 1-7-3）。

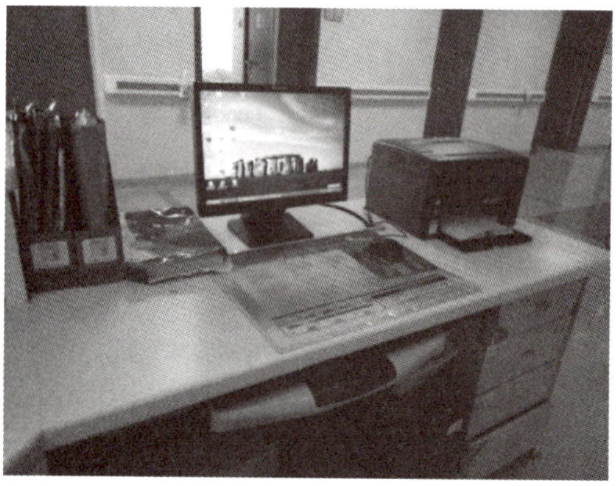

图 1-7-1　中心护理工作站

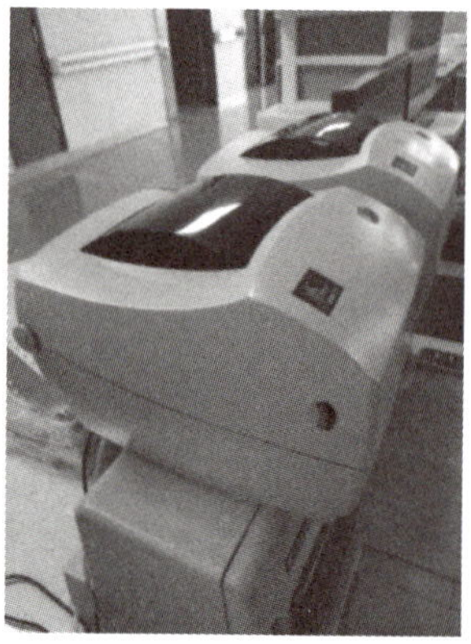

图 1-7-2　条码标签打印机

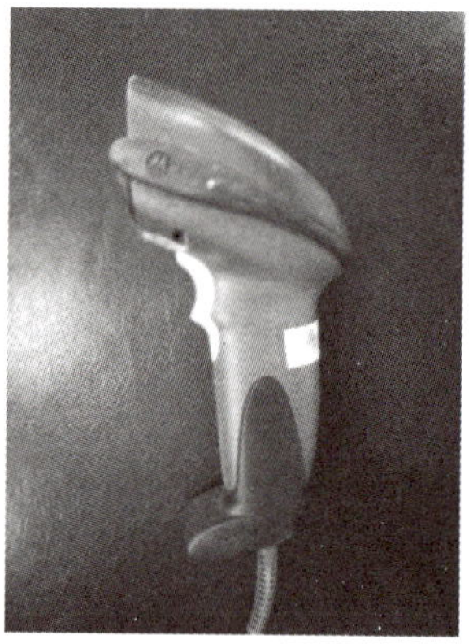

图 1-7-3　手持扫码器

【主要功能】

1．护士在接待入院患者时，使用手持扫码器扫描患者腕带来完成患者系统的入科工作。

2．经过核对，确认无误的医嘱在中心护理工作站分别进行处理，如输液医嘱，打印执行单及输液条码标签；注射医嘱，打印执行单及注射条码标签；口服医嘱，打印执行单；检验医嘱，打印标本条码标签；检查医嘱，核对检查单等等。

3．每日医嘱大查对，无误后统一打印第二日输液执行单、输液条码标签、口服执行单及其他治疗执行单等。

4．责任护士在患者出院后使用彩色打印机打印患者体温单及护理记录单，审核并加入纸质病历中，自此完成患者整体医院信息的整理。

5．中心护理工作站还承接了普通护士站的功能，它的日常维护和管理由护士负责。

【日常维护和管理】

中心护理工作站硬件由每班护士负责清点及维护工作，保证环境安全整洁，如有设备故障及时与信息中心及维修报修；条码标签、彩色墨水及纸张等由护士长统一每个月请领，确保设备正常运行。

二、移动护理工作站

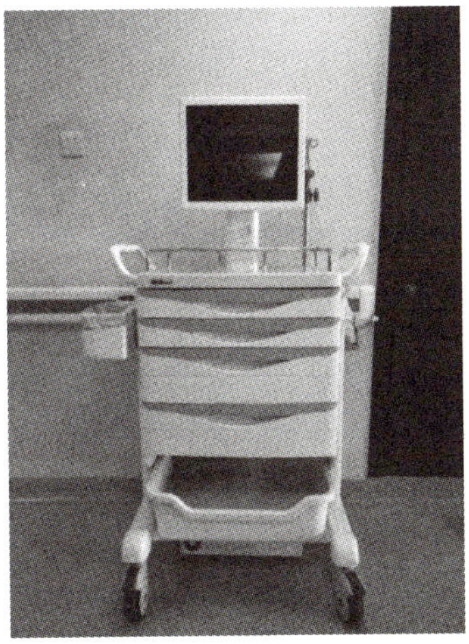

图 1-7-4　移动护理工作站

移动护理工作站（图 1-7-4）的应用可以将护士交还于患者，增加了护士直接护理时数，减少了护士工作量，进一步增加了多样的宣教方式，提高了患者满意度。移动护理工作站主要由电脑屏幕、键盘、主机、鼠标、护理操作平台、护理常用品收纳抽屉、急需药品暂纳抽屉、污物收纳台组成。

【主要功能】

1．医生查房时，在移动工作站的电脑屏幕上，可以查看病区的患者分布和患者基本情况，医嘱信息、检查影像及报告，患者的化验报告、护理信息、病程等信息。

2．护士可实时查看患者的基本信息、体征信息、病程和医嘱信息。

3．护士可以及时跟踪医嘱信息，增加护士核对的及时性和执行的准确性。

4．按照患者的护理等级、手术情况等信息，查看患者的化验结果及检查预约情况。

5．护士报表工作站可以查询患者的护理执行记录单、医嘱执行记录单，并支持预览打印；可查询当前班次所有已执行和未执行的医嘱。

6．病房制作入院、手术、出院及功能锻炼相关宣教片，利用计算机床旁播放与护士解说相结合，做到了患者健康知识的有效知晓，增加了护患关系的良性发展。

7．进行患者的护理记录单、出入量、体温单、各种量表的记录及上报等工作。

【日常维护和管理】

移动护理工作站主要应用由护士进行日常管理，多用于护理工作，如放置护理用品，播放宣教视频，进行医嘱确认及查对，医护查房等，日间放置于病房，随着护理工作，移动于各个患者床旁。

1．开机：开启医疗车左侧电源总开关，再开启后侧电脑主机开关，最后开启显示器开关。

2．关机：关闭 Windows 系统，再关闭显示器开关，最后关闭电源总开关。

3．扫码器的使用：将扫码器 USB 接头插入 USB 接口处即可使用。

4．电源维护：充电 4 ～ 6h/d，指示灯显示电量＜ 25% 时，请及时充电，以防信息丢失。

5．刹车锁：医疗车下方滚轮处为刹车锁，脚踩使用。

6．显示器角度调整：显示器可左右转向，注意调整时的保护。

7．医疗车安全管理：医疗车右侧设有安全锁，妥善保管钥匙。

8．清洁车体时确保工作只能在非工作状态，即电源总开关处于关闭状态，电脑主机及显示器的电源及数据线拔下。

9．尽量使用柔软的干燥或者略带潮气的抹布轻轻擦拭，不可使用带水湿布，清洗后不要留下水迹，避免水滴进入内部造成腐蚀内部部件，电路短路等情况。

10．清洗完毕，先静放 30min，然后通电除去潮气。

11．留固定信息咨询电话，以便及时进行维修。

12．每辆移动护理工作站配备清点本，每日清点物品并保持清洁。

13．绘制移动护士工作站功能划分示意图，按病房统一管理。

三、PDA 手持终端

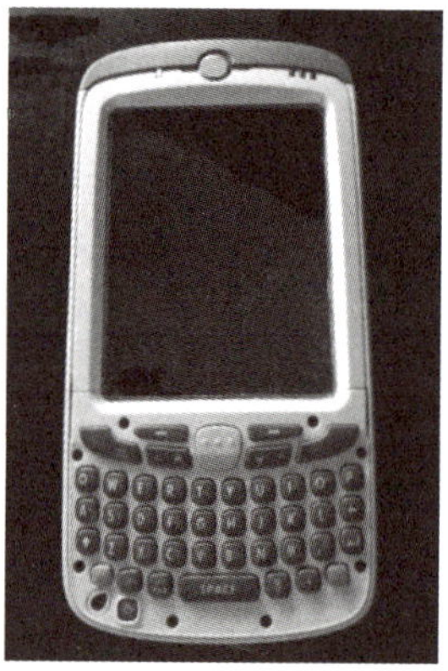

图 1-7-5 **PDA 手持终端**

【主要功能】

PDA 手持终端（图 1-7-5）用于执行治疗或护理操作时的条码标签与患者腕带的信息核对；可以进行病房患者的信息查询；提供了患者查对的另一种方法。

【日常维护和管理】

1．推荐使用条码扫描，杜绝直接对着患者的眼扫描。

2．将所有 PDA 进行编号管理，标清 PDA 所属的病房、楼层和编号，PDA 在编号时，要与护理车的编号相对固定，如护理车 1 号所配备的两个 PDA 编号分别为 1-1 和 1-2。

3．PDA 交接管理规则：建立 PDA 交接签字本，病房每班交接班时清点 PDA 及充电器的数目，并登记（登记项目包括 PDA、4 联充电器、单独充电器、转换接头的数量、签名）。数量不符时，请核查原因并及时上报护士长。

4．PDA 在使用过程中，要在护士的视线范围之内或随身携带。

5．初次使用 PDA 时，请学习使用说明书并按照说明书的要求使用。（电子版放电脑桌面）

6．做好 PDA 的安全管理，以防丢失，一旦遗失 PDA，按照规定赔偿。

7．PDA 充电要求：首次充电时间不少于 24h；平时充电时需查看充电指示灯，在任何应用场景下，PDA 电量不足需进行充电操作，充电时需关闭 PDA，见图 1-7-6。

8．在使用 PDA 时，请使用提供的触笔。请勿使用钢笔、铅笔或其他尖锐物品接触 PDA 的屏幕表面，以免刮伤 PDA 的屏幕。

9．使用 PDA 过程中，轻拿轻放，避免让 PDA 跌落到地上或遭受强烈碰撞损坏。

10．PDA 如放入工作服口袋时，请将屏幕朝身体内侧放入，以避免走路时磕到桌角导致屏幕碎裂。

11．黑屏后按红色按钮操作，等待 10~15s，有信号后再录入信息。

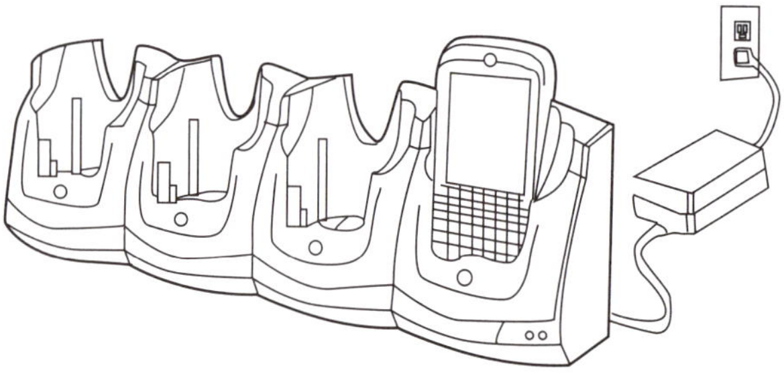

图 1-7-6 **PDA 充电示意图**

新的 PDA 使用前必须充电 24h，充电期间禁止取下主电池，使用期间取下主电池的时间不能超过 30min，使用过程中充电过程需 3.5h

12．不要在多尘、潮湿或湿润的地方使用或存储 PDA。

13．洗手、去卫生间时请将手上的 PDA 提前存放，以避免 PDA 进水损坏。

14．定期使用柔软的镜头布清洁 PDA。如果 PDA 的屏幕表面变脏，请使用软布沾少量乙醇来清洁屏幕表面、扫描枪窗口。

15．PDA 屏幕建议使用保护膜以尽可能减少磨损。避免在 PDA 上自行贴上装饰用物。

四、腕带和条码标签打印机

【腕带佩戴流程】

见图 1-7-7。

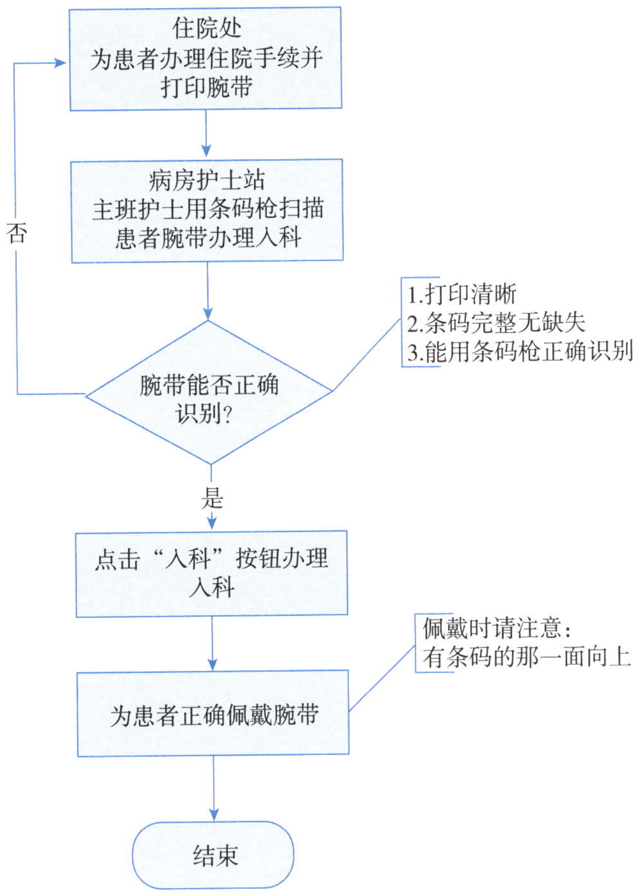

图 1-7-7　**腕带佩戴流程**

【日常维护和管理】

1．腕带由住院处统一管理，确保腕带信息准确，如有错误及时返回住院处更改。

2．入科后护士再次协助核对患者信息，核对无误后帮助佩戴腕带。

3．出院患者完成结算，全部治疗结束，护士协助患者解下腕带。

4．患者转出、转入都应进行腕带扫描，确保每次治疗前腕带核对。

5．一个病房配备两种条码标签打印机负责打印两种不同尺寸条码的打印。

6．条码打印机由护士负责清点及维护工作，如有设备故障及时与信息中心及维修报修。

7．条码标签、彩色墨水及纸张等由护士长统一每个月请领，确保设备正常运行。

（张洪君）

参考文献

[1] 刘志君，陈燕，晏峻峰．国内外护理信息学发展现状及问题探讨．第一届中国中医药信息大会论文集，2014.
[2] 王秀丽．对我国护理信息化标准建设的思考［J］．护理学杂志，2013，28（4）：86-87.
[3] 张艳，毛树松，范德兰，等．物联网在临床护理中的应用．护理学杂志，2012，23：79-80.
[4] 巩玉秀．加强护理信息化建设，促进护理工作的质量和效率［J］．中国数字医学，2009，4（5）：11-12.
[5] 王宁，胡琬．国内医院信息系统标准化存在的问题及解决方案［J］．中国医院管理，2005，25（10）：37-39.
[6] 肖开晚．医院信息化标准之痛［J］．当代医学，2006，2（3）：82-84.
[7] 许燕．国内外护理信息化实践现状［J］．中国护理管理，2010，10（5）：11-14.
[8] 刘静，臧渝梨，娄凤兰．护理信息学与信息的标准化［J］．中国实用护理杂志，2009，25（5）：72-74.
[9] 程薇．对发展我国护理信息化建设的思考［J］．中华护理杂志，2006，41（6）：533-534.
[10] 曹世华，章笠中，许美芳．护理信息学．杭州：浙江大学出版社，2012.

第二章　临床护理应用系统

第一节　临床护理单元信息架构

临床护理单元信息构架主要介绍与临床护理过程相关的电子信息。护士进入信息、护理单元患者一览表可以了解整体病房患者的数量，收治患者的情况，例如手术患者，特级护理，一级护理患者，二级护理患者，三级护理患者，病重病危患者以及新患者等；入院、出院、各项护理记录等护理活动。

病区平面图浏览模式，直观显示住院患者总数，病房特级、一级、二级、三级患者的数量，手术人数等，相当于交班报告的眉栏部分。患者的数字一种为简卡模式，护理工作人员可以在此模块点击某个患者姓名栏，显示详细个人信息，如诊断、年龄等，如图 2-1-1。

【操作步骤】

病区患者信息一览表随着入院、出院、手术和分级护理等医嘱的电子信息程序变化完成的。

Step 1　信息一览表

1．包括病区信息（见图 2-1-1a），选择“护理任务”，可以选择所要进行的护理任务；点击“刷新”可以刷新病区信息；点击“退出”退出病床平面图，回到功能选择界面。

2．护理级别用患者简卡的颜色区分（见图 2-1-1b），黄色特级，红色一级，绿色二级，白色三级，未分级为蓝色。新患者，手术患者，高温患者以及危重病患者都有特殊标志加以提示。

3．可以在此点击“列表模式”切换到列表模式，可以点击“查看”下的体温单，医嘱信息等进入相应的界面（见图 2-1-1c）。

4．患者简卡：护理级别，患者名字，床号，特殊标志显示在此（见图 2-1-1d）。

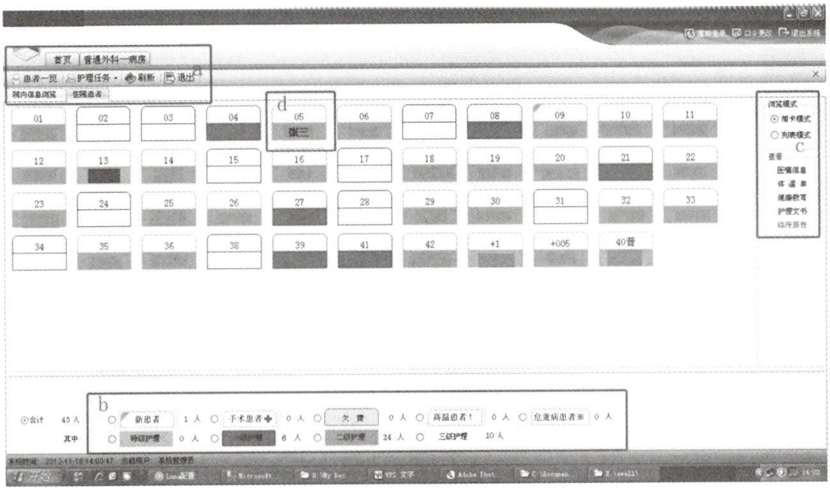

图 2-1-1　患者信息一览表界面

Step 2　登录界面

护士在工作时首先登录，其程序为：打开信息栏，进入护理管理系统界面，登录自己的工号，填写密码，点击登录，进入系统，如图 2-1-2。这是管理的权限之一。护士个人权限，关于管理者的修改权限见第四章第一节护理人力资源管理介绍。

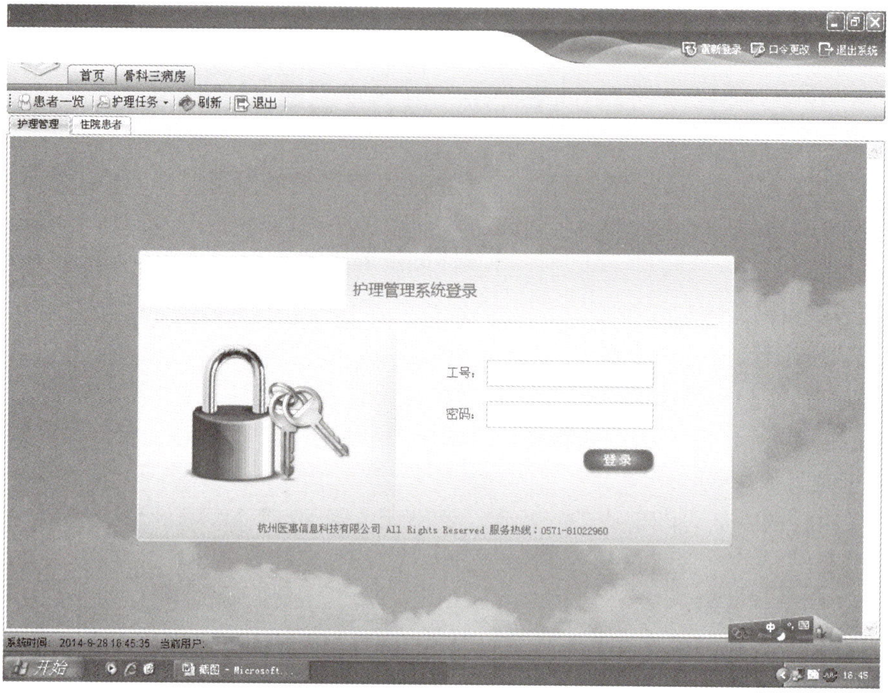

图 2-1-2　进入登录界面

Step 3　选择记录界面

查看信息是指所要护理患者的选择，如操作执行前或护理后的记录，双击患者简卡或点击右侧栏里的“护理文书”，我们可以进入记录界面，如图 2-1-3。

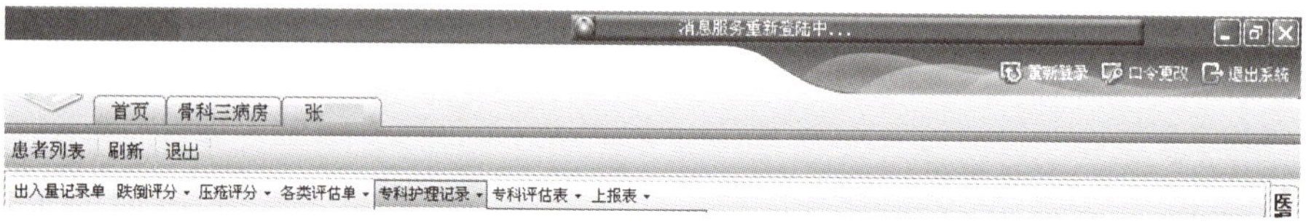

图 2-1-3　选择进入某患者记录界面

在某一患者名录下可以看到各类评估栏目、各种护理记录栏目以及上报表。如选择专科护理记录模块，下拉菜单就可拉出入院评估、出院评估、一般护理记录单、危重病护理记录单、眼科护理评估与记录、肿瘤中心患者疼痛评估与记录，在此其他专业需要添加或科室需要更改，需要提供模板提交护理部审核，获得批准后提交信息管理部门，由工程师进行技术层面完成，临床护理就可使用。如专科护理记录（图 2-1-4）。

这是临床电子信息操作的首要界面的简单介绍，在其他章节将介绍临床各种护理相关的信息构架、操作及护理流程和常规。

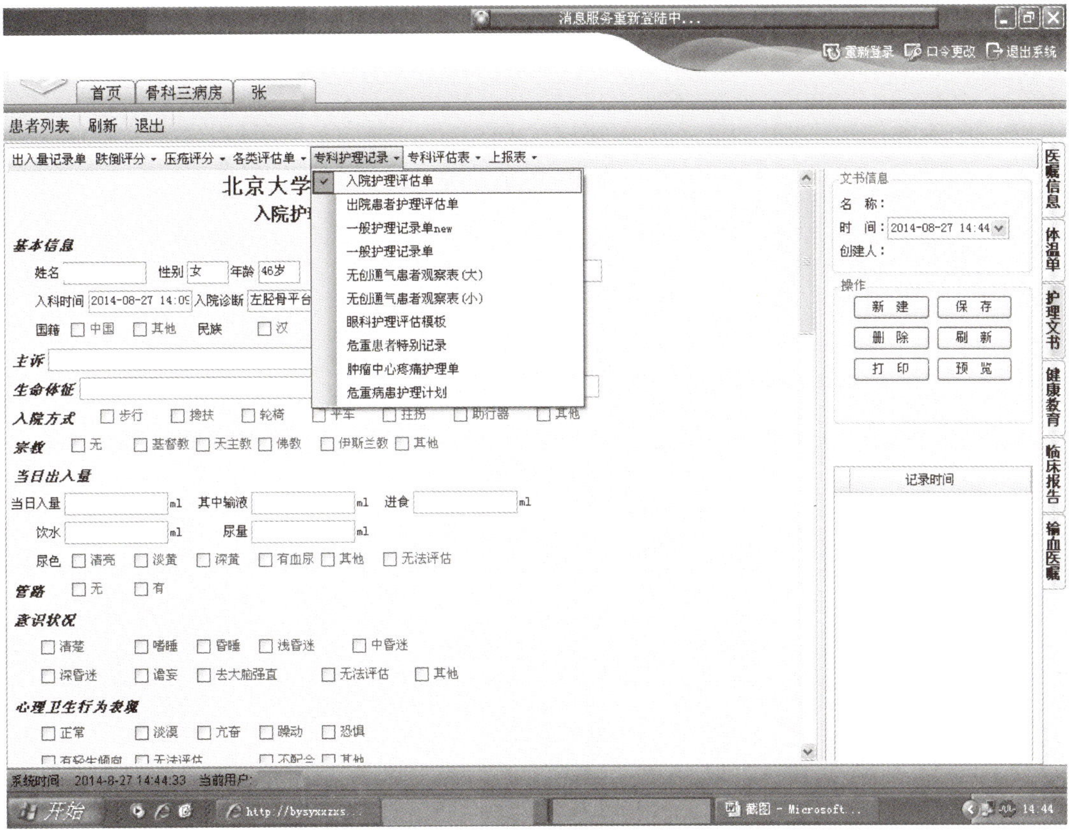

图 2-1-4　专科护理记录

（张洪君）

第二节　口服给药的管理系统

本节内容为口服给药的管理系统，包含医生开具医嘱、护士确认生成医嘱、药师审方、自动包药机包药、药师复核、专业人员运送到病区、护士接收并核对药品、护士发放口服药。

该功能保障了口服药执行的正确性，特别是口服药的执行核对采用扫描的方式，分别扫描口服药袋和患者腕带上的条码或二维码，读取患者的药物医嘱及药品信息图片，逐一进行核对，避免了执行给药时给错患者、给错时间、给错药品等，保障了口服药执行的正确性，保证患者用药安全。

【案例】

以住院患者服用口服药流程为例，医生根据患者的诊断和病情，为患者开具口服维生素 B_1 10mg 的医嘱，药房摆药后，运送人员送至病区，护士为患者执行口服给药。

【流程图】

口服给药闭环管理流程见图 2-2-1。

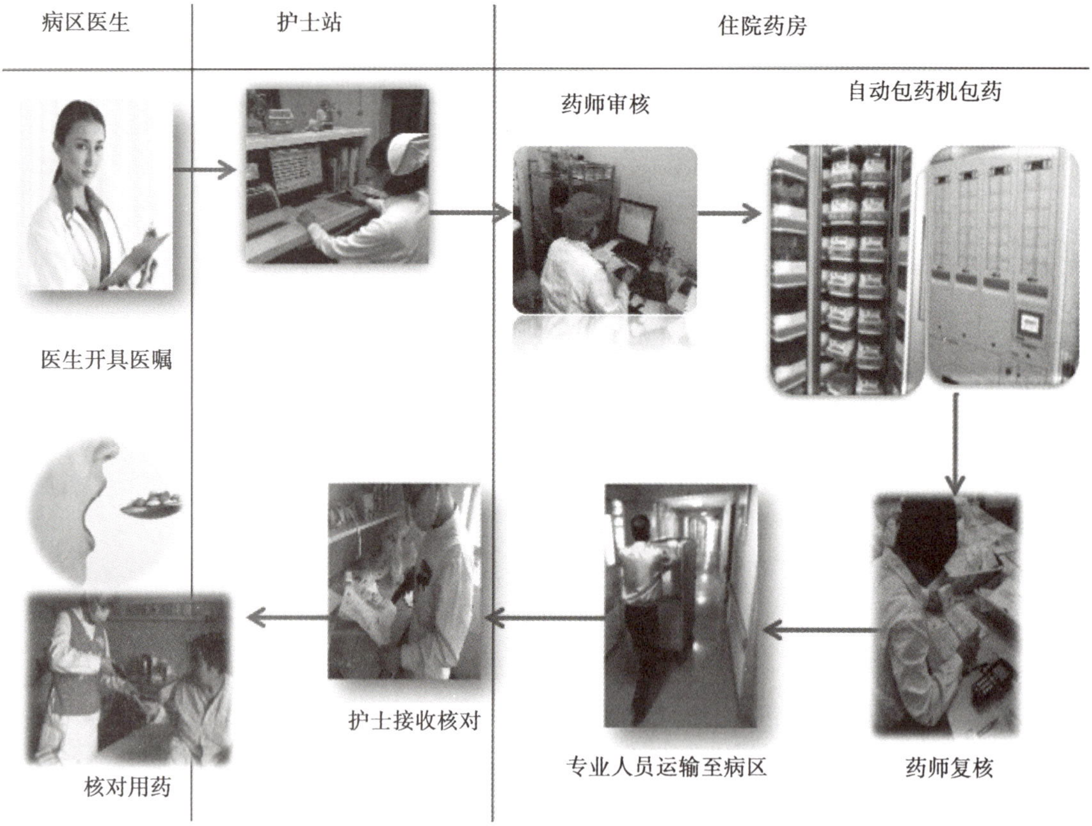

图 2-2-1　口服给药闭环管理流程

【操作步骤】

Step 1　开具口服药医嘱

该步骤在住院医生工作站系统中完成。医生在住院医生工作站激活临床路径中的口服药医嘱或录入口服药医嘱，如图 2-2-2。

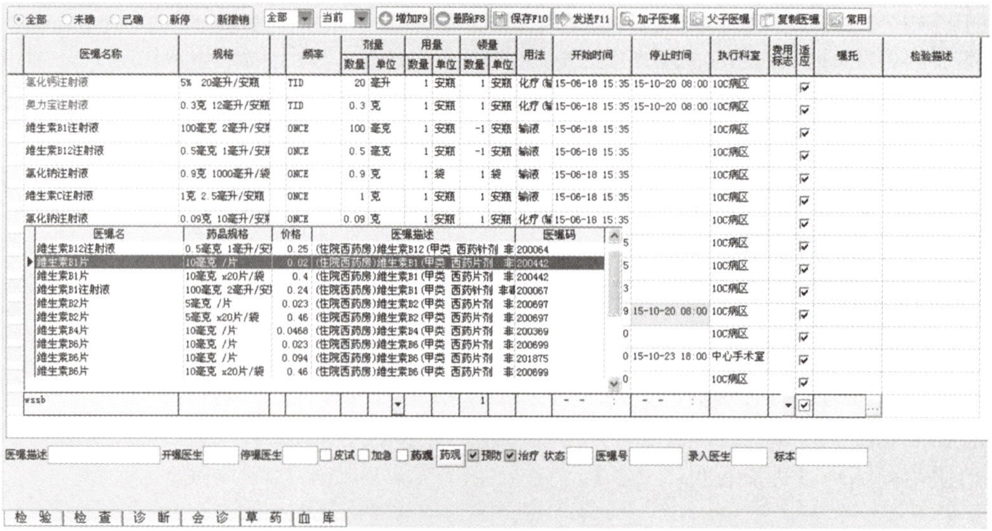

图 2-2-2　医生在住院医生工作站开具口服药医嘱

Step 2　护士确认生成医嘱

该步骤在医嘱管理系统（住院护士工作站）中完成。护士在医嘱管理系统中确认并生成药品医嘱。

Step 3　药师审核

该步骤在住院药房系统中完成。药师在住院药房系统中审核医嘱。

Step 4　自动包药机包药

该步骤在包药机系统中完成。根据药师审核后的医嘱，自动包药机进行包药（图 2-2-3）。口服药袋的信息包括患者姓名、病区、床号、病历号、服药的日期和时间、药品的种类、规格、剂量、服药顿数、药单号、本病区药袋总数及该药袋属于第几袋（图 2-2-4）。

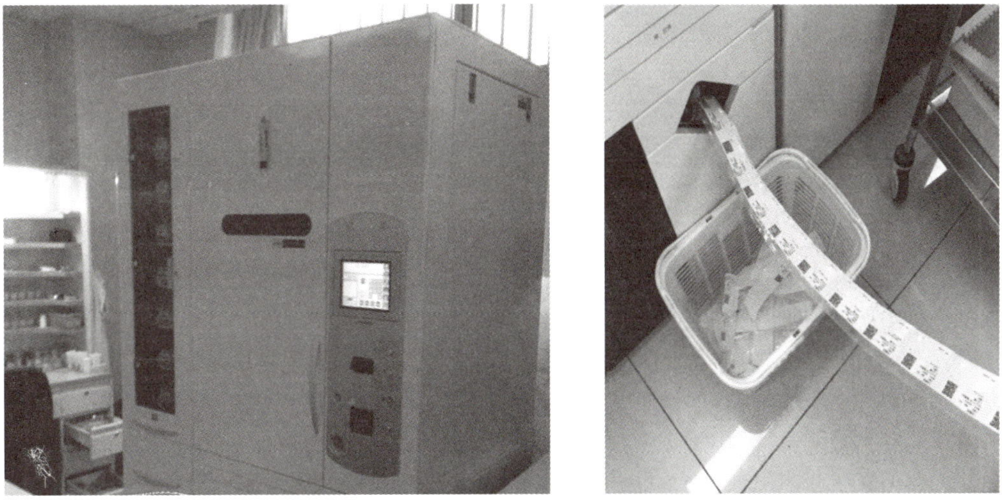

图 2-2-3　自动包药机包药

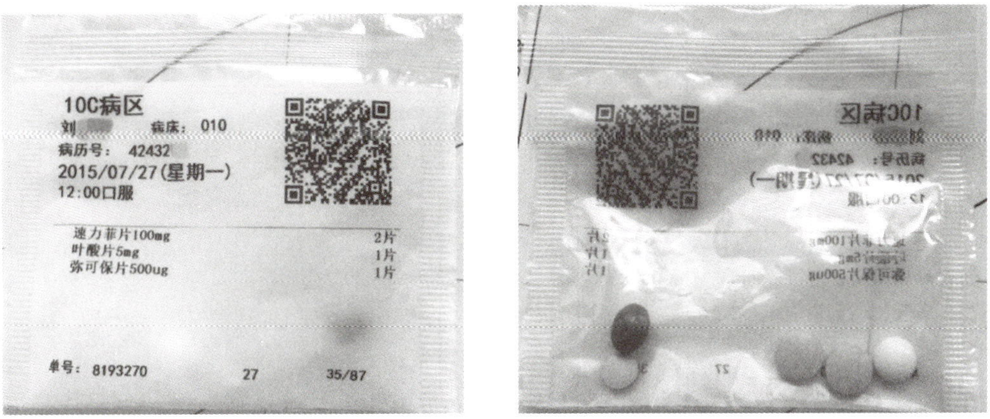

图 2-2-4　口服药袋（正面和背面）

Step 5　药师复核

该步骤在住院药房系统中完成。药师持口服药交接清单复核自动包药机所包的口服药（图 2-2-5），确认无误后，持 PDA 扫描口服药交接清单上的条码确认，系统将记录复核口服药袋的时间及药师信息。

Step 6　专业人员将药品运送至病区

该步骤在住院药房系统中完成。药师完成审核后，运送人员持 PDA 扫描口服药交接清单上的条码确认接收（图 2-2-6），并将药品送至病区。

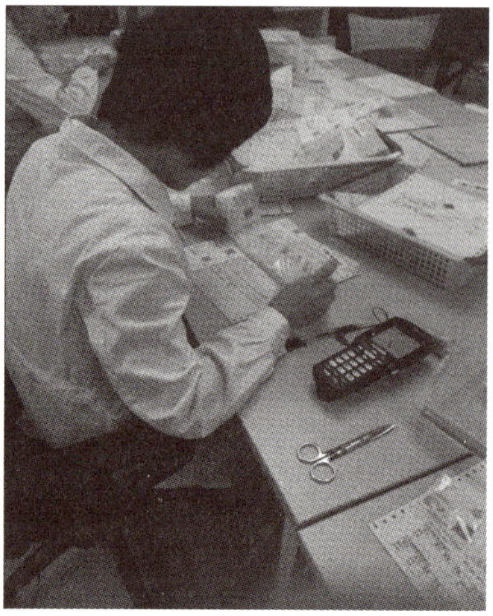

图 2-2-5　药师复核

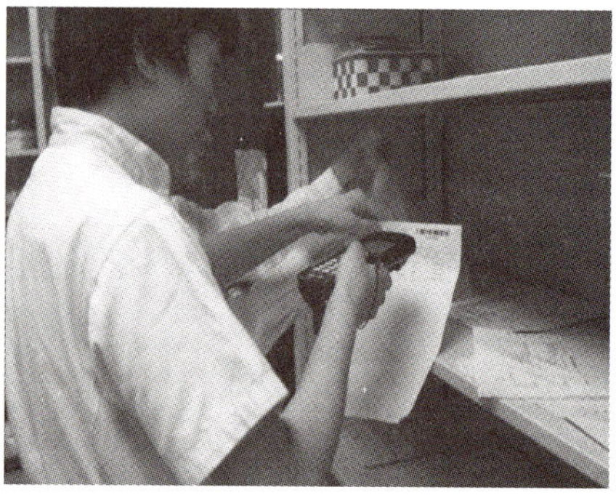

图 2-2-6　运送人员持 PDA 扫描口服药交接清单条码

Step 7　护士接收口服药袋

该步骤在移动护理信息系统中完成。

1．护士持 PDA 进入移动护理信息系统，点击“功能菜单”选择“药物交接”，再选择“口服药”（图 2-2-7），进入口服药接收界面（图 2-2-8），扫描口服药交接清单上的条码接收口服药（图 2-2-9），根据口服药交接清单核对药袋数量（图 2-2-10），核对无误后，点击“确认接收”（图 2-2-11），系统提示“接收成功”（图 2-2-12）。

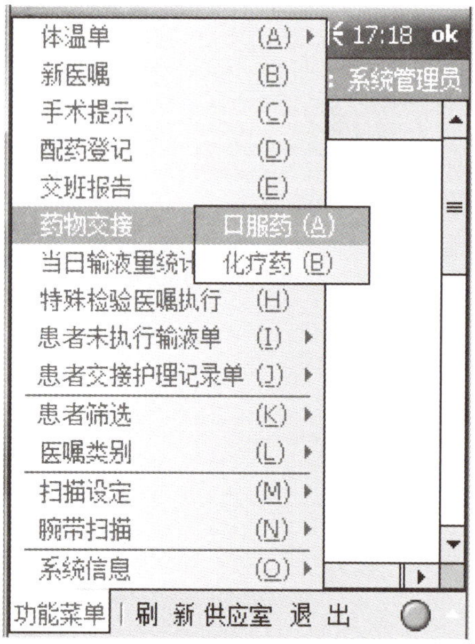

图 2-2-7　点击“药物交接”选择“口服药”

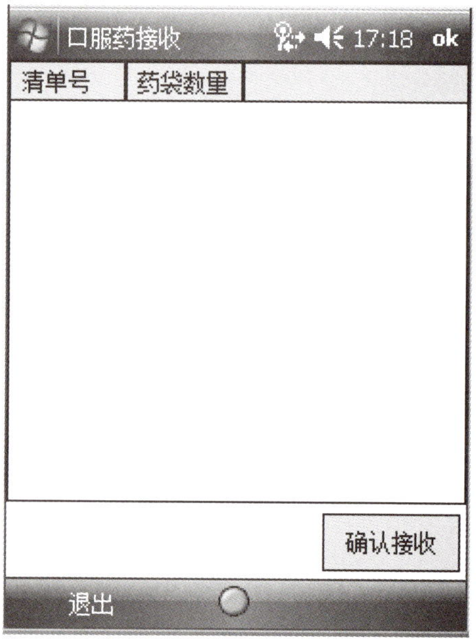

图 2-2-8　口服药接收界面

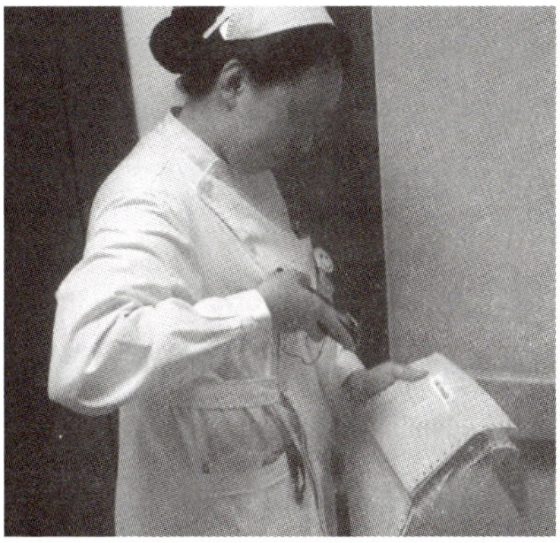

图 2-2-9　扫描口服药交接清单条码接收口服药

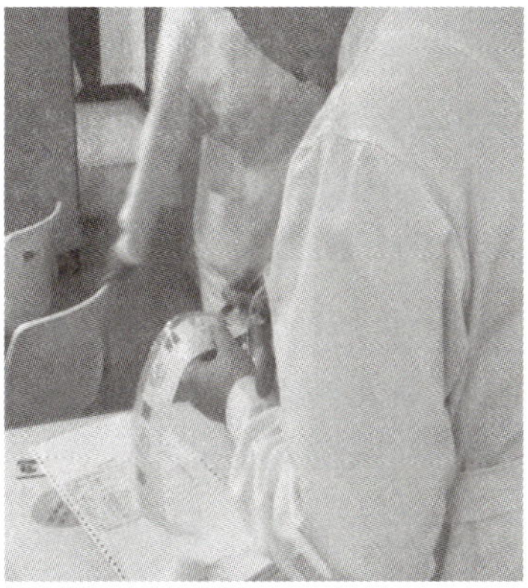

图 2-2-10　核对药袋数量

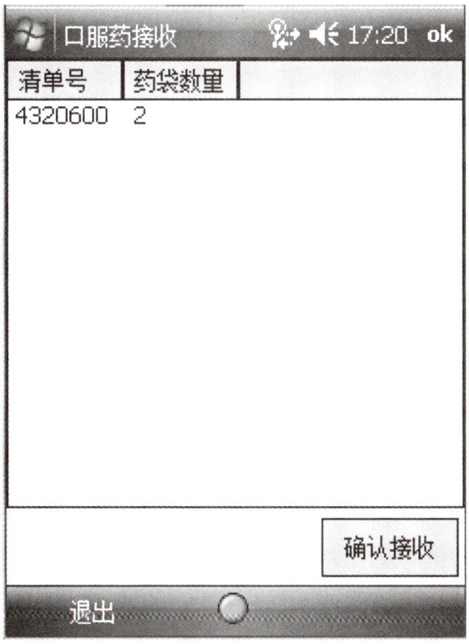

图 2-2-11　扫描口服药交接清单条码，显示清单号和病区药袋数量

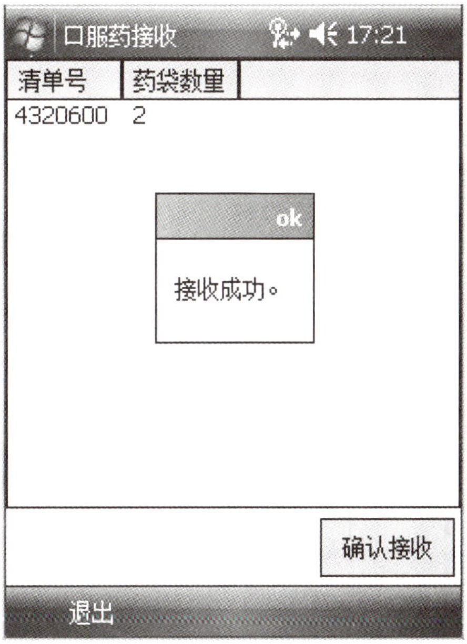

图 2-2-12　点击“确认接收”,系统提示“接收成功”

2. 护士接收口服药的过程中可能出现重复扫描（图 2-2-13）、运送人员接收药品时未扫描口服药交接清单条码或送错病区（图 2-2-14）等问题。

Step　8 护士核对口服药

该步骤在移动护理信息系统中完成，为本系统的核心步骤之一。

1. 护士进入移动护理信息系统后，点击“功能菜单”选择“口服药核对”（图 2-2-15），进入“口服药核对”界面（图 2-2-16），扫描药袋二维码进行口服药核对，扫描后系统显示药袋中的药品信息（图 2-2-17），包括医嘱名称、记录和计划执行时间等，护士确认无误后，扫描下一个药袋条码进行核对，完成所有口服药核对后，点击“退出”。

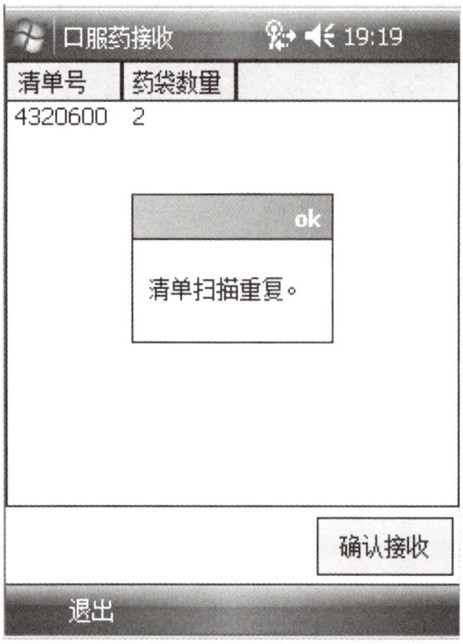

图 2-2-13　重复扫描交接清单条码

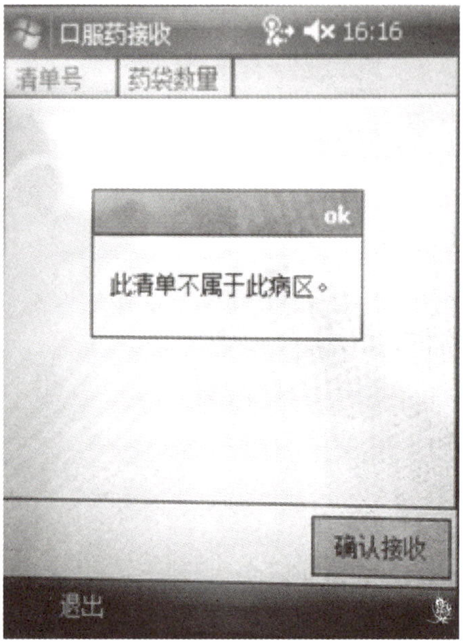

图 2-2-14　运送人员接收药品时未扫描清单条码或送错病区

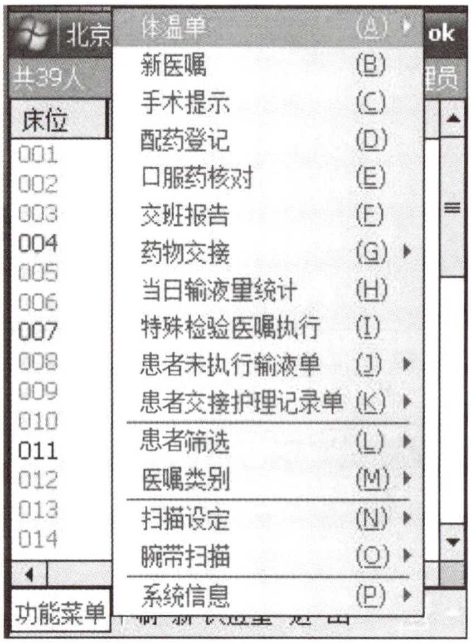

图 2-2-15　点击“功能菜单”选择“口服药核对”

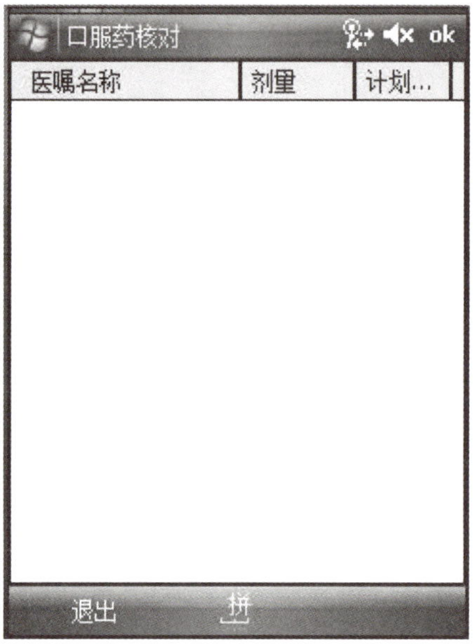

图 2-2-16　进入口服药核对界面

2．如口服药内有已停医嘱，系统提示“该药袋中包含已停药品，请另一护士核对！”，并用红色字体显示已停的口服药医嘱（图 2-2-18）。点击“OK”，系统自动弹出另一名护士登录确认的界面（图 2-2-19）。另一名护士登录后，扫描该药袋条码，系统显示“确定核对吗？”并用红色字体显示已停的医嘱（图 2-2-20），点击“否”则取消核对，点击“是”则核对成功。

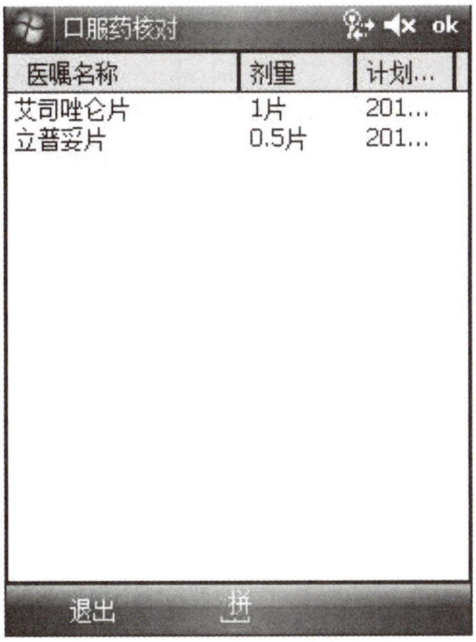

图 2-2-17　扫描药袋条码进行核对，系统显示药袋中的药品信息

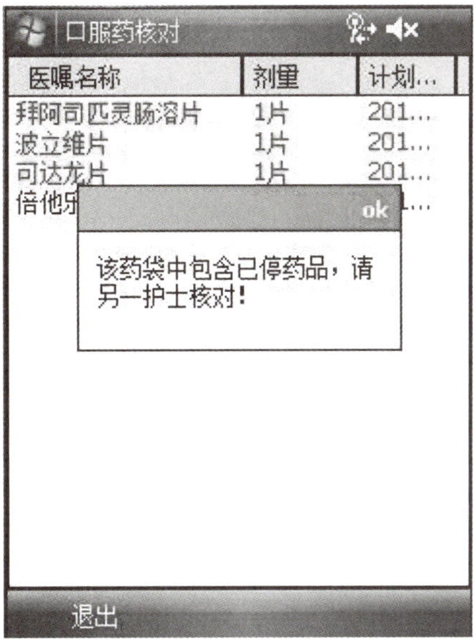

图 2-2-18　口服药袋中有已停医嘱

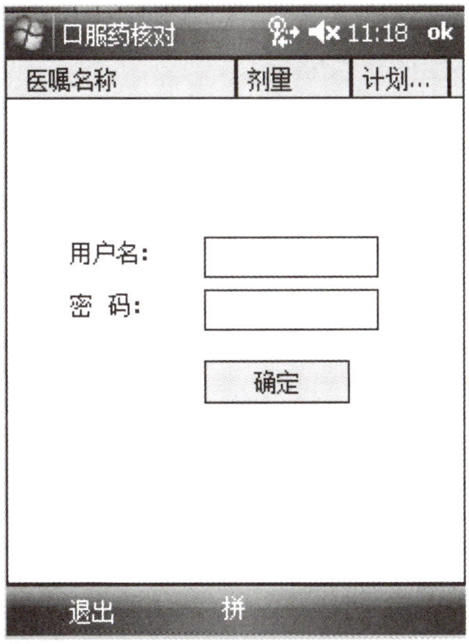

图 2-2-19　另一名护士登录核对界面

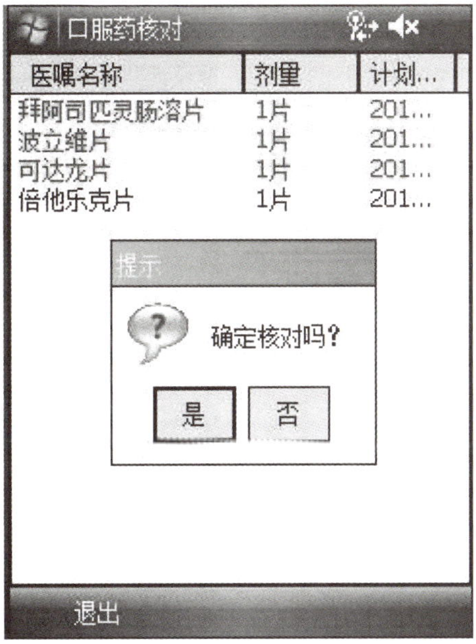

图 2-2-20　是否确定核对界面

Step 9　护士执行口服给药

该步骤在移动护理信息系统中完成，为本系统的核心步骤之一。

1．护士登录移动护理信息系统后，出现“患者列表界面”（图 2-2-21），扫描口服药袋条码，进入“口服药医嘱执行”界面（图 2-2-22），显示药袋内的药品信息，包括药名名称、剂量、计划执行时间、药袋序号等，再扫描患者腕带条码进行核对无误后，系统提示“执行成功”（图 2-2-23）。

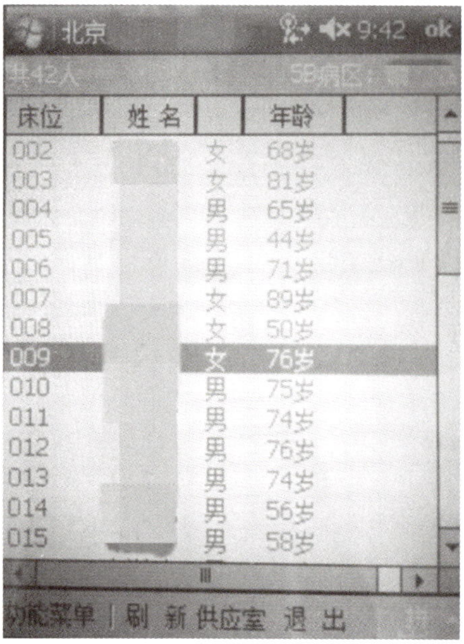

图 2-2-21　患者列表界面

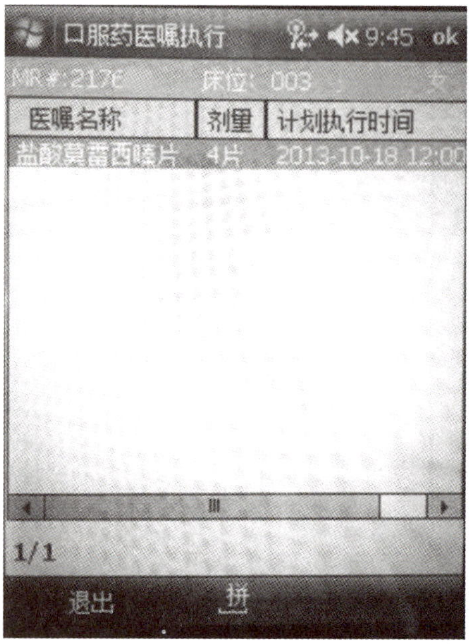

图 2-2-22　扫描药袋二维码后进入“口服药医嘱执行”界面

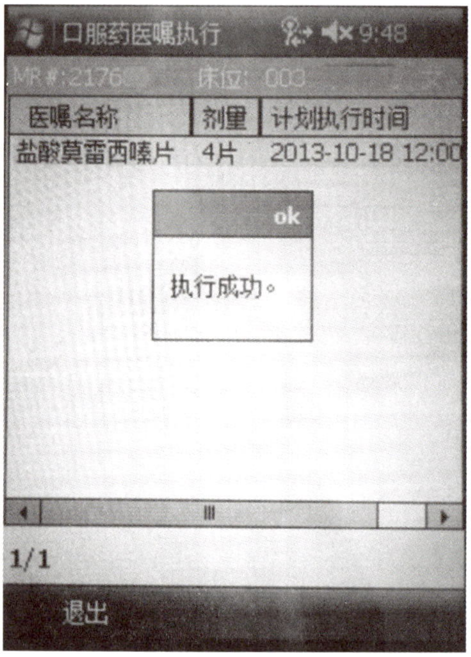

图 2-2-23　扫描药袋条码与患者腕带条码核对正确时，系统提示“执行成功”

2．执行多袋口服药时，可先扫描第一袋口服药袋二维码，系统显示药袋内药品信息，包括药品名称、剂量、计划执行时间、药袋序号信息等（图 2-2-24），再扫描第二袋口服药袋二维码，系统显示两袋口服药药品信息，界面上用不同颜色背景区分（图 2-2-25），再扫描患者腕带进行信息核对无误后，系统提示“执行成功”（图 2-2-26）。多袋口服药执行亦可以按每一袋分开执行的方式执行。

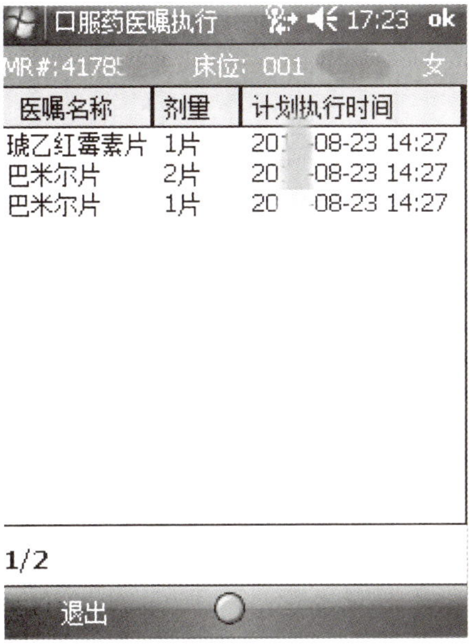

图 2-2-24　第一袋口服药信息

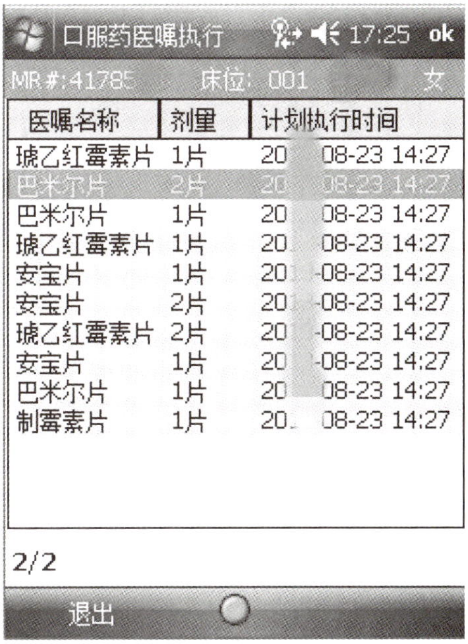

图 2-2-25　系统用不同颜色背景区分两袋口服药信息

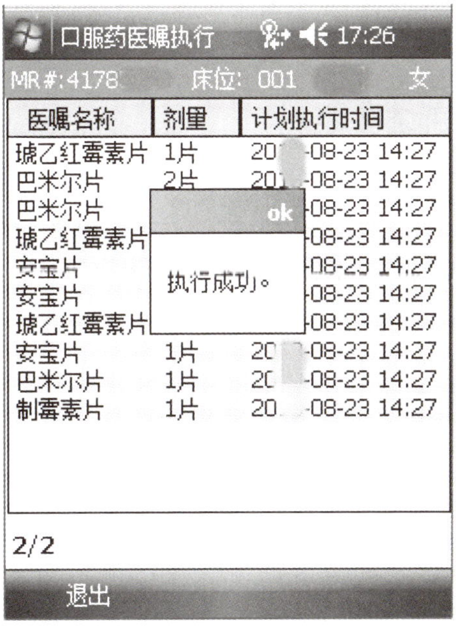

图 2-2-26　扫描患者腕带，核对无误后，系统提示“执行成功”

3．护士进行口服药医嘱执行的过程中可能出现药袋信息与患者信息不符（图 2-2-27），第一袋和第二袋药不属于同一患者（图 2-2-28）等问题。

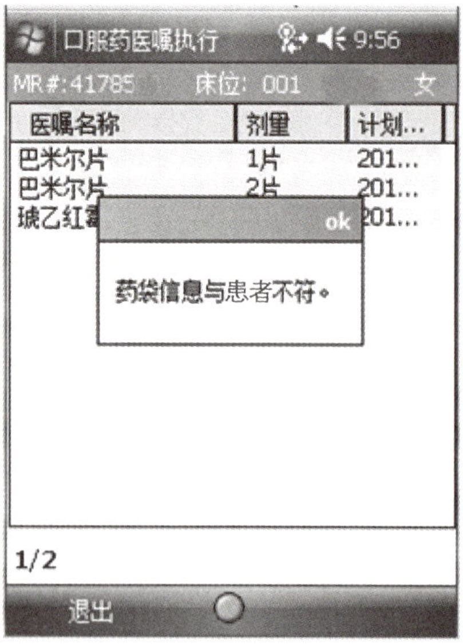

图 2-2-27　药袋与患者不符

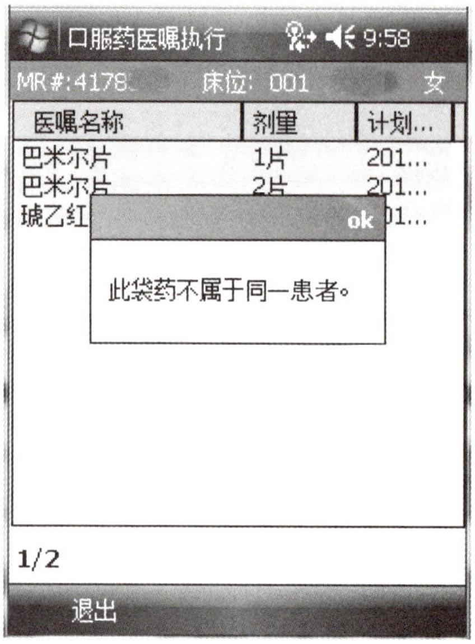

图 2-2-28　两药袋不属于同一患者

4．口服药执行时，如药袋内有已停医嘱，系统提示“该药袋中包括已停药品，请另一名护士核对！”（图 2-2-29），点击“确定”后，系统弹出登录界面（图 2-2-30），需另一名护士登录后核对，另一名护士登录后，系统用红色字体标记出已停医嘱（图 2-2-31），核对无误后，护士从药袋内挑出已停医嘱的药品，再扫描患者腕带信息，核对无误后，系统提示“执行成功”（图 2-2-32）。核对时如为同一护士工号登录，系统提示“不能使用登录用户核对”（图 2-2-33）。

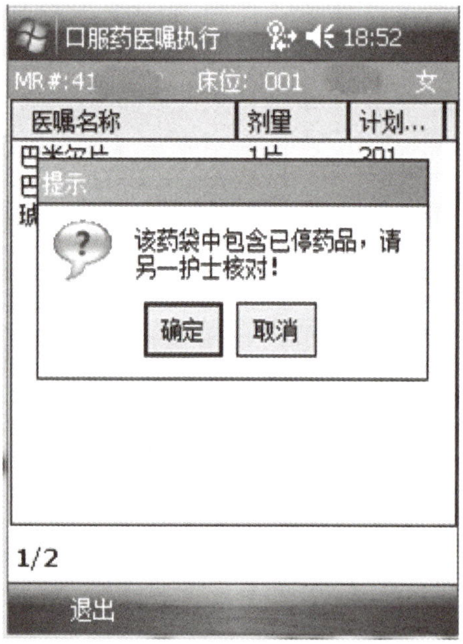

图 2-2-29　口服药袋内有已停医嘱

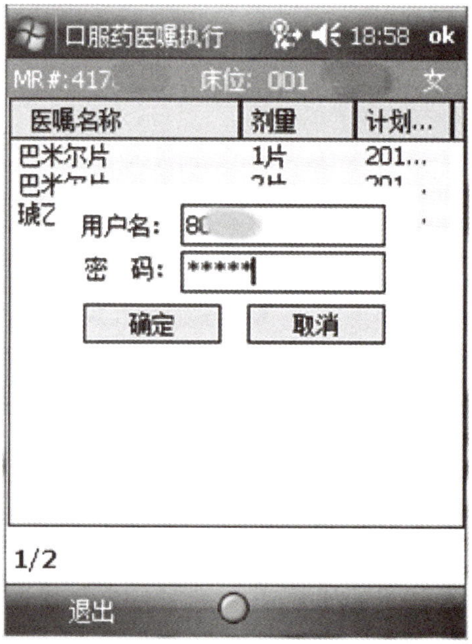

图 2-2-30　另一名护士登录核对界面

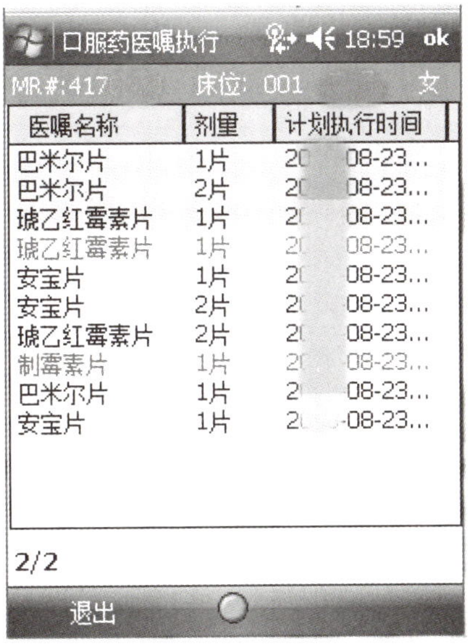

图 2-2-31　系统用红色字体显示已停医嘱

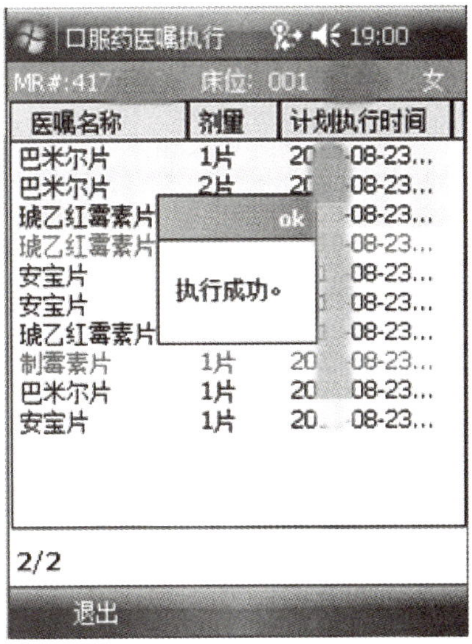

图 2-2-32　确认无误后提示“执行成功”

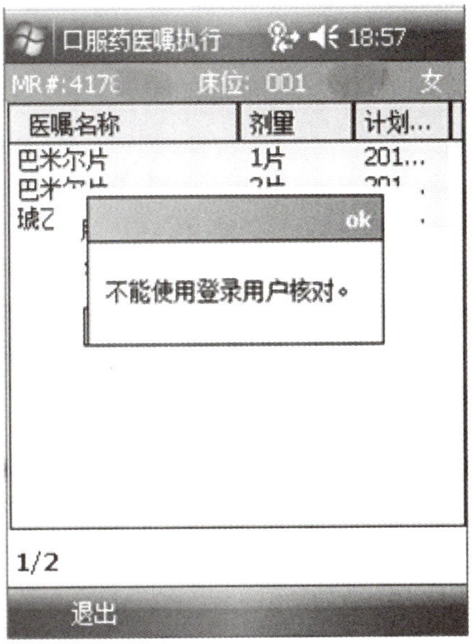

图 2-2-33　同一护士工号登录系统

Step 10　执行查询

该步骤在移动护理信息系统中完成。

1．护士登录移动护理信息系统电脑端后，进入患者一览界面（图 2-2-34），点击“交接单”选择“口服药交接单”，进入“口服药交接单”查询界面，选择相应的时间段，点击“查询”。“口服药交接单”具体信息包括清单号、药袋数量、药师姓名、接收人（护士）姓名、接收人（护士）工号、接收时间（图 2-2-35）。

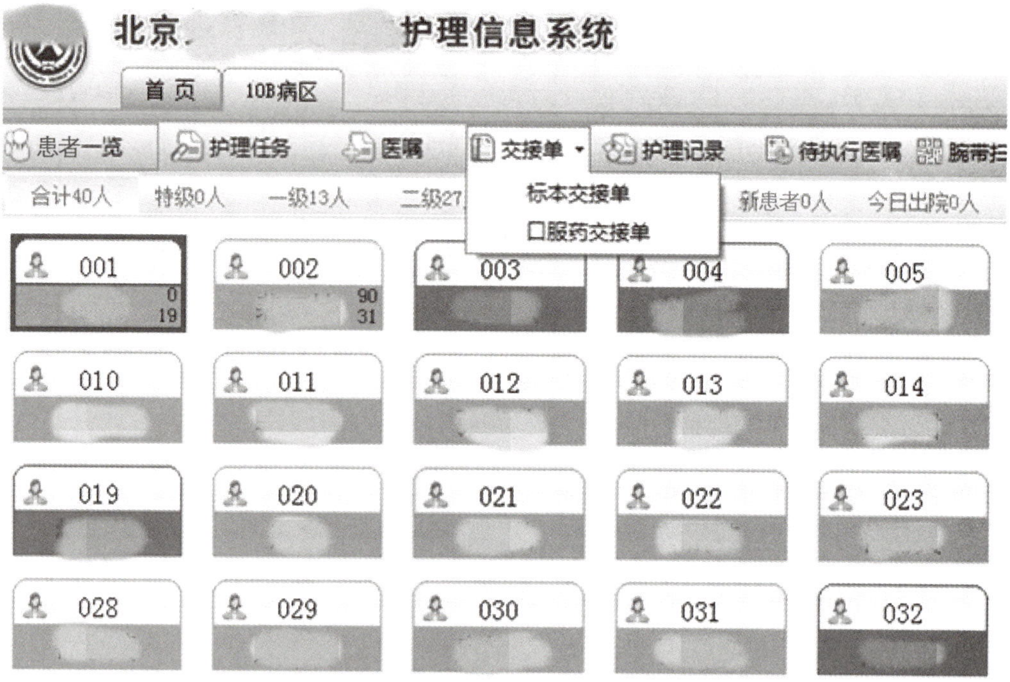

图 2-2-34　移动护理信息系统 PC 端患者一览界面

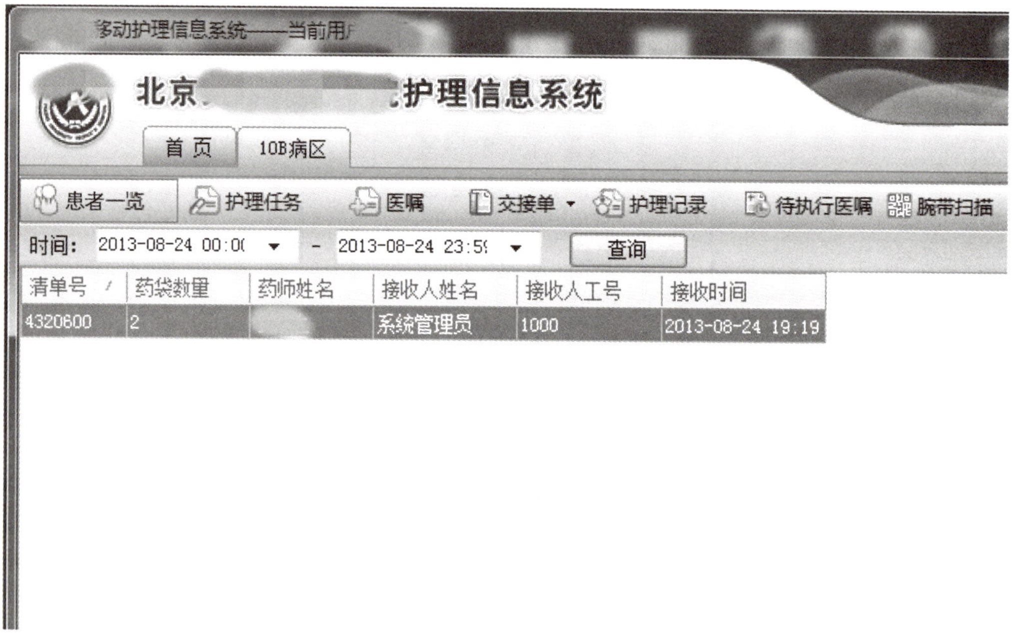

图 2-2-35　“口服药交接单”查询界面

2．护士登录移动护理信息系统电脑端进入患者一览界面后，点击“医嘱”选择“执行明细”，并选择相应条件，如“口服”“全部”等，可查看口服药的执行明细，包括医嘱的状态、类别、医嘱名称、用法、频度、执行开始和结束时间、执行人姓名、医嘱起始时间和停止时间（图 2-2-36）。

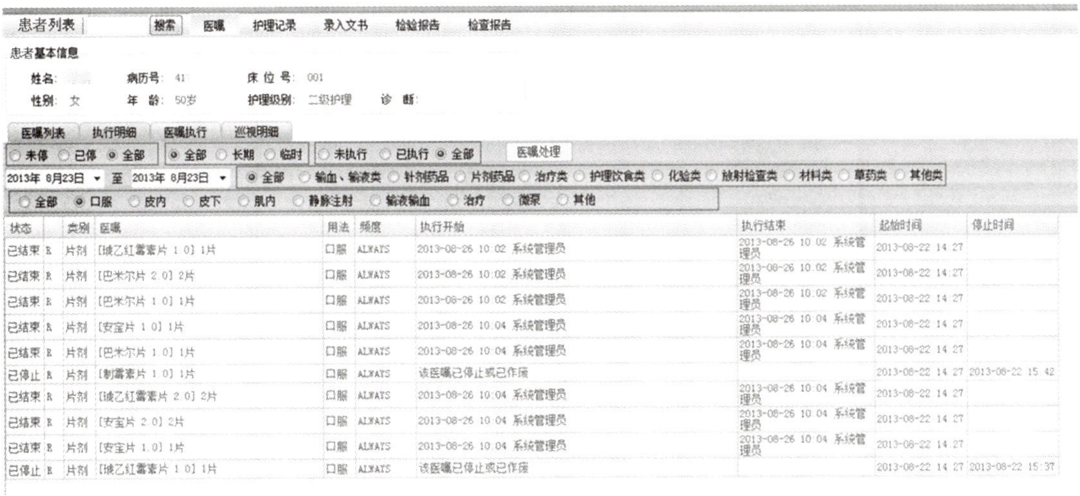

图 2-2-36　医嘱执行明细界面

【难点及重点】

口服给药的管理系统从医生开具医嘱到护士执行口服给药的每个环节进行监控，特别是在药师复核环节保证了药品正确，在护士执行环节保证了患者正确，实现了给药全流程信息跟踪与药物医嘱的闭环管理，使临床工作智能化和标准化，提高了药师和护士的工作效率，使各级人员分工明确、责任清晰、可追溯性强，提高了患者用药的安全性和满意度，有效降低了给药错误的发生率。

（王　泠）

第三节　输血医嘱管理系统

输血医嘱管理系统功能实现了输血患者身份识别的闭环管理和输血环节的可追溯性，保障患者安全，执行输血患者的精细化管理。此功能基于信息化的条码管理，身份核对采用扫描二维码或条码的方式。输血医嘱管理系统包括医生开具配血医嘱、填写并打印输血申请单及临床输血治疗知情同意书，护士确认生成医嘱、为患者采集血样，将血样及输血申请单送至血库，血库工作人员配血，医生填写取血单并提交输血医嘱，护士取血及复核，两名护士共同到患者床旁输血，输血巡视和结束记录、填报输血不良反应回报单。

该功能实现了对输血过程的闭环管理并对关键环节进行质控，如在取血环节，护士通过扫描血袋上的条码和取血单上的条码进行核对，以保证取用的血袋正确；在输血执行环节，通过扫描血袋上的条码和患者腕带上的条码进行核对，以保证患者正确，同时采取双人核对的形式以避免差错的发生，保障了输血执行的正确性，真正实现了患者的用血安全。

【案例】

医生根据患者的诊断和病情，开具为患者配红细胞 1U 的医嘱并确认输血。患者输血过程中出现输血反应。

【流程图】

输血闭环管理流程图见图 2-3-1。

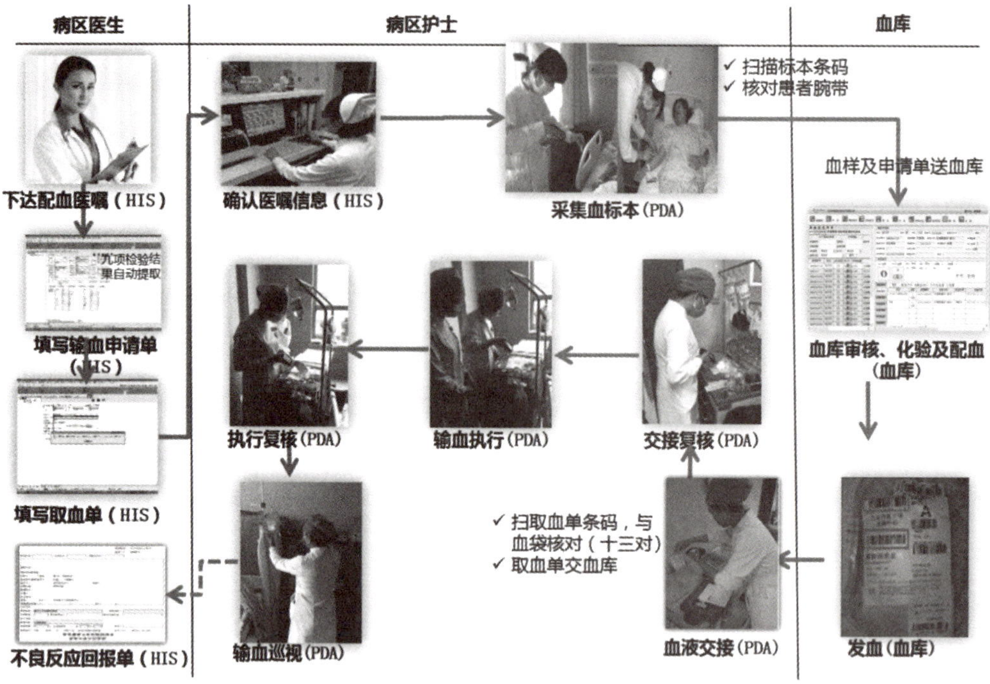

图 2-3-1　输血闭环管理

【操作步骤】

Step 1　开具配血医嘱

该步骤在 HIS 系统中完成。医生在医生工作站激活临床路径中配血医嘱或录入配血医嘱（图 2-3-2）。

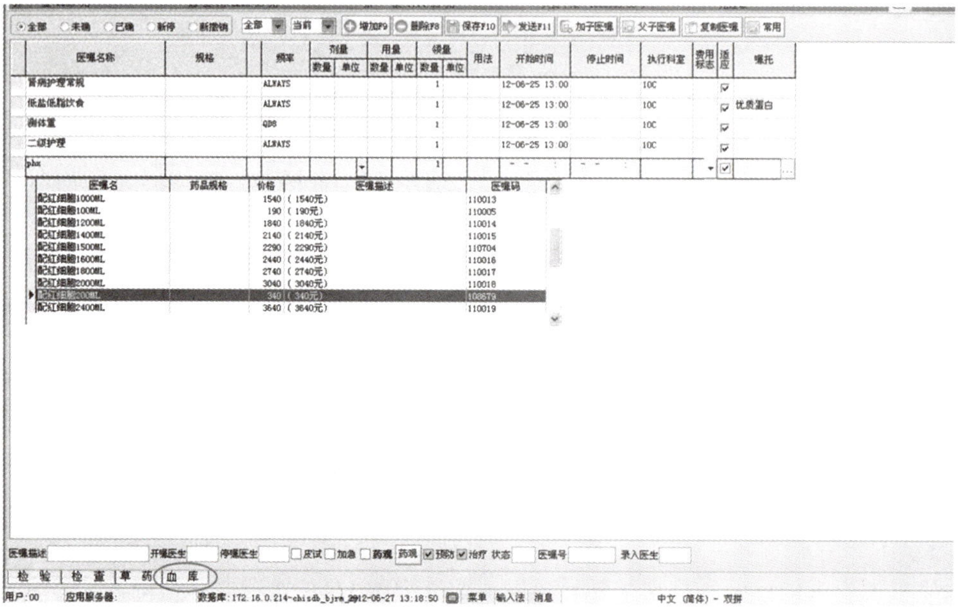

图 2-3-2　HIS 医生工作站开具“配血”医嘱

Step 2　填写并打印输血申请单

该步骤在 HIS 系统中完成。医生在 HIS 系统中填写输血申请单（图 2-3-3），系统自动读取相关患者信息，根据配血医嘱生成申请血液类型、申请配血量以及患者血型、血常规结果及传染病等内容及检验结果和检验日期，同时对超过时效的检验结果给予提示，必要时医生可重新进行检验。

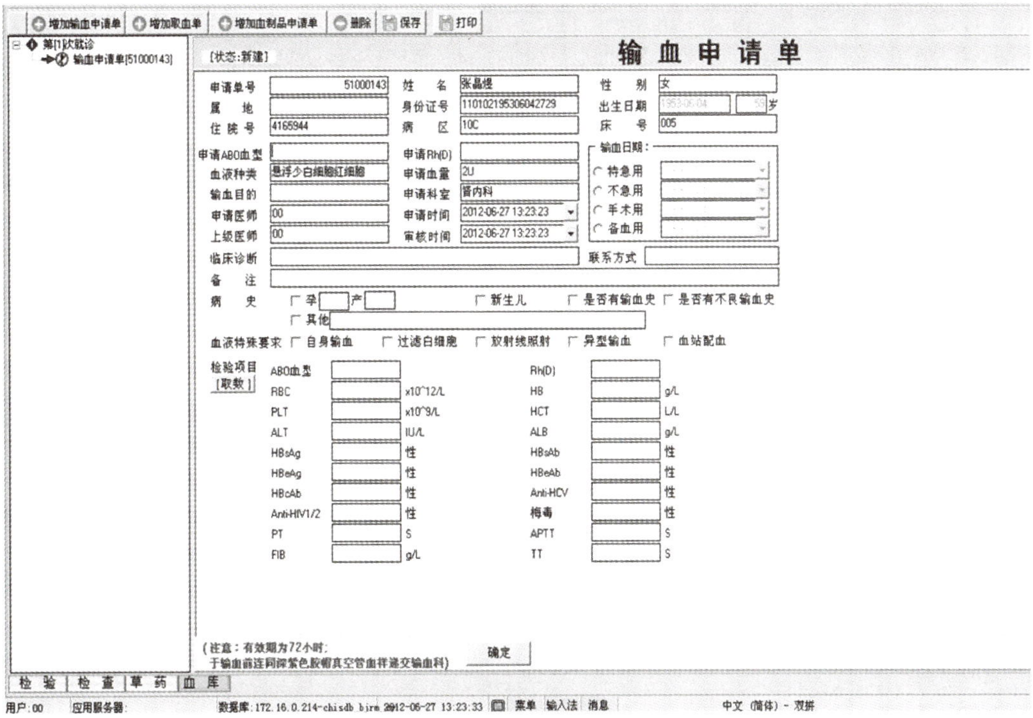

图 2-3-3　HIS 医生工作站填写输血申请单

Step 3　填写并打印临床输血治疗知情同意书

该步骤在电子病历系统完成。医生依据临床输血治疗知情同意书模板，填写并打印临床输血治疗知情同意书。

Step 4　确认生成输血医嘱

该步骤在护士工作站完成。护士确认、生成输血医嘱。

Step 5　采集血样

该步骤在 HIS 系统和移动护理信息系统中完成。采血前，护士从 HIS 系统中打印的检验标签并粘贴在真空采血管上；采血时，护士使用移动护理信息系统手持终端（如 PDA 或移动推车上的扫码枪）扫描检验标签条码，再扫描患者腕带条码进行核对，核对无误后进行采血，采血完毕后再次扫描检验标签条码以记录采血结束时间（图 2-3-4）。

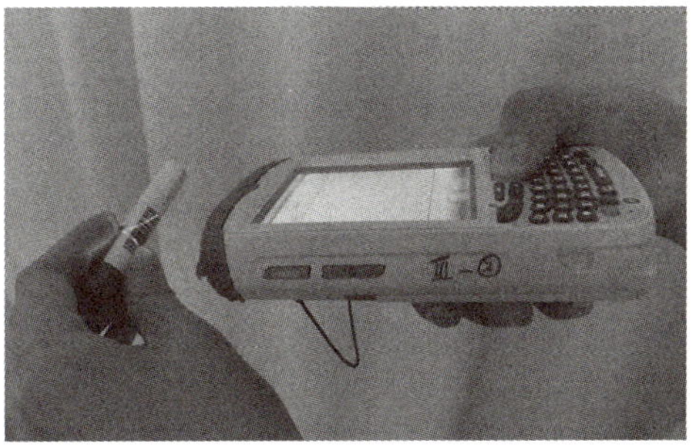

图 2-3-4　护士在患者床旁采集血样

Step 6　标本送检

该步骤在实验室（检验科）信息系统（laboratory information system，LIS）中完成。配送人员使用扫码枪扫描检验标签条码进行交接后送检（图 2-3-5）。

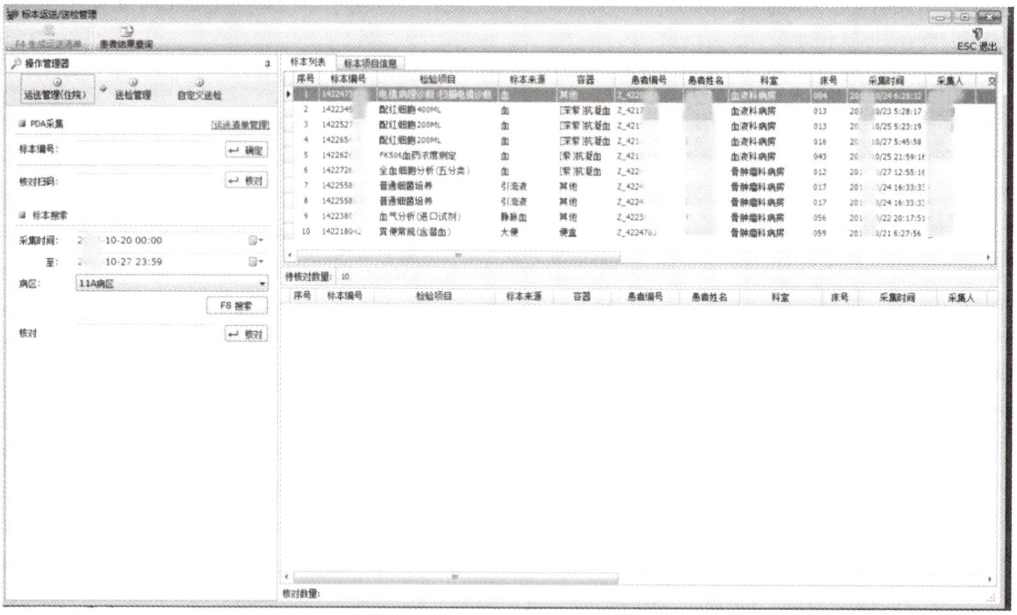

图 2-3-5　LIS 系统标本交接界面

Step 7　血库工作人员配血

该步骤在血库系统和 LIS 系统完成。工作人员在系统中进行血型复核、配血、发血等核对和记录（图 2-3-6）。

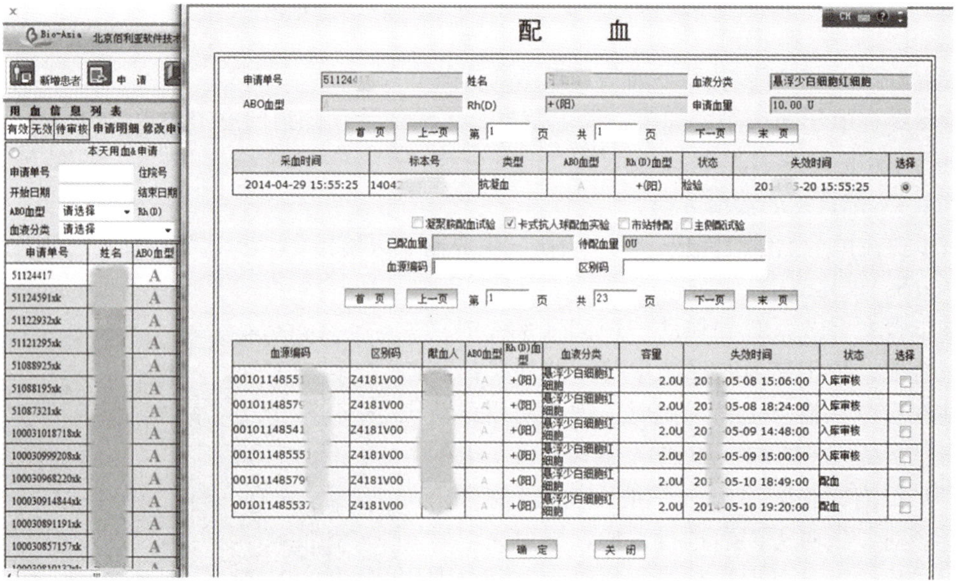

图 2-3-6　血库配血

Step 8　打印取血单并提交输血医嘱

该步骤在 HIS 系统中完成。当血库工作人员配血成功后通知病区，医生可以对应输血申请单生成取血单，打印出取血单后系统自动生成“输血”医嘱提示，点击“确定”后自动生成“输血”医嘱（图 2-3-7）。

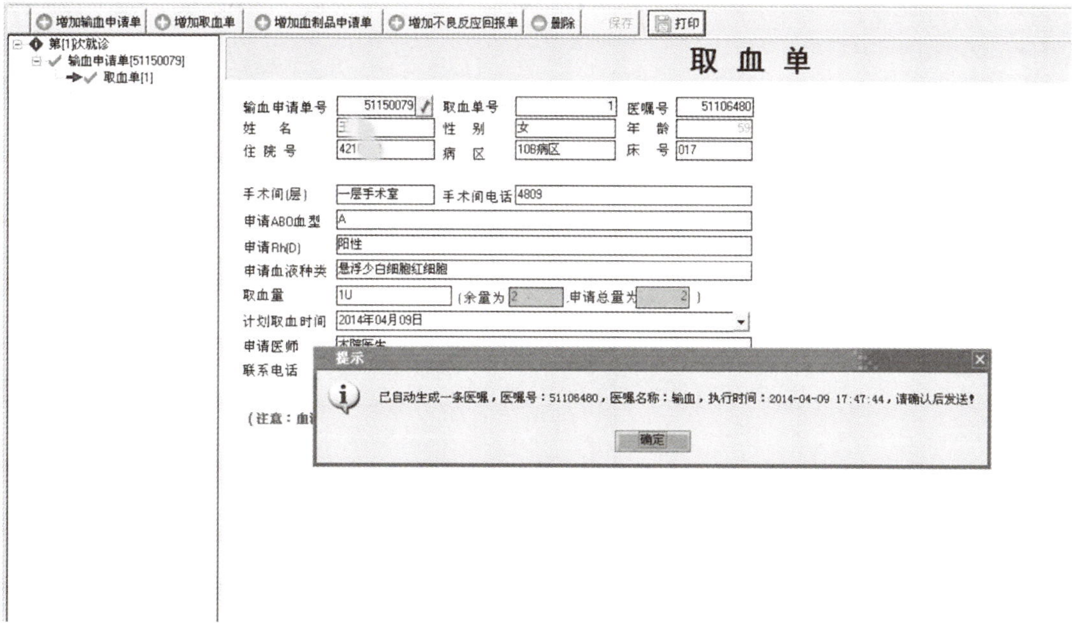

图 2-3-7　填写并打印取血单后系统自动生成“输血”医嘱提示

Step 9　取血

该步骤在移动护理信息系统完成，为本系统的核心步骤之一。

1．护士携带取血单到血库取血，登录移动护理信息系统，点击“功能菜单”，进入“血液交接”界面，如图 2-3-8 所示。

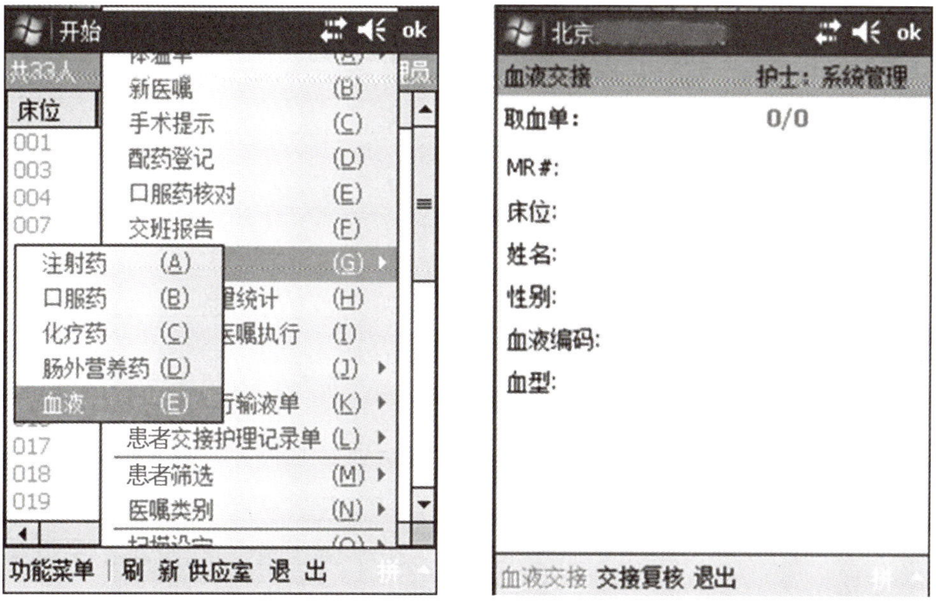

图 2-3-8　血液交接

2．护士使用PDA扫描取血单上条码和血袋上条码进行匹配，同时核对输血记录单，根据《医疗机构临床用血管理办法》和《临床输血技术规范》的要求，系统出现“十三对”的内容（图2-3-9），其中床号、姓名、性别、年龄、住院号、血型、血液品种及血量这8项内容系统将自动核对，另外科室/病区、血袋编码、有效期、血液或血制品外观及交叉配血结果5项内容需护士人工核对无误后打勾确认，点击“保存”，系统提示“全部交接成功”（图2-3-10）。

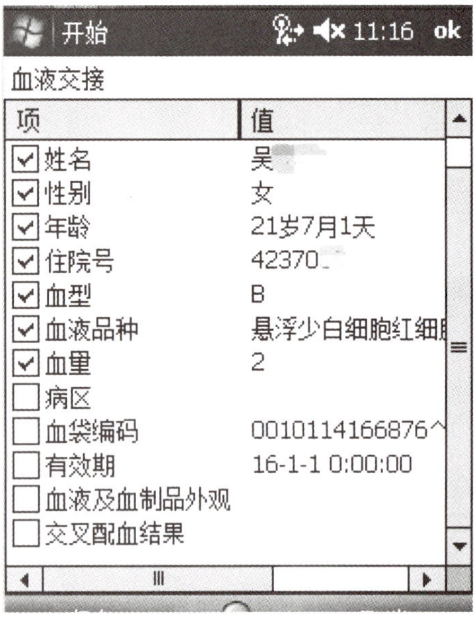

图2-3-9 血液交接的“十三对”

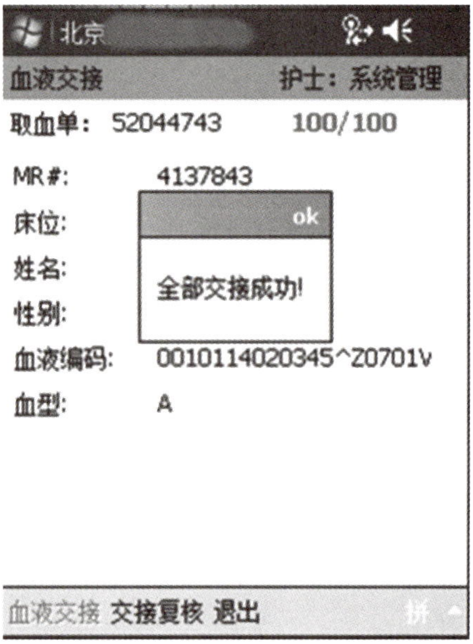

图2-3-10 血液交接成功界面

3．若取血过程中有异常，系统给予错误提示，包括血袋不对（图2-3-11）、核对不全（图2-3-12）、重复扫描（图2-3-13）、医嘱已停止（图2-3-14）等。

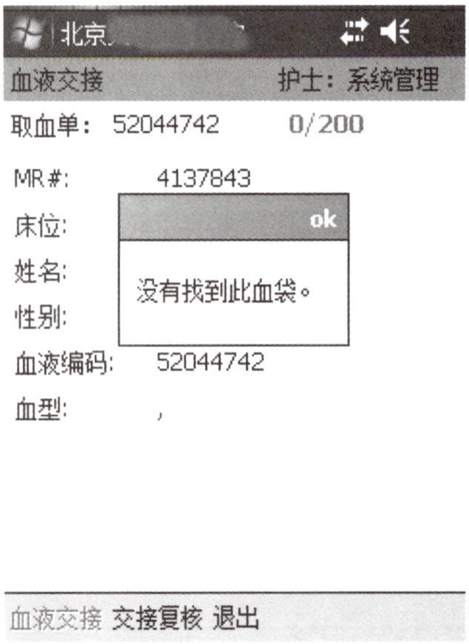

图2-3-11 扫描错误的血袋条码

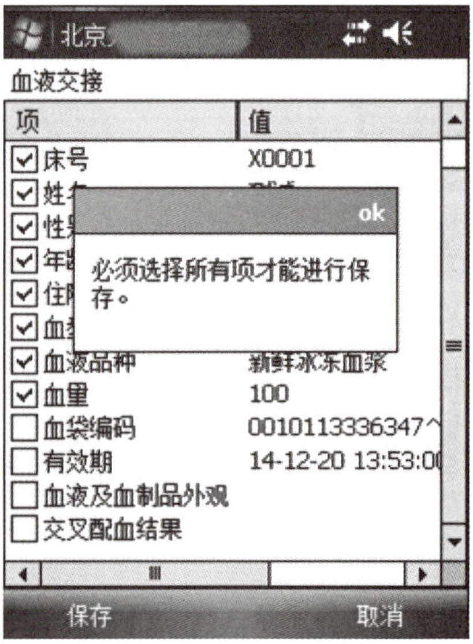

图2-3-12 人工核对项未勾选并点击保存

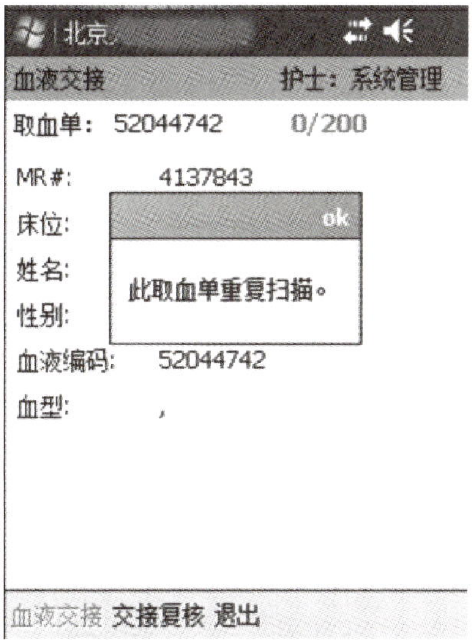

图 2-3-13　重复扫描取血单时

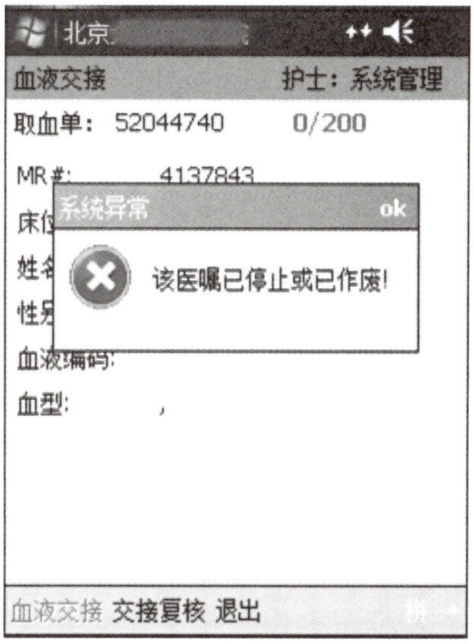

图 2-3-14　输血医嘱已停止时

Step 10　取血复核

该步骤在移动护理信息系统完成，由另一名护士（非取血护士）在病房进行。

1. 另一名护士登录移动护理信息系统，点击“功能菜单”进入“交接复核”界面，如图 2-3-15 所示。

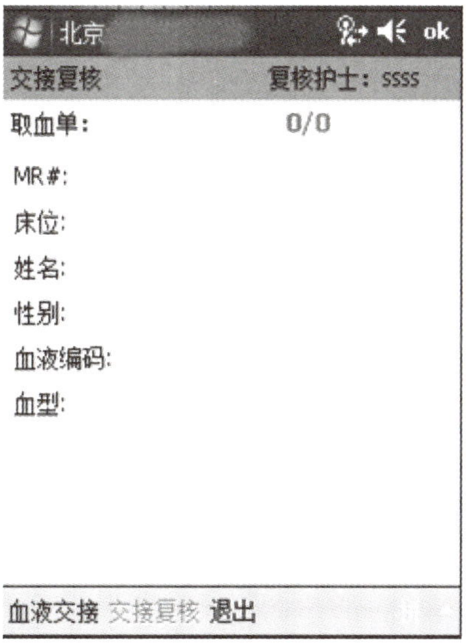

图 2-3-15　“交接复核”界面

2. 另一名护士使用 PDA 扫描血袋上条码，系统出现“十三对”的内容（见图 2-3-9），其中床号、姓名、性别、年龄、住院号、血型、血液品种及血量这 8 项内容系统将自动核对，另外科室 / 病区、血袋编码、有效期、血液或血制品外观及交叉配血结果 5 项内容需护士与输血记录单核对无误后打勾确认，点击“保存”，系统提示“交接复核成功”（图 2-3-16）。

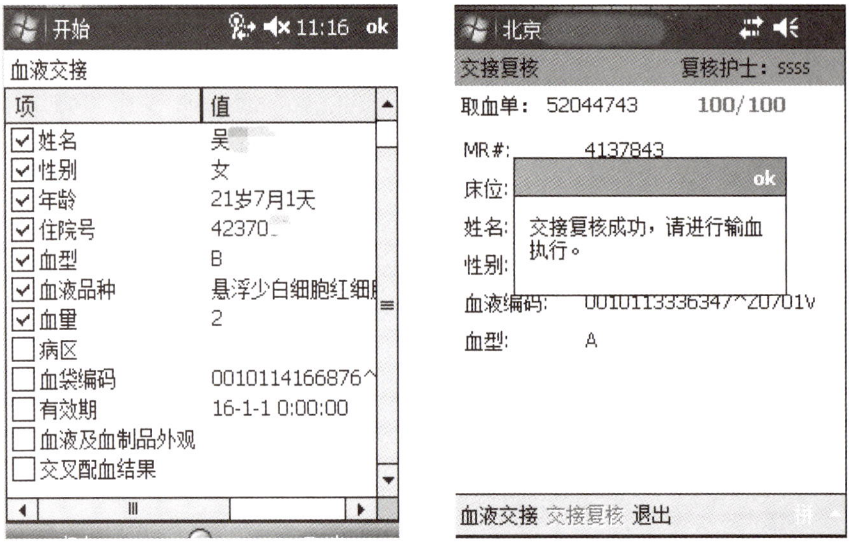

图 2-3-16　血液交接复核

3．若复核过程中有异常，系统给予错误提示，包括血袋已复核（图 2-3-17）、复核人与取血（交接）人为同一护士（图 2-3-18）等。

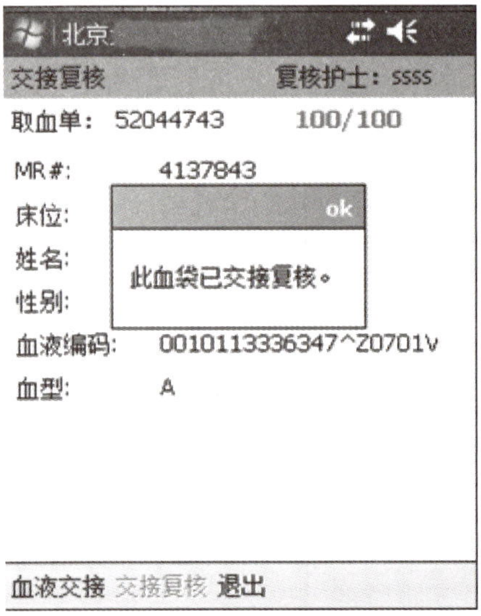

图 2-3-17　血袋已交接复核

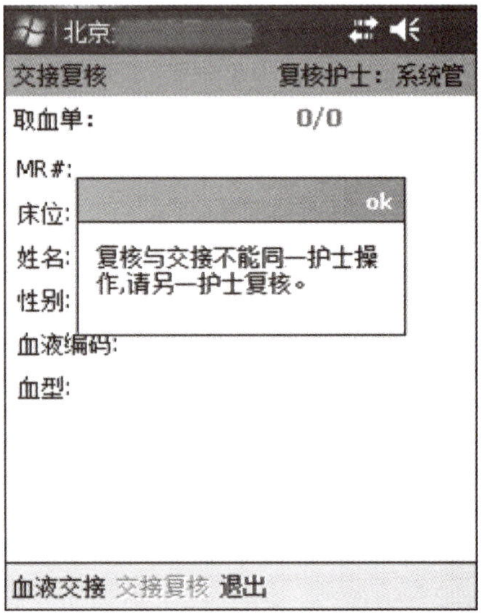

图 2-3-18　交接和复核为同一护士

Step 11　输血执行

该步骤在移动护理信息系统完成，为本系统的核心步骤之一。

1．护士登录移动护理信息系统，点击“功能菜单”选择“输血执行”，进入“输血执行”界面，如图 2-3-19 所示。

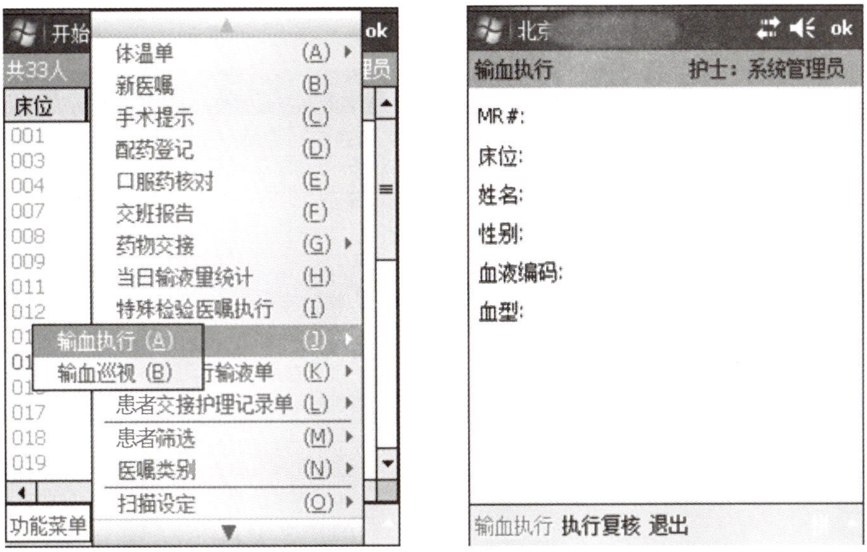

图 2-3-19　“输血执行”界面

2．护士使用 PDA 扫描血袋条码和患者腕带条码进行匹配，同时核对输血记录单，系统出现“十三对”的内容（图 2-3-20），其中床号、姓名、性别、年龄、住院号、血型、血液品种及血量这 8 项内容系统将自动核对，另外科室 / 病区、血袋编码、有效期、血液或血制品外观及交叉配血结果 5 项内容需护士人工核对无误后打勾确认，点击“保存”，系统提示“血液执行扫描正确！请另一名护士复核。”（图 2-3-21）。

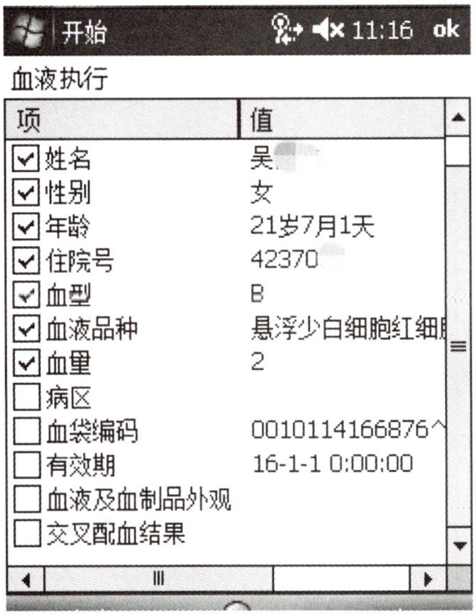

图 2-3-20　输血执行“十三对”

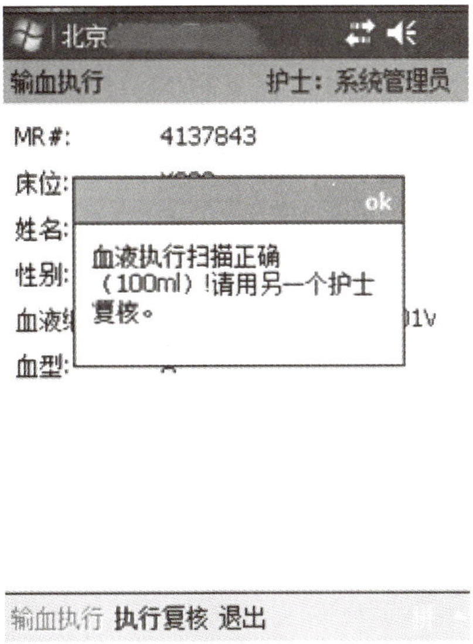

图 2-3-21　核对完成并保存后

3．另一名护士登录系统（图 2-3-22）后，扫描血袋条码和患者腕带条码进行匹配，同时核对输血记录单，系统出现“十三对”的内容（图 2-3-23），其中床号、姓名、性别、年龄、住院号、血型、血液品种及血量这 8 项内容系统将自动核对，另外科室 / 病区、血袋编码、有效期、血液或血制品外观及交叉配血结果 5 项内容需护士人工核对无误后打勾确认，点击“保存”。

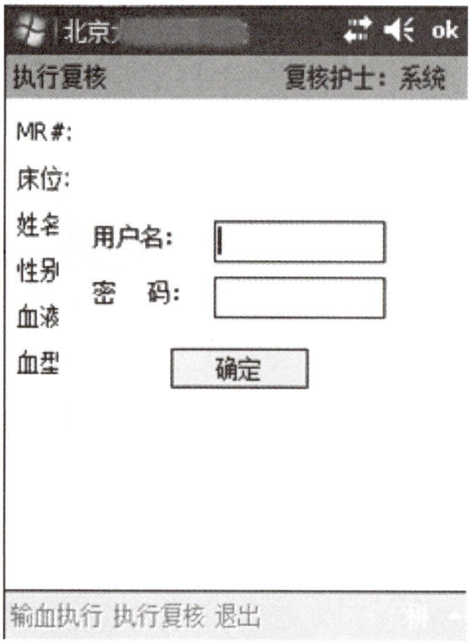

图 2-3-22 执行复核另一名护士登录界面

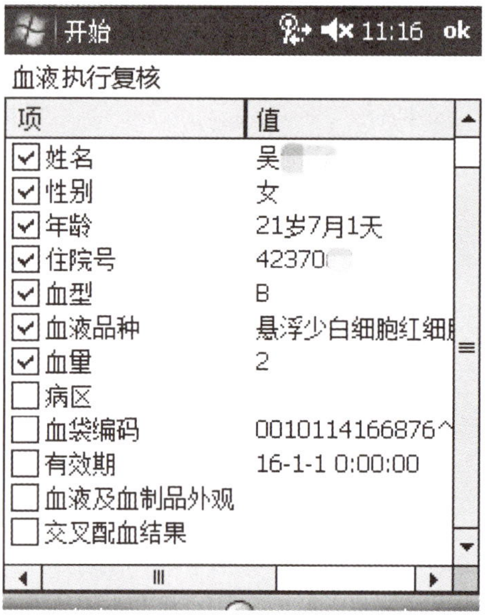

图 2-3-23 血液执行复核“十三对”

4．若执行和执行复核过程中有异常，系统给予错误提示，包括血袋与患者不符（图 2-3-24）、复核人与执行人为同一护士（图 2-3-25）等。

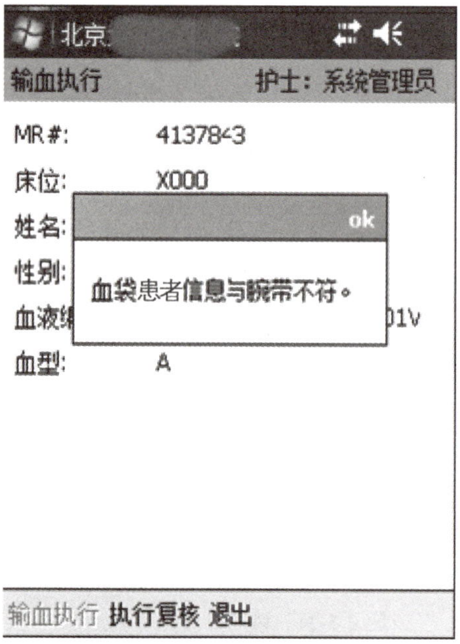

图 2-3-24 血袋与患者不符

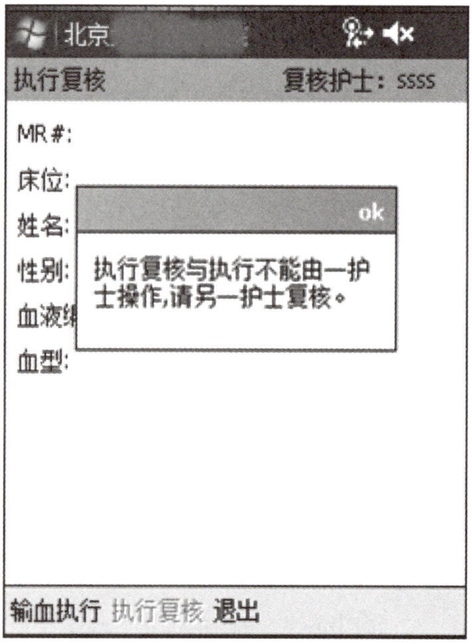

图 2-3-25 执行与执行复核为同一护士操作

Step 12 输血巡视和结束记录

该步骤在移动护理信息系统完成。

1．输血巡视：每次巡视时，护士点击“功能菜单”选择“输血巡视”（图 2-3-26），扫描血袋条码后在输血巡视界面（图 2-3-27）的“备注”栏下拉菜单中选择相应内容。

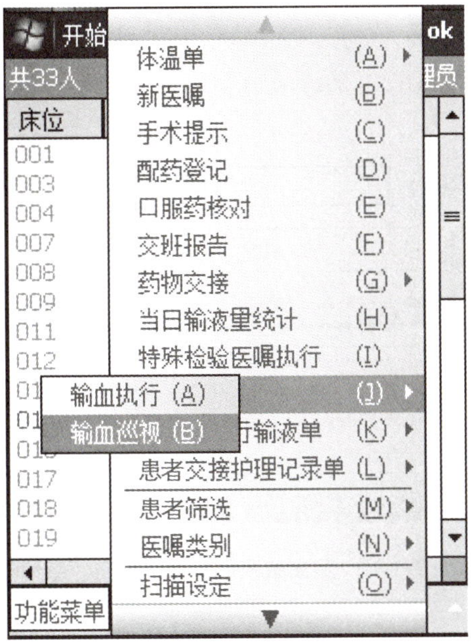

图 2-3-26　选择“输血执行”中“输血巡视”

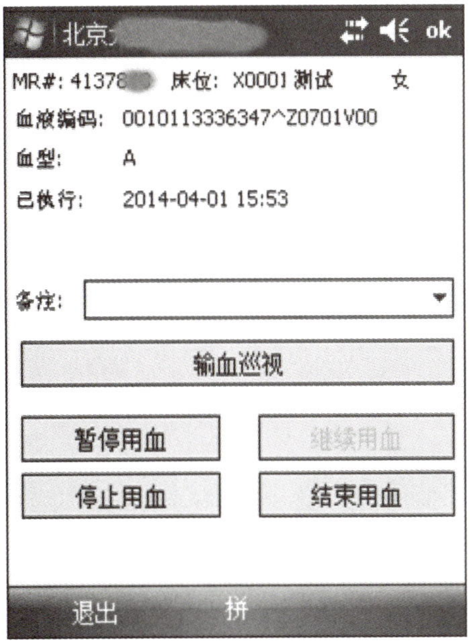

图 2-3-27　输血巡视界面

2．暂停 / 停止用血：在输血巡视界面扫描血袋条码，在备注栏下拉菜单中选择相应内容后点击“暂停用血”（图 2-3-28）/“停止用血”（图 2-3-29）。当患者可以继续用血时，护士扫描血袋条码后，点击“继续用血”（图 2-3-30）后继续输血。

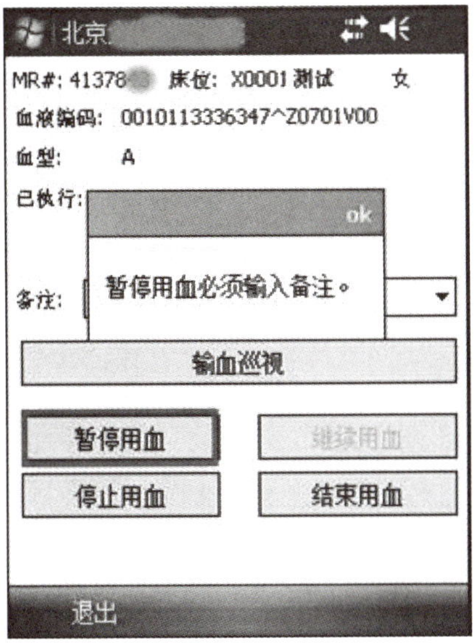

图 2-3-28　暂停用血

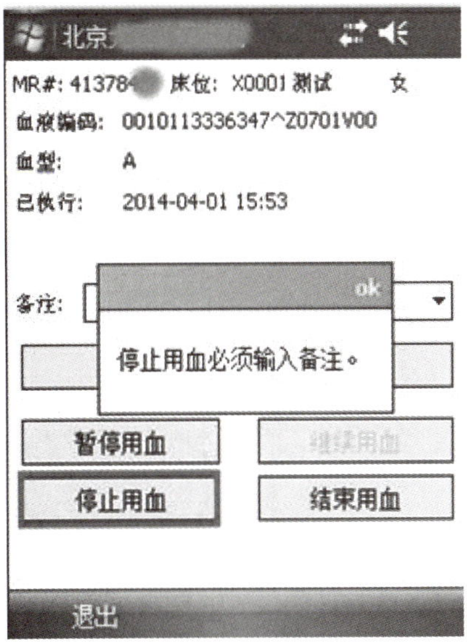

图 2-3-29　停止用血

3．输血结束：在输血巡视界面扫描血袋条码后点击“结束用血”（图 2-3-31）。

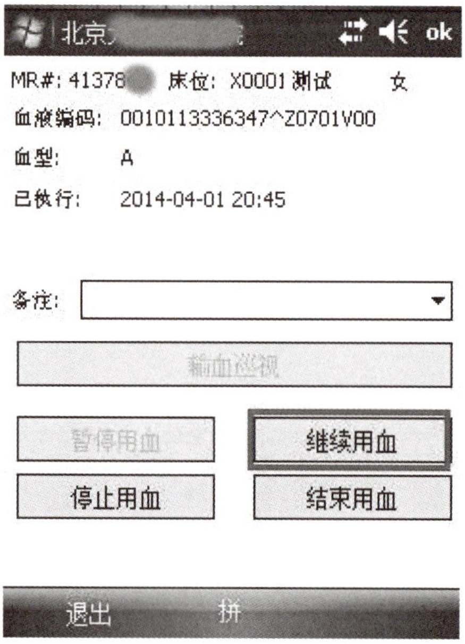

图 2-3-30　继续用血

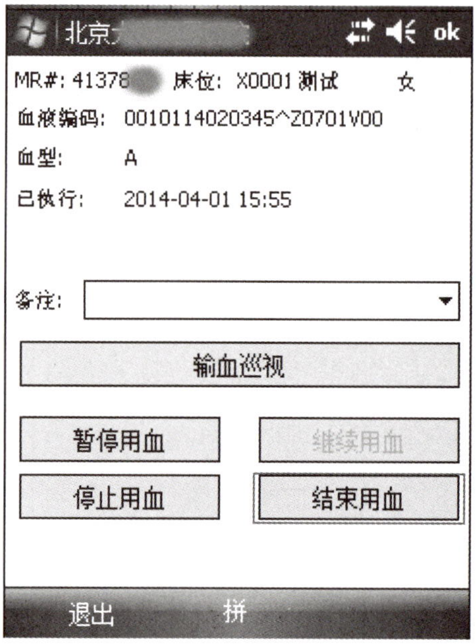

图 2-3-31　输血结束后，护士点击“结束用血”

Step 13　填写输血不良反应回报单

该步骤在电子病历系统完成。当患者出现输血不良反应，医生和护士紧急处理后，填写输血不良反应回报单（图 2-3-32）并上报血库。

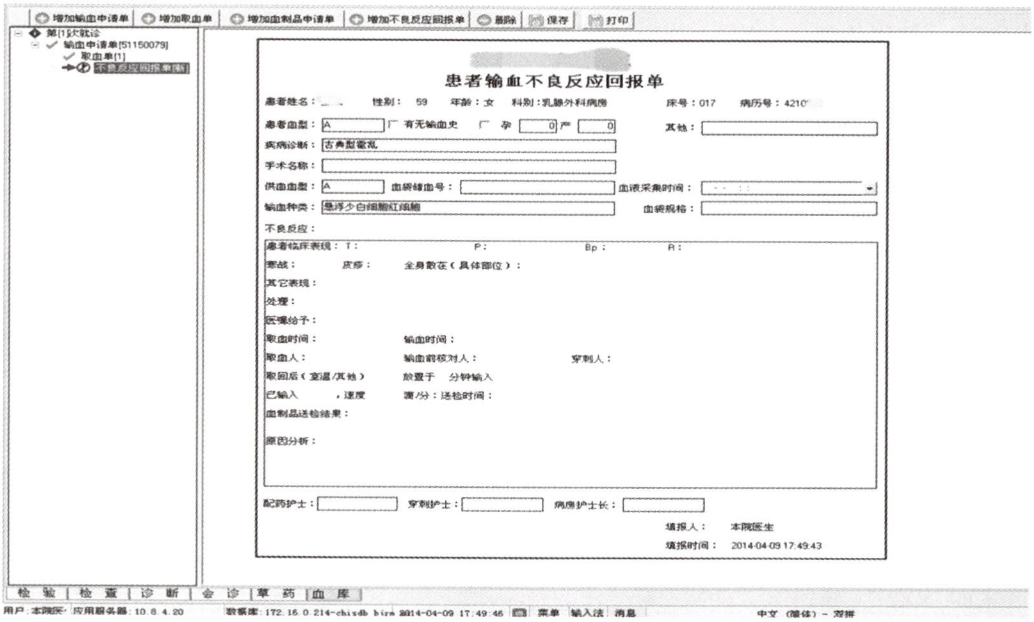

图 2-3-32　患者输血不良反应回报单

【难点及重点】

临床输血闭环管理模式严格遵循原卫生部颁布的《医疗机构临床用血管理办法》《临床输血技术规范》和《血液制品管理条例》要求，对于输血的全流程进行监控，使医务人员可随时了解每一名输血患者的血液准备及输注状态，也可追溯跟踪每一袋血液的去向；同时，输血闭环管理对交叉配血、血液交接、输血执行、输血不良反应回报等关键环节进行监控，不但大大提高了工作效率，而且确保了临床用血的准确性、规范性，确保了患者用血安全。

（王　冷）

第四节　PIVAS 给药的管理系统

本节内容为 PIVAS 给药的管理系统，包含医嘱确认、医嘱生成、打印输液卡、发送 PIVAS 药品单，PIVAS 给药的执行，以及 PIVAS 给药执行落实情况的查看等功能。

该功能针对由静脉配置中心完成配置药物的静脉输注，保障了静脉输液医嘱执行的正确性，静脉配药的严格无菌性，大大提高了临床护士的工作效率。采用以患者为中心的核对方式，扫描患者腕带，扫描“PIVAS 二维码”，核对药物标签：药液名称、配置药物名称、配药时间，逐一进行核对，避免了护士临床上可能出现的几种错误，如配错输液、加错药液、拿错输液、输错液体等，保障了临床静脉输液的正确性和及时性，避免护理差错的发生。同时，PIVAS 药品的统一配置及统一配送，在更多的时间将护士还给患者，使护士能够更好地为患者提供更加专业的护理服务。

【案例】

以住院患者的 PIVAS 给药流程为例，医生根据患者的诊断和病情，为患者开具 PIVAS 静脉输液的医嘱，配药中心配置药物后，运送人员送至病区，护士为患者执行该医嘱。

Step 1　医嘱确认

该步骤在 HIS 系统中完成（图 2-4-1，图 2-4-2，图 2-4-3）。

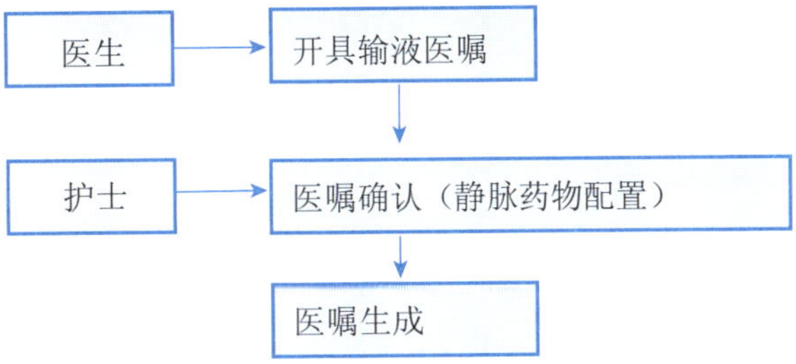

图 2-4-1　PIVAS 医嘱开具流程图

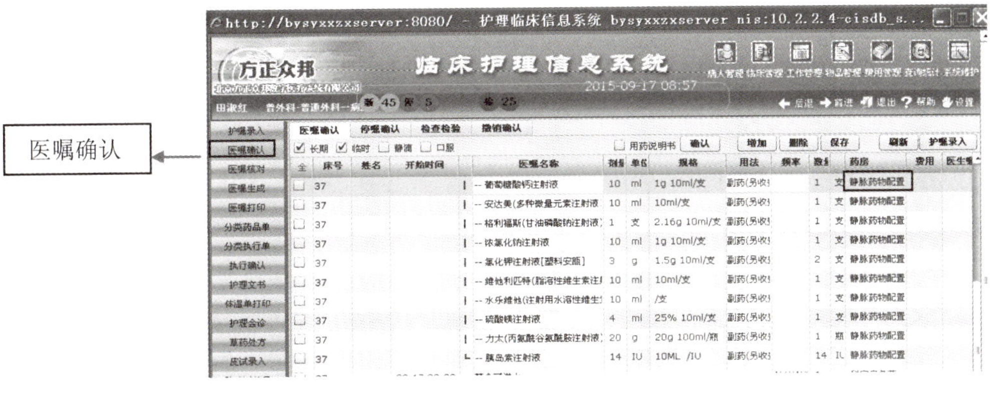

图 2-4-2　PIVAS 医嘱确认图

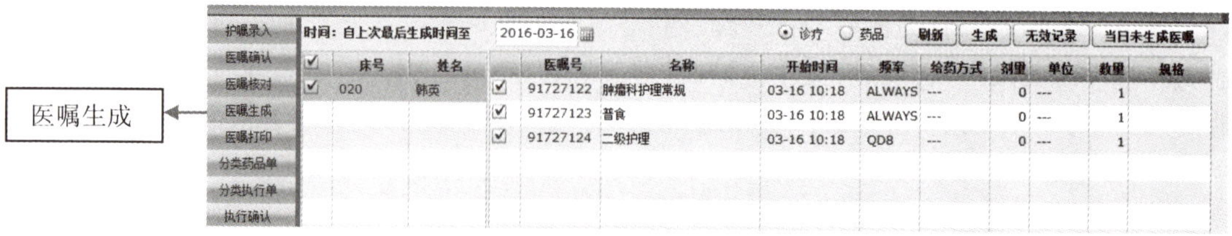

图 2-4-3　PIVAS 医嘱生成图

Step 2　输液卡打印

此步骤仍在 HIS 系统中完成，具体步骤如下：

点击“分类执行单”选择“输液卡”，进入打印输液卡界面，依据所选择的患者，可分别打印“全部”“长期”“临时”“紧急”医嘱所对应输液卡（图 2-4-4）。

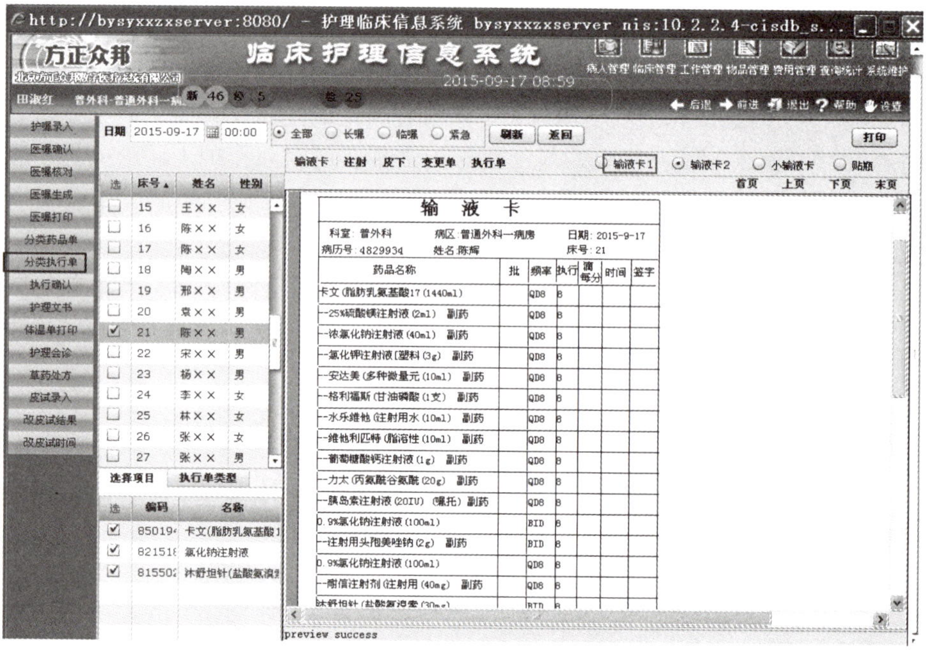

图 2-4-4　PIVAS 给药分类执行单

Step 3　发送药品单

此步骤仍在 HIS 系统中完成，具体步骤如下：

点击“分类药品单”选择“药品单类型”至“PIVAS 输液单新”界面，阅览无误后点击“发送”。如遇到停止输液，生成“PIVAS 输液退药单新”即可，遇每月 25 日静脉配置中心盘点，则需发送“PIVAS 输液退药单新”。

Step 4　药物医嘱同步

此步骤在医惠护理信息系统中完成，具体步骤如下：

点击“护理任务”选择“药物医嘱同步”至“患者”界面，点击“医嘱同步”（图 2-4-5，图 2-4-6）。

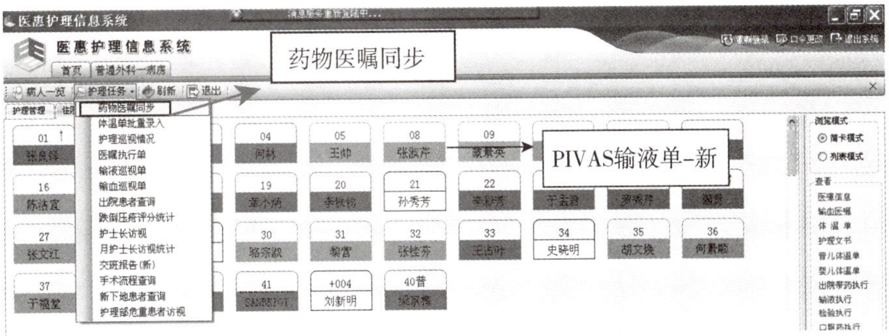

图 2-4-5　在护理执行系统“药物医嘱同步”之一

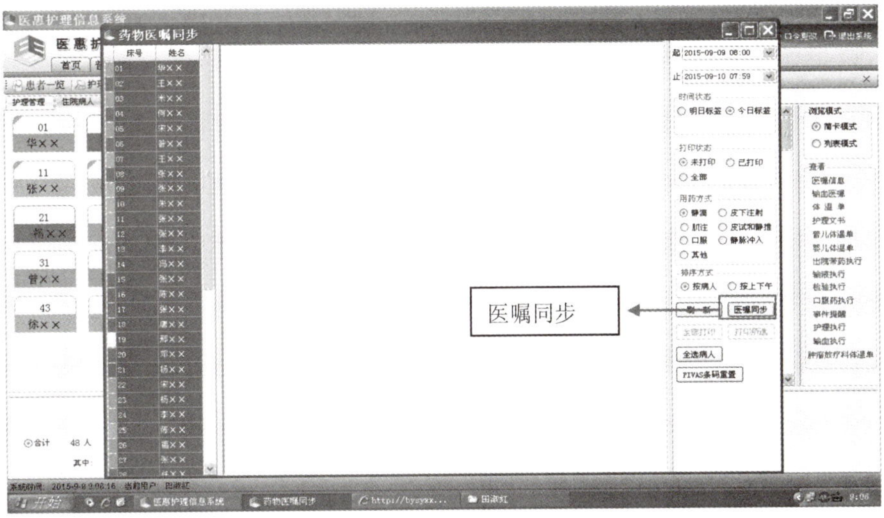

图 2-4-6　在护理执行系统“药物医嘱同步”之二

Step 5　PIVAS 药品核对

PIVAS 药品由医辅人员统一配送，治疗班护士负责药品的核对工作，如有药物缺失，药袋破损，用药疑惑均向 PIVAS 相关部门联系，并做好相关文字记录，相关核对内容见图 2-4-7。

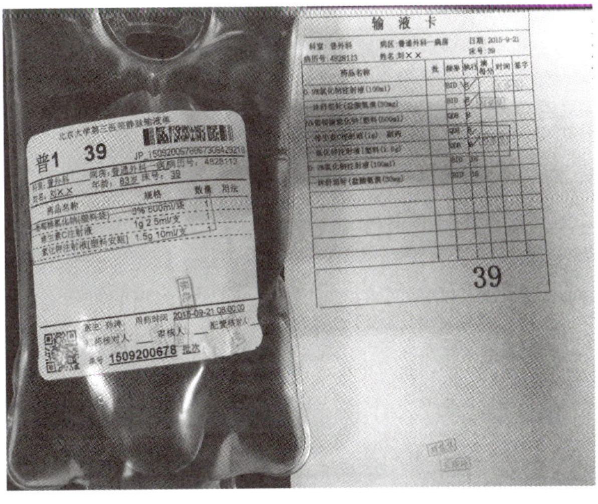

图 2-4-7　从 PIVAS 中心配送到病房的药品的相关核对内容

Step 6　PIVAS 药品输注

该步骤的执行通过 PDA 完成，具体步骤如下：

1. 登录 PDA 后，在患者列表，直接扫描药物标签上的“PIVAS 二维码”，进入输液类医嘱执行界面，点击患者腕带，如图 2-4-8 所示。

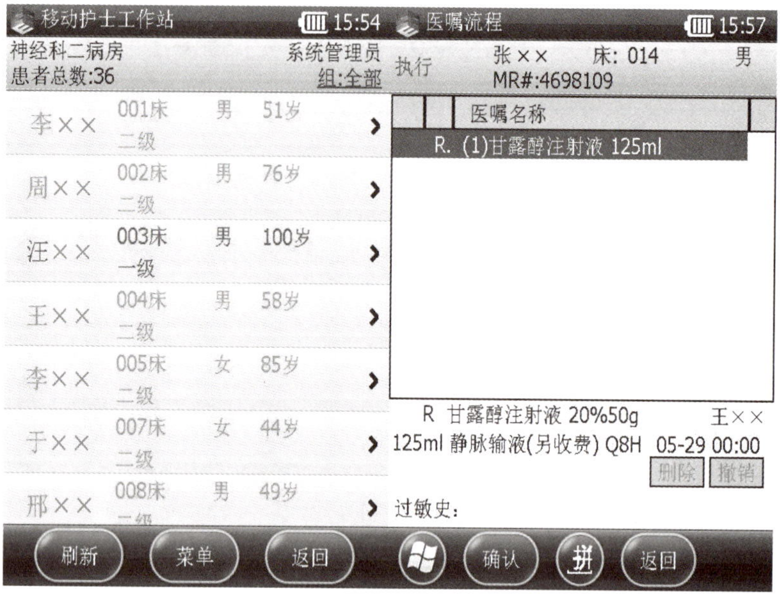

图 2-4-8　扫描药品标签所示图

2. 图 2-4-9（左）中的执行界面列出药物标签所含有的具体药物信息，此时扫描患者腕带进行核对，提示“已用”和“未用”药组数，开始输液执行，在输注过程中可进行“巡视”“暂停”“中止用药”“结束用药”等功能的操作见图 2-4-9（右）。

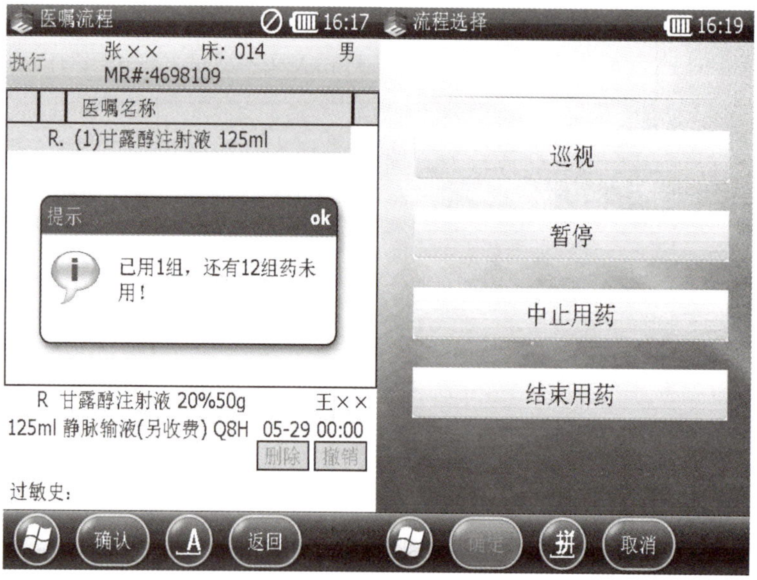

图 2-4-9　进行扫描确认后 PDA 界面

可能会出现的一些情况：

A．患者和药物不匹配，会提示“患者和医嘱不匹配”（图 2-4-10），请仔细核对患者的药物信息，在正确的患者处进行输液类药物执行。

B．如果药物执行时间过早（执行时间在计划执行时间前 2 小时），则提示“药物未到执行时间”，请确认药物是否应该当前时间给予患者，点“是”继续执行，点“否”取消本次执行。核对无误后，进行输液执行。

3．输液执行开始后，再次扫描药物标签，即可进入操作界面。

A．输液巡视：在输液途中对输液情况，进行巡视操作，可以记录滴速，填写备注，确认保存后产生巡视记录（图 2-4-11）。

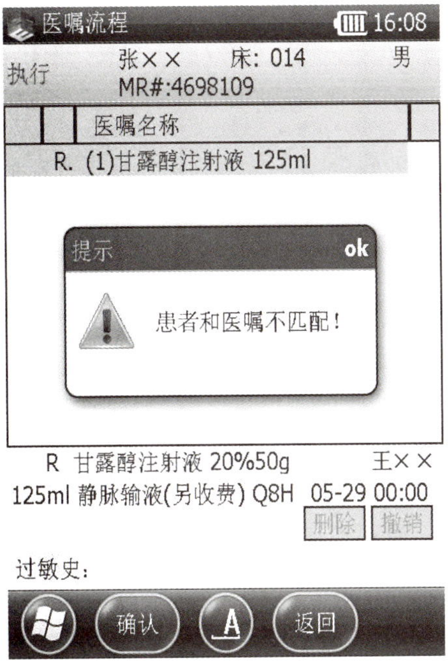

图 2-4-10　药品与腕带信息不匹配

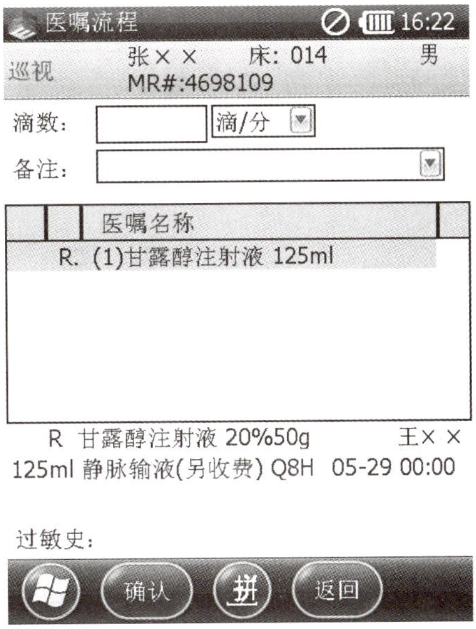

图 2-4-11　输液过程中巡视界面

B．暂停输液：输液中需要暂停输液，选择此项，备注中填写暂停原因，点击确认暂停（图 2-4-12）。

C．中止用药：输液中需要终止本次输液，选择项后填写实际输液量，以及备注中止用药的原因，点击确认后中止本次用药（图 2-4-13）。

D．结束用药：输液结束，直接选择此项，点击确认结束本次输液执行（图 2-4-14）。

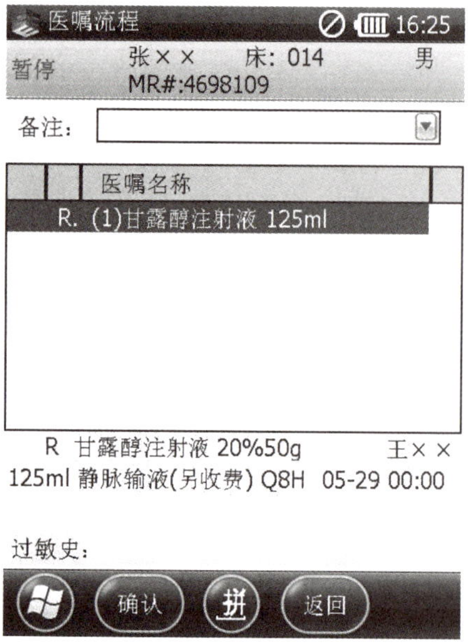

图 2-4-12　输液暂停界面

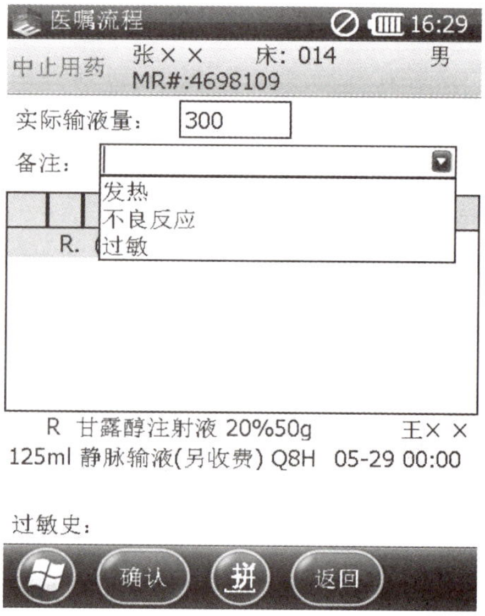

图 2-4-13　输液中止界面

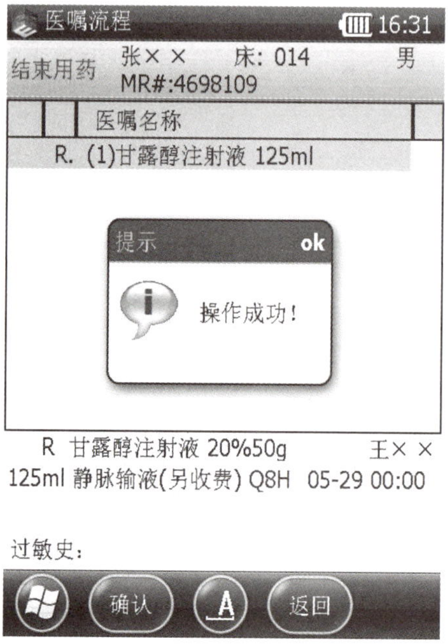

图 2-4-14　结束用药界面

Step 7　执行巡视情况查看

查询执行功能在医惠护理信息系统中完成，点击“医嘱信息”，选择医嘱类别“输液类”，可根据需要选择一段时间内的输液类医嘱进行查看。

在左侧“患者列表”选择相应的患者，可以查看该患者的输液医嘱药品名称、规格、剂量、用法、频率、开嘱医生、起始时间、停止时间，执行医嘱状态、开始执行时间、结束执行时间、计划执行时间、执行护士的信息等内容（图 2-4-15）。

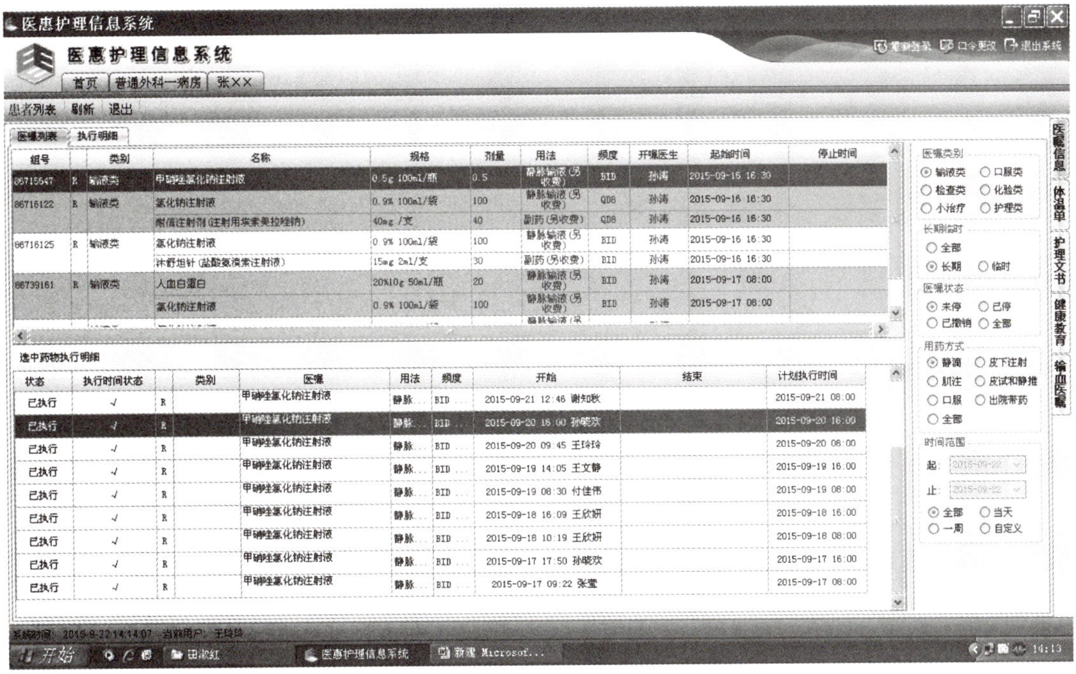

图 2-4-15 单条输液医嘱执行情况查看界面

查询巡视功能同样在医惠护理信息系统中完成，点击“护理任务”，选择“输液巡视单”，可根据需要选择所需患者输液类医嘱巡视查看，可以查看该患者的输液医嘱名称、频率、流程类型、滴速、执行人、记录时间、备注等内容（图 2-4-16，图 2-4-17）。

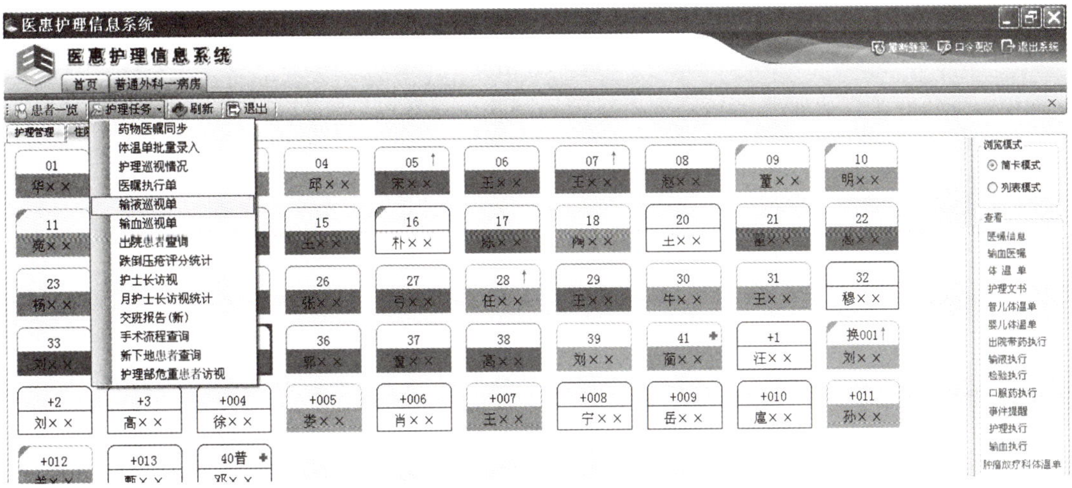

图 2-4-16 单日输液巡视查看界面之一

该功能方便主管护士对本组患者以及护士长对本病房静脉输液医嘱执行的管理，能随时查阅病房内每一个患者的静脉输液医嘱的开具时间、执行时间、执行人、巡视及输注中的特殊情况等信息，方便了临床护理工作，同时查阅的信息也可以为病房的管理提供基础数据支持，以便护士长对病房护理质量的持续改进。

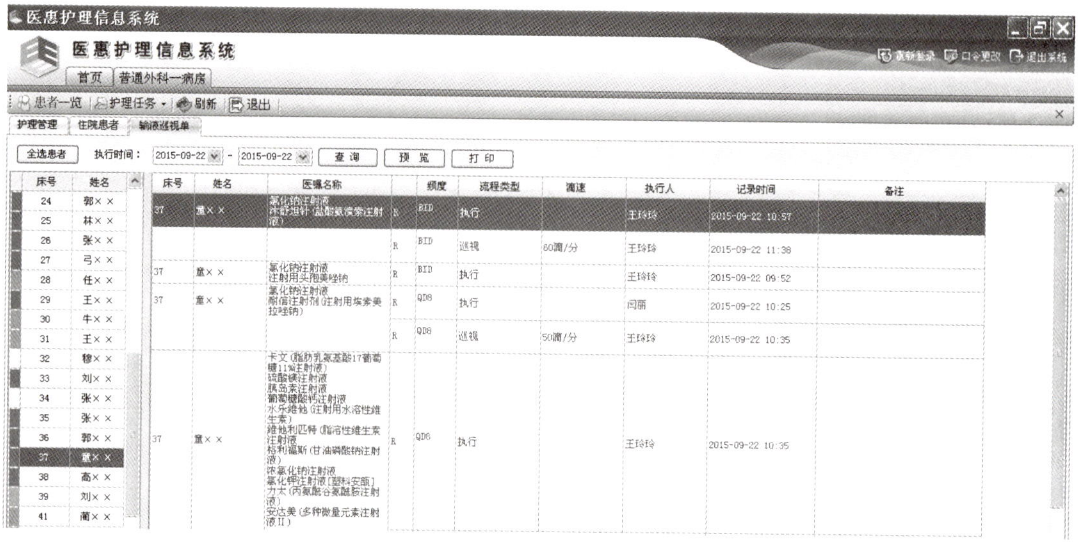

图 2-4-17 单日输液巡视查看界面之二

（王攀峰）

第五节 非 PIVAS 给药的管理系统

非 PIVAS 给药的管理信息系统功能实现了静脉输液患者身份识别的闭环管理和可追溯性实现，保障患者安全，执行静脉输液患者的精细化管理。此功能基于信息化的条码管理，护士通过 PDA 执行医嘱，通过条码技术实现患者身份和药物身份的双重核对，进行条码识别核对，避免了护士临床上出错的几个可能：如用药对象与实际不符、少给药物、重复给药等错误的出现。保障了临床给药医嘱执行的正确性，避免护理缺陷的发生，实现零差错。

本节内容为非 PIVAS 给药的管理系统，包含医嘱的确认，药物条码的打印，给药医嘱的执行查对、执行情况的查看等功能。

具体步骤：

Step 1 药物医嘱确认

该步骤在 HIS 系统中完成，具体步骤如图 2-5-1。

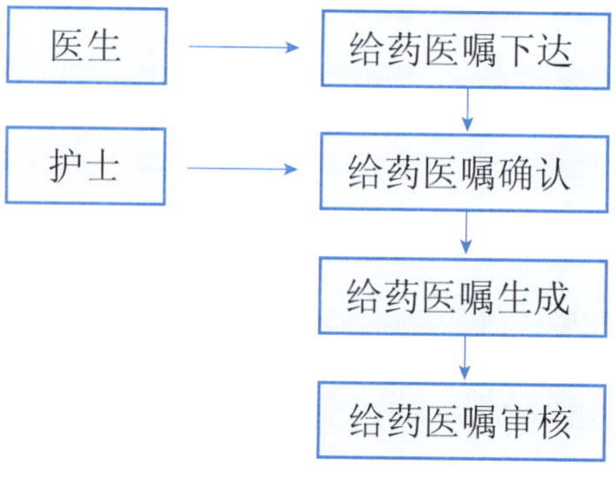

图 2-5-1 HIS 系统中，给药医嘱下达流程

HIS 系统医嘱审核的 PC 端显示界面见图 2-5-2。

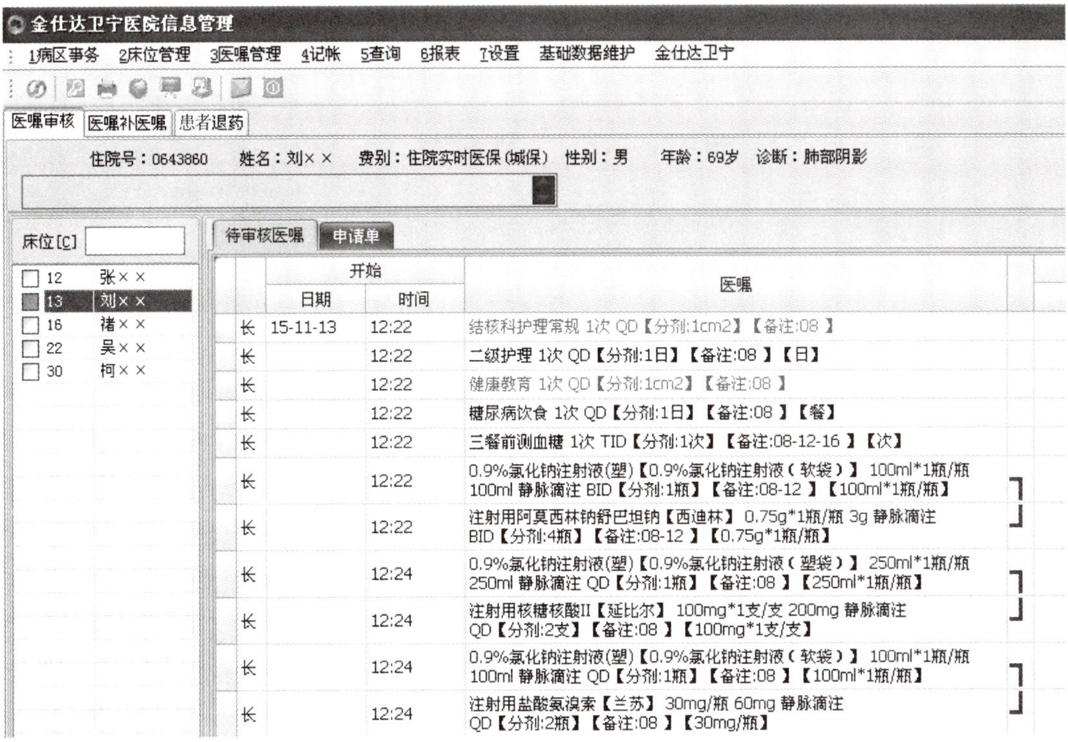

图 2-5-2　**HIS 系统医嘱审核的 PC 端显示界面**

Step 2　药物医嘱条码打印

此步骤先在 HIS 系统中完成“医嘱执行”，然后再在移动护理信息系统中完成打印药物医嘱条码贴单。具体步骤如图 2-5-3。

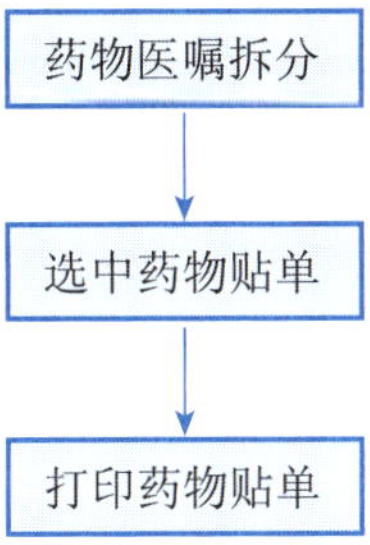

图 2-5-3　在 HIS 系统中打印药物医嘱条码贴单

护理信息系统药物医嘱拆分在 PC 端完成，先选择患者后完成“医嘱拆分”，在显示区会生成打印贴单。然后，在“未打印”中选择需要打印的药物医嘱贴单，打印后该贴单在“未打印”中消失，进入“已打印”，表明该贴单已打印过，如需再次打印，必须右击该贴单，选择“补打印贴单”。显示界面如图 2-5-4 所示。

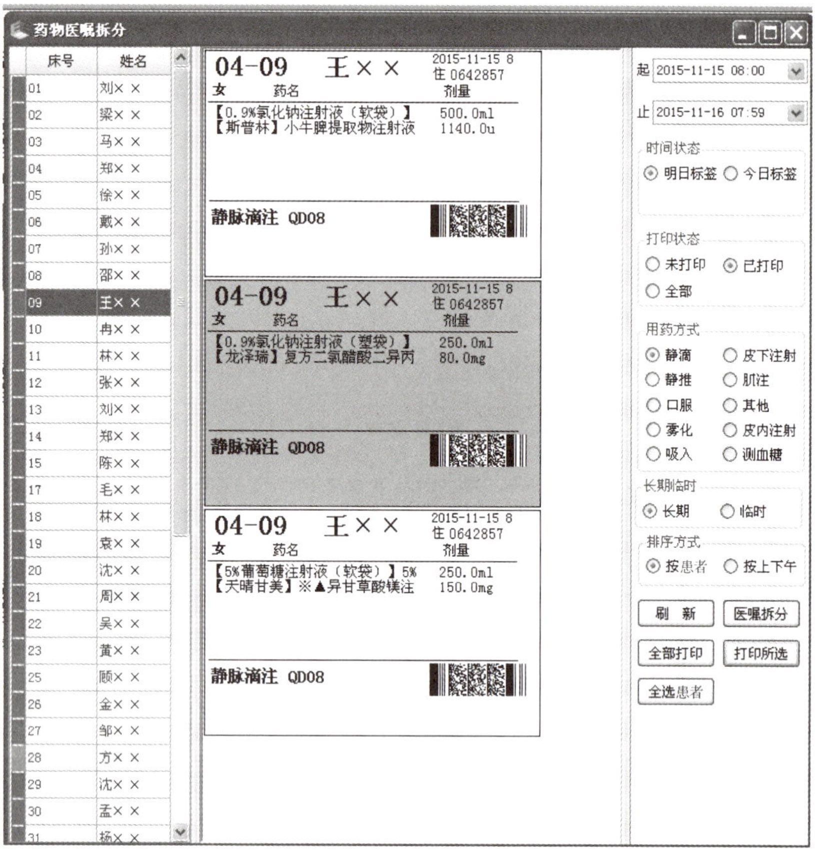

图 2-5-4 打印药物条码界面

Step 3 药物医嘱执行

该步骤为护理信息系统的核心步骤，该步骤的执行需要通过 PDA 完成。

1．登录账号 每个有执业证书的护士均有一个自己的登录账号和密码，通过输入账号和密码，护士可登录护理信息系统，并具备相应的医嘱执行的权限。

2．进入系统后，显示主界面，扫描药物医嘱贴单，进行配药，配药复核，执行，执行时必须完成扫描药物条码和床头卡条码，识别正确后，方可“确定”执行，如图 2-5-5 所示。

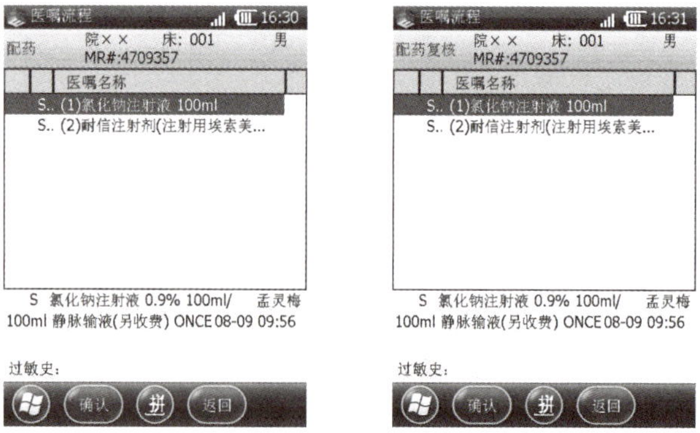

Step 1　　Step 2

图 2-5-5 药物医嘱执行 PDA 界面（待续）

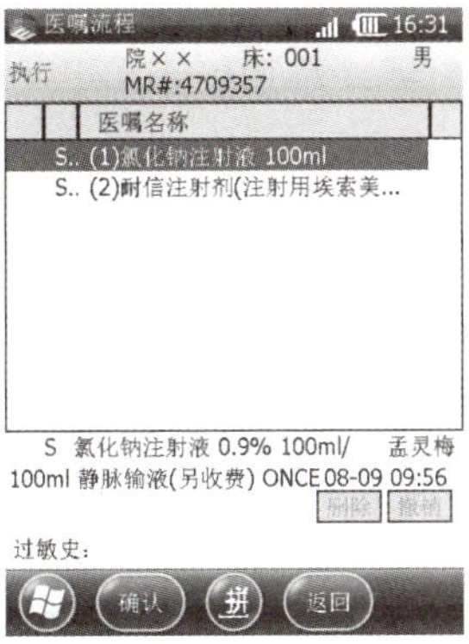

Step　3

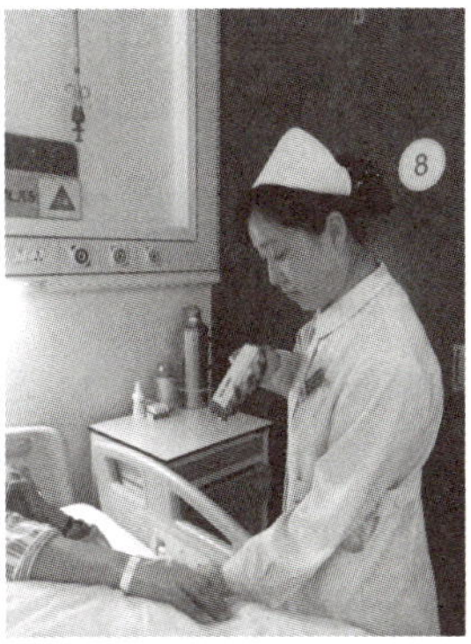

Step　4

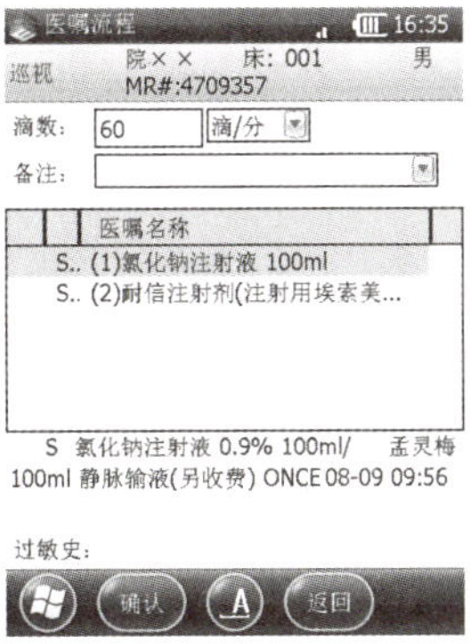

Step　5

图 2-5-5　药物医嘱执行 PDA 界面（续）

具体执行流程如图 2-5-6 所示。

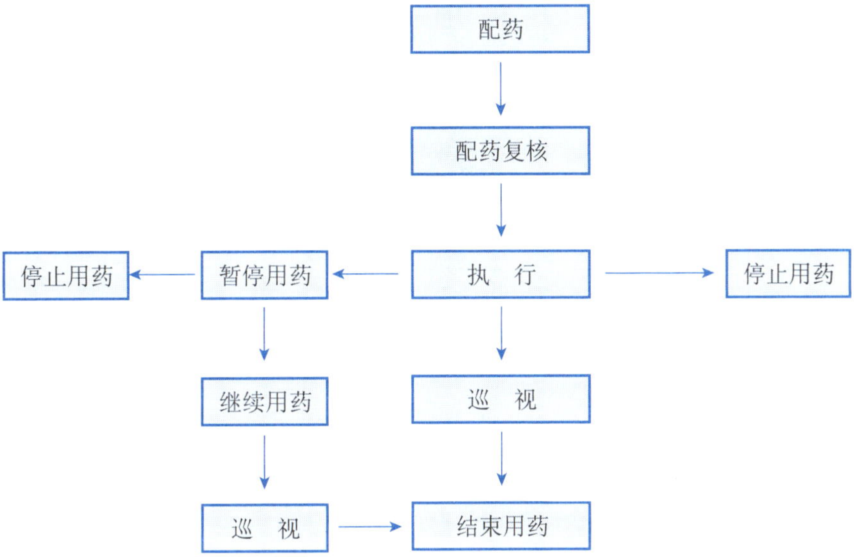

图 2-5-6　药物医嘱执行流程

该药物医嘱在“执行”时，如出现错误，PDA会发出错误提示声及错误提示页面，该页面如图2-5-7所示。

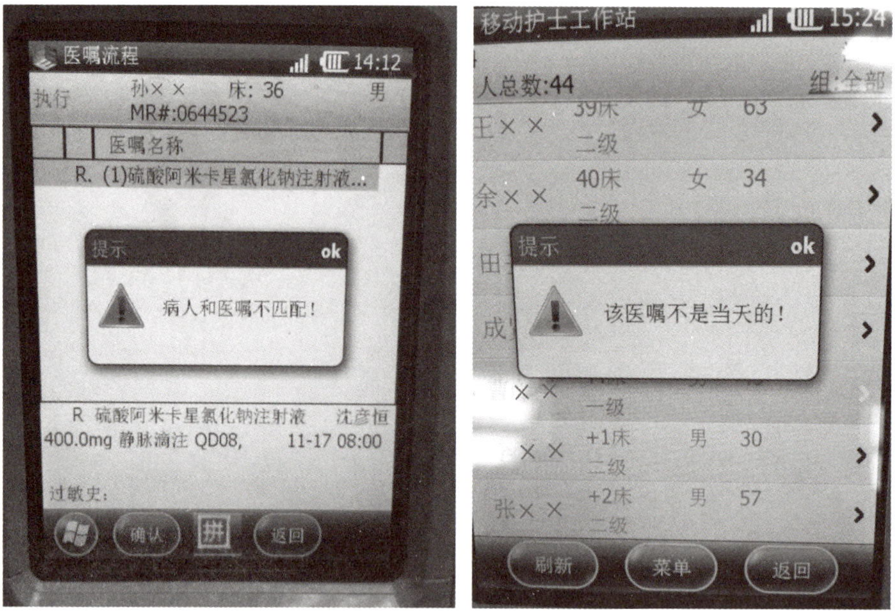

图2-5-7　药物执行核对不正确提示界面

该药物医嘱“执行”之后，护士可根据该药物医嘱输入过程中的实际情况选择流程：“巡视”“暂停用药”“停止用药”和“结束用药”，如“暂停用药”后可选择流程：“继续用药”和“停止用药”。如图2-5-8所示。

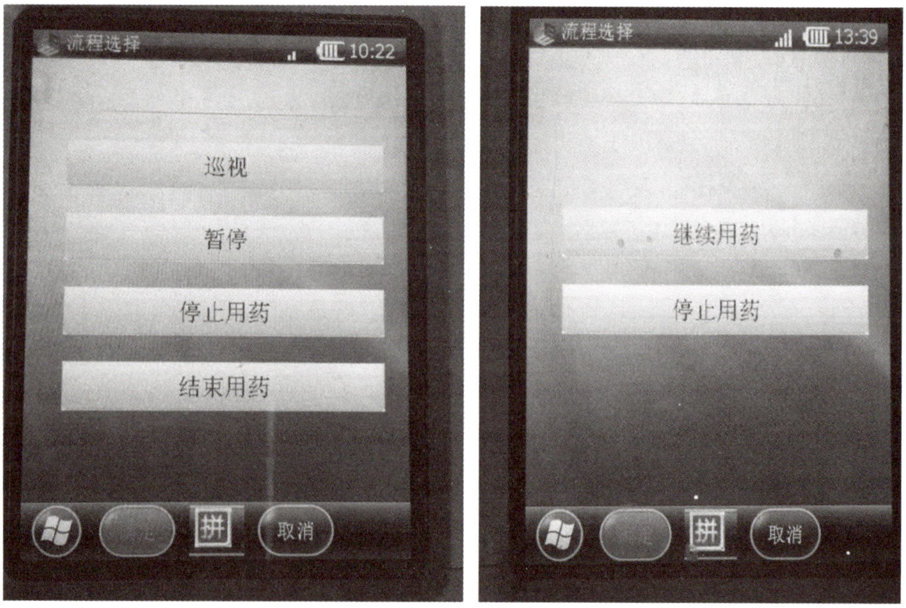

图2-5-8　暂停用药界面

Step 4　药物医嘱执行情况的查看

本功能在 PC 端都能完成，同样在护理系统登录护士的账号和密码，点击“护理任务”，下拉式菜单选择“输液巡视单”，选择右边患者床号，可在右边显示区查看执行情况。如图 2-5-9 所示。

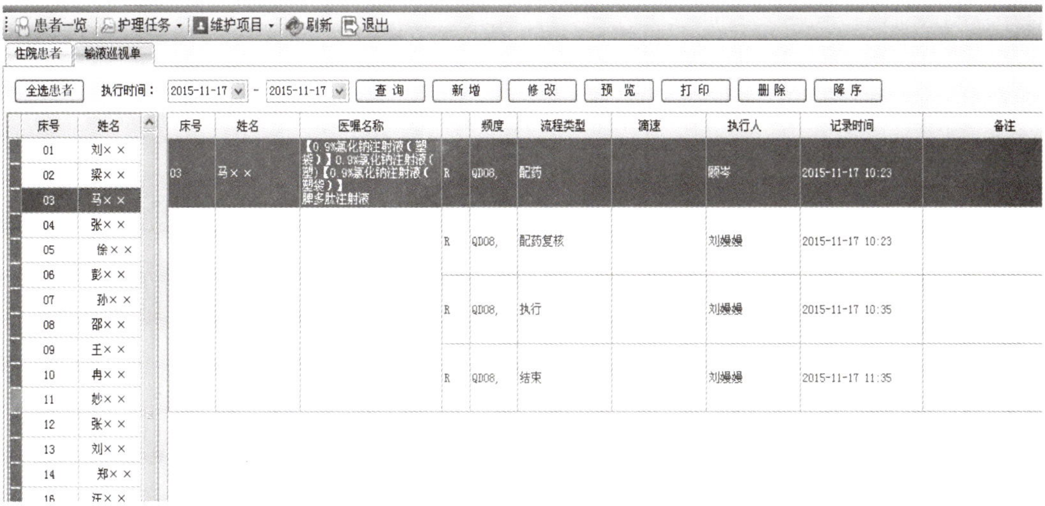

图 2-5-9　PC 端查看执行情况界面

本功能还可以在 PC 端点击“护理任务”，下拉式菜单选择“医嘱执行单”，选择左边患者床号，可在右边显示区查看医嘱执行情况一览表。如图 2-5-10 所示。

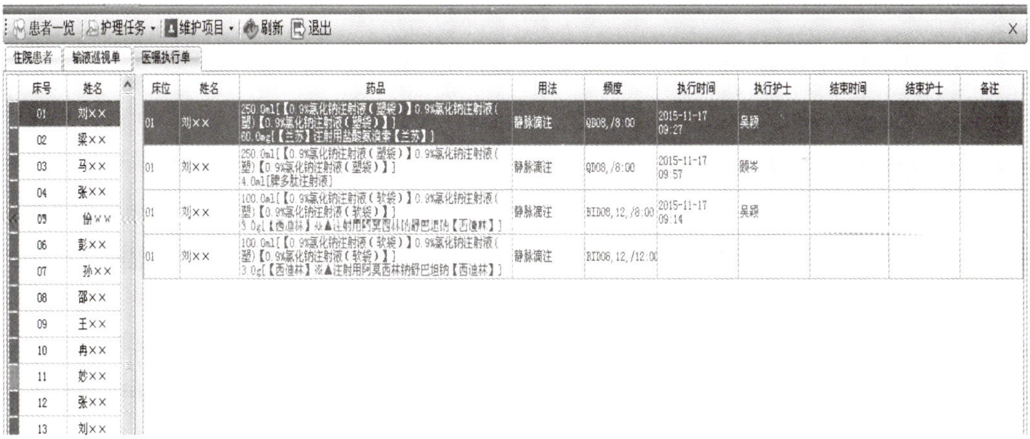

图 2-5-10　医嘱执行情况一览表

也可在 PDA 上完成查看执行情况，同样在系统登录护士的账号和密码，进入主界面，点击所需要查看的患者，进入子页面后选择右下角“执行”，即可在显示区查看执行情况。如图 2-5-11，图 2-5-12 所示。

备注：由于执行界面较长，而 PDA 显示屏较小，故后三张图实为同一界面。

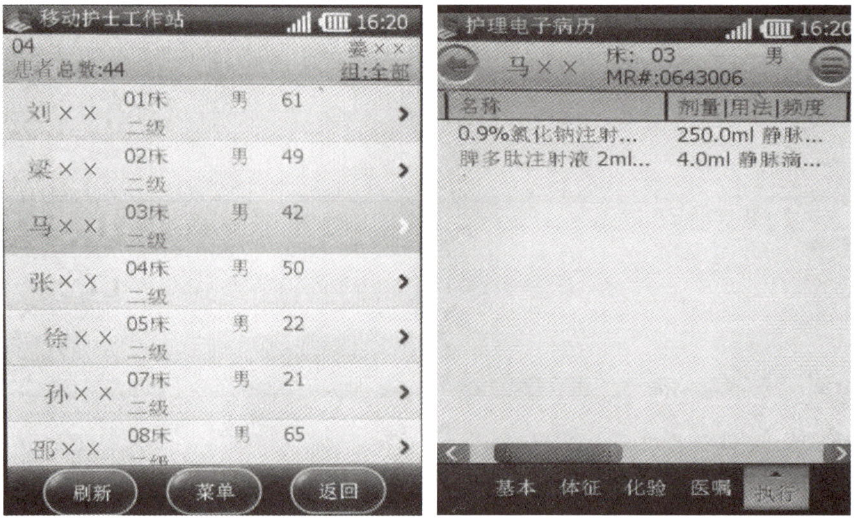

图 2-5-11　**PDA 医嘱执行情况一览表**

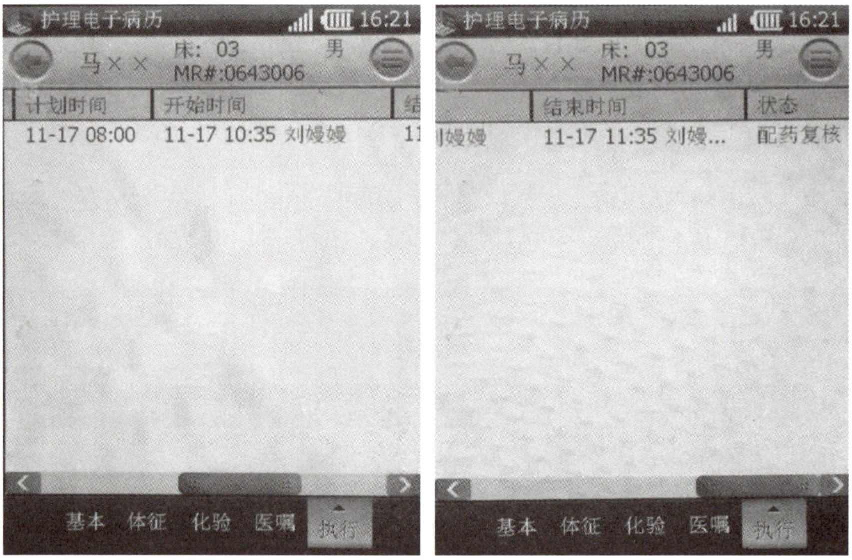

图 2-5-12　**PDA 医嘱执行情况查看界面**

该功能方便护士长对本病房的药物医嘱执行的管理，能随时查看病区内每一个患者的药物医嘱的执行情况、执行人等信息。也方便护士在病房作业期间，随时随地查看患者药物执行情况，包括执行时间、执行人等信息，同时也方便与患者沟通。方便了临床护理工作，同时也为病房管理做数据支持，以便病房护理质量的持续提升。

（侯黎莉）

第六节　检验医嘱执行系统

本节内容为检验医嘱的执行系统，包含医嘱的确认、检验条码打印、检验医嘱的执行查对、执行情况的查看等功能。

该功能保障了检验执行的正确性，化验标本采集流程：采用以患者为中心的核对方式，扫描患者腕带，读取所有的检验医嘱，逐一进行核对，避免了护士临床上可能出错的几个环节，如拿错试管、少拿试管、多拿试管等出错的可能。保障了临床送检标本的正确性，避免差错的发生（图 2-6-1）。

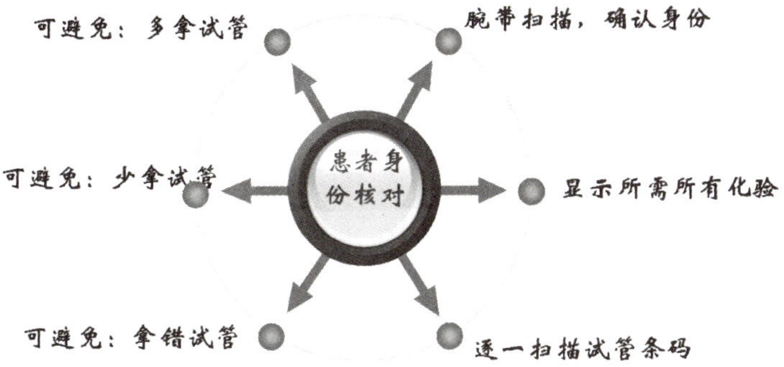

图 2-6-1　化验标本采集流程

【具体步骤】

Step 1　医嘱确认

该步骤在 HIS 系统中完成，具体步骤如图 2-6-2，图 2-6-3。

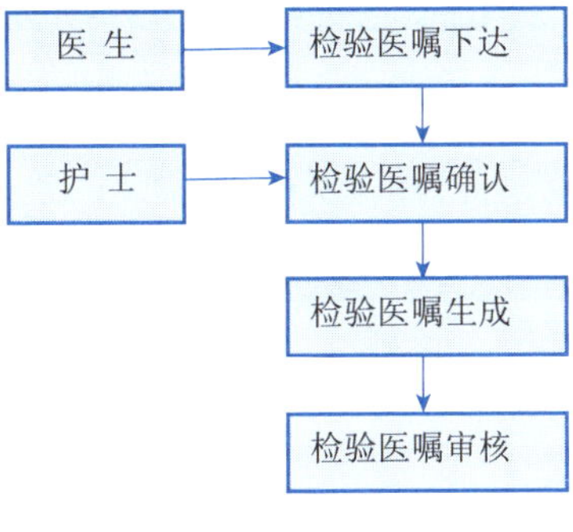

图 2-6-2　HIS 系统中检验医嘱下达流程

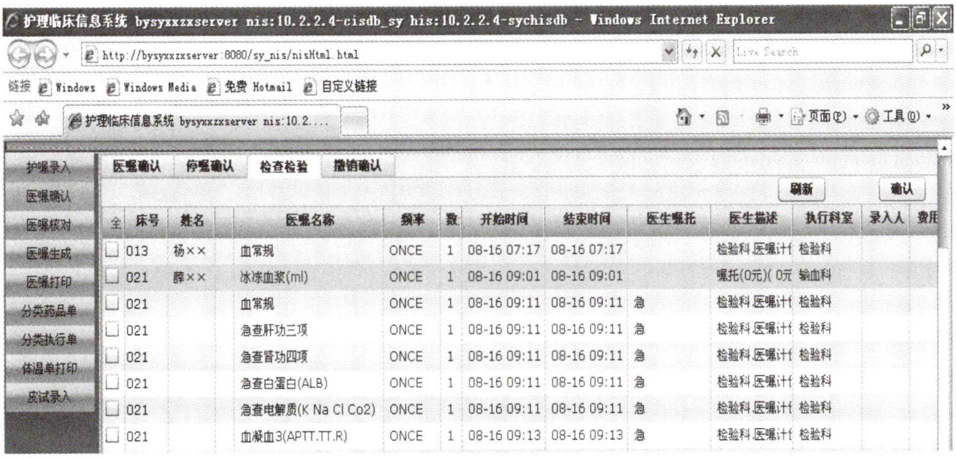

图 2-6-3　检验医嘱确认界面

Step 2　检验条码打印

此步骤仍在 HIS 系统中完成，具体步骤如下：点击“检验”选择“打印该患者条码”或者“查询患者已打印条码医嘱”，进入检验条码打印界面（图 2-6-4）。

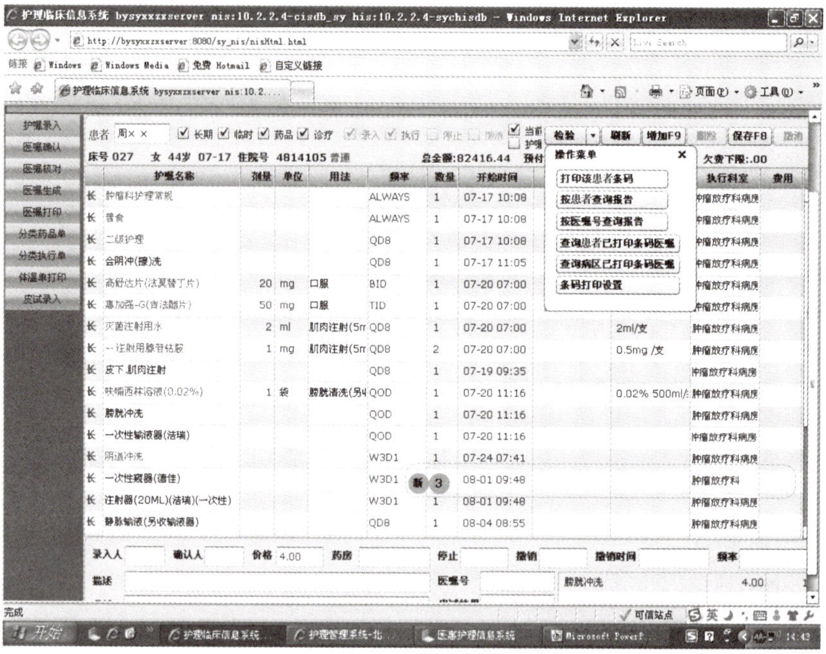

图 2-6-4　检验条码打印界面

选择需要打印的条码，灰色项目为检验科已经确认的条码，不能再次打印（图 2-6-5）。

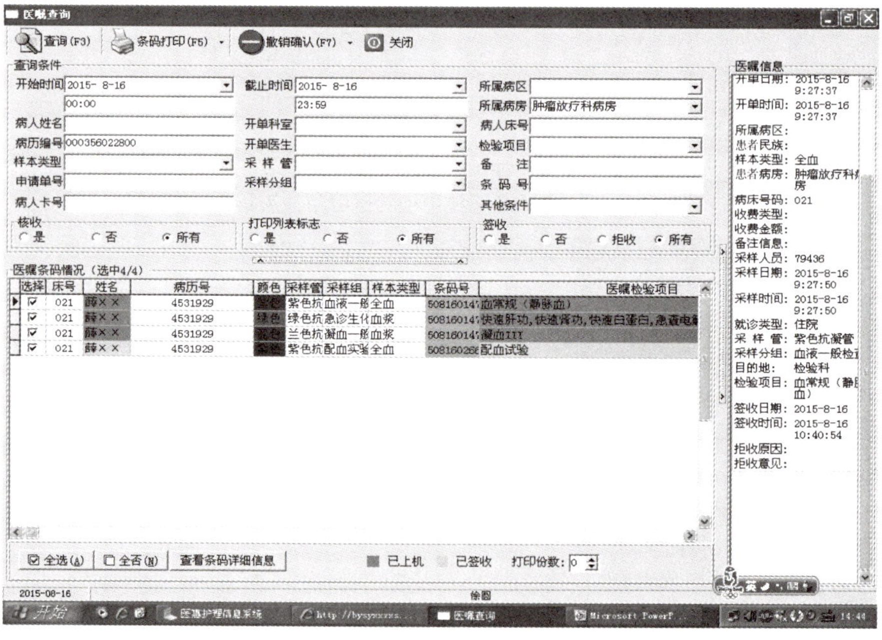

图 2-6-5　已打印条码界面

Step 3 检验医嘱的执行查对

该步骤为本系统的核心步骤，该步骤的执行通过 PDA 完成。

1．登录账号：每个有执业证书的护士均有一个自己的登录账号和密码，通过输入账号和密码，护士可登录到护理信息系统，并具备相应的医嘱执行权限。

2．进入系统后，点击“菜单”选择“检验执行”，如图 2-6-6 所示。

点击“检验执行”后，就会出现下面界面，此刻系统会提醒用户“扫描腕带”（图 2-6-7）。

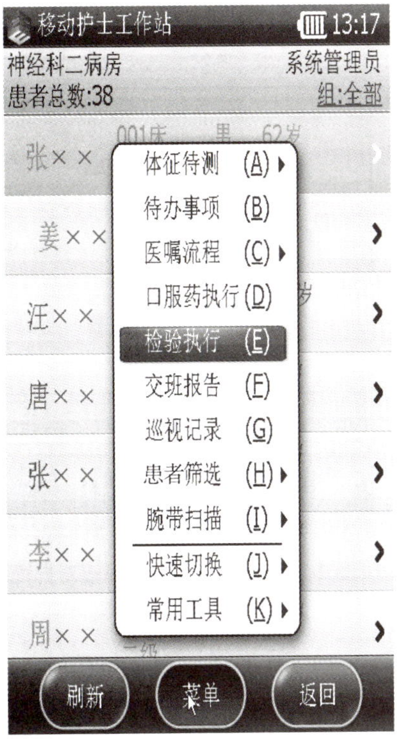

图 2-6-6 检验执行界面

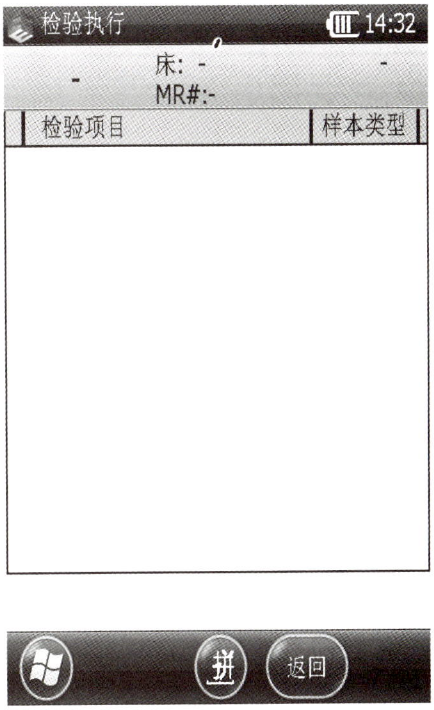

图 2-6-7 扫描腕带界面

如图 2-6-8 所示，护士用 PDA 垂直对准患者腕带上的二维码进行扫描，距离 20cm 左右为宜，按压扫描键，PDA 就会读取患者腕带的信息，此时系统会自动更新患者的医嘱，包括检验类医嘱，并把患者近三日内需要化验的项目显示在 PDA 界面，如图 2-6-9 所示。

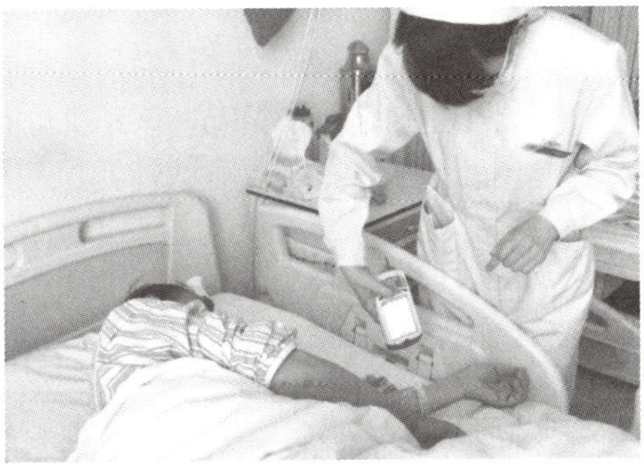

图 2-6-8 护士扫描患者腕带

此时，护士需要把该患者所有的现在需要检验的项目条码，逐一扫描，每扫一个试管，系统会进行核对，并在该条目上进行打勾确认，未扫描的项目前无对勾，因此护士非常方便进行患者检验执行的查对（图 2-6-10）。

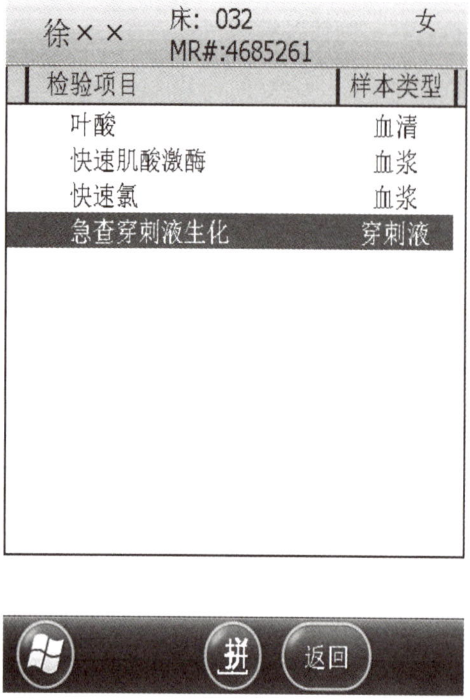

图 2-6-9　检验项目显示界面

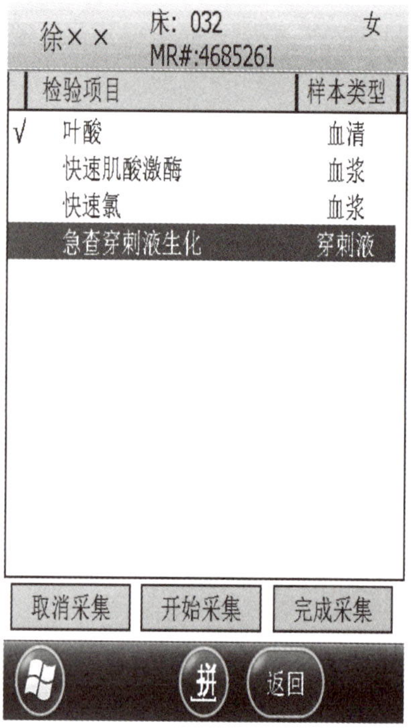

图 2-6-10　扫描试管条码核对界面

当护士把所有的试管逐一扫描进行核对后，可点击“开始采集”进行取血或者其他检验标本的执行（图 2-6-11）。

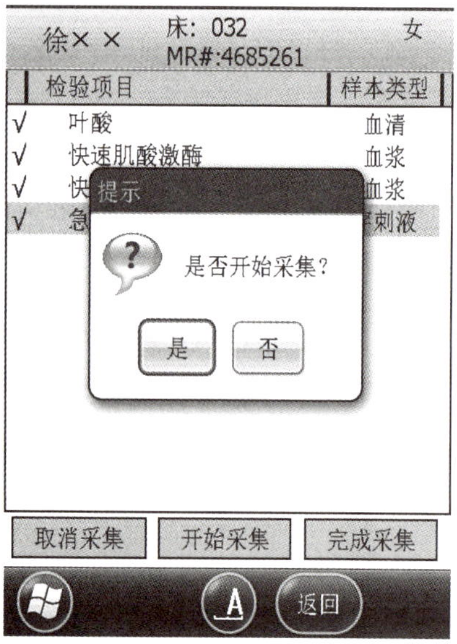

图 2-6-11　采集标本确认对话框

护士把所有的血样或者其他标本采集完毕，可以点击“完成采集”，完成此次检验执行的查对和执行。

该执行程序因为是先扫描患者腕带，读取患者医嘱信息，列表于 PDA 界面，护士逐一扫描，可以防止护士三种错误的发生：①在护士取错试管时，系统会提示护士信息错误，不能执行该医嘱，防止取血错误；②因为患者所有需要检验的项目均列在界面上，如果有漏扫描或者护士少取试管的情况，该系统也能一目了然地提醒护士，防止护士少拿了取血试管；③因为在患者的试管条码第二次扫描，系统会认为是要取消该项目，PDA 界面会出现对话框，提示护士“是否取消”，也会避免护士由于多打印了某项检验的条码而造成多采集血样的错误。

而先扫描试管条码，然后扫描患者腕带确认这种流程，只能预防上述第一种错误；本系统此种执行流程更能保障检验执行的正确性，保障病房安全，预防差错发生。

如果护士在采血过程中，某些试管内的血样未完成，护士需要再次扫描该试管上的条码，进行取消采集。

Step 4　执行情况的查看

本功能在 PC 端完成，同样在护理系统登录护士的账号和密码，点击“医嘱信息”，选择“化验类”，可根据需要选择一段时间内的检验医嘱进行查看，见图 2-6-12。

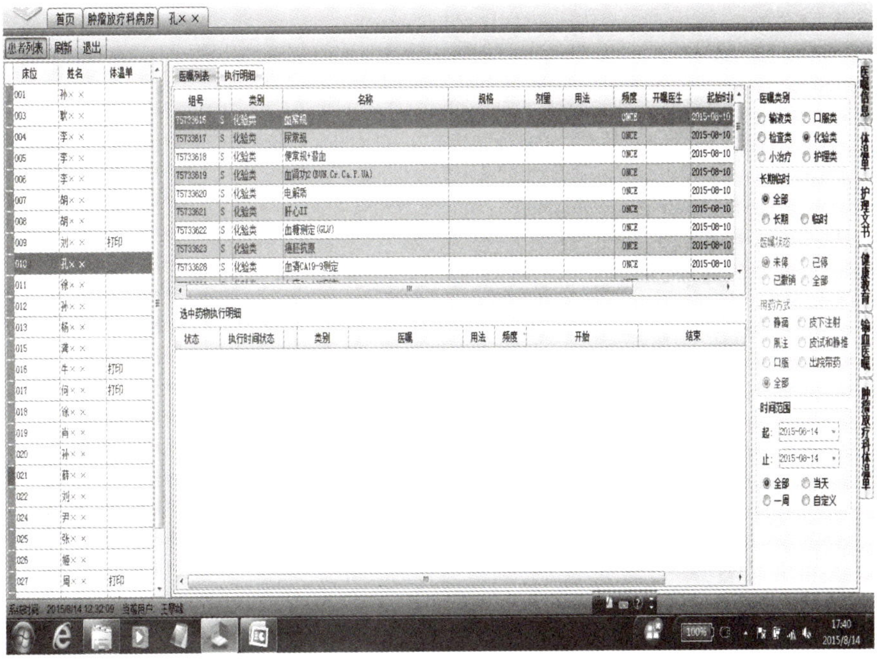

图 2-6-12　检验医嘱查看界面

在左侧“患者列表”选择相应的患者，可以查看该患者的检验医嘱的开具医生、开医嘱时间、计划执行时间、实际执行时间、开始执行时间、结束执行时间、执行护士的信息等内容，见图 2-6-13。

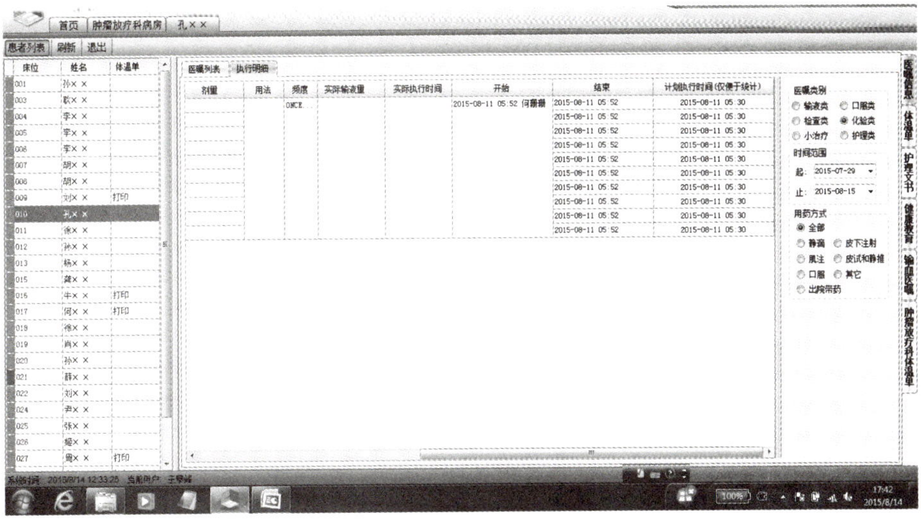

图 2-6-13　检验医嘱执行情况查看界面

该功能方便护士长对本病房医嘱执行的管理，能随时查阅病房内每一个患者的检验医嘱的开具、执行时间、执行人等信息，也方便与医生、检验科工作人员等沟通。方便了临床护理工作，查阅的信息也可以为病房的管理提供基础数据支持，以便护士长对病房质量进行持续改进。

（王攀峰）

参考文献

[1] 吴晓英，李森，熊颖超，等. 现代信息技术助力护理工作闭环管理 [J]. 中华护理杂志，2014，49（11）增刊：22-24.

[2] 潘红英，郑三伟，钟芳芳，等. 药物医嘱闭环执行系统的设计及应用 [J]. 中华护理杂志，2012，47（9）：818-820.

[3] Ball M J，Douglas J V，Walker P H et al. Nursing Informatics[M]. Berlin：Springer，2011.

[4] Anderson C，Barthold M F，Duecker T et al. Nursing Informatics 101. http://www.himss.org/ni，2011.

[5] 刘帆，王秀民，王巍，等. 临床用血信息化闭环管理模式的设计与应用 [J]. 中国护理管理，2013，13（12）：34-37.

[6] 中华人民共和国国家卫生和计划生育委员会. 医疗机构临床用血管理办法 [Z]. 2012-06-12.

[7] 中华人民共和国国家卫生和计划生育委员会. 临床输血技术规范 [Z]. 2000-06-02.

[8] 中华人民共和国国务院. 血液制品管理条例 [Z]. 1996-12-30.

第三章　护理电子记录系统

第一节　电子体温单记录平台

电子体温单记录平台，包括患者生命体征录入、疼痛录入、过敏录入、诊疗事件等信息录入，提供数据保存、预警提醒、生成与打印功能。

PDA 作为移动护理信息系统的实现形式之一，可实现床旁患者信息查询、床旁生命体征录入、跟踪医嘱全程、拆分医嘱、护理工作量统计、条码扫描等功能。采用手持 PDA 移动终端，通过扫描患者腕带，录入实时信息，保证了生命体征各值录入的正确性和及时性。信息的自动上传与同步，提高了护士的工作效率，保证了各种表单数据的一致性；系统设置查询曲线图，便于医护人员观察与临床决策。

【案例】

佘 × ×，普通病房入院 1 天，责任护士遵医嘱负责当日体温单的录入。

【流程图】

该步骤通过移动终端与护理电子病历、HIS 系统对接完成（图 3-1-1）。

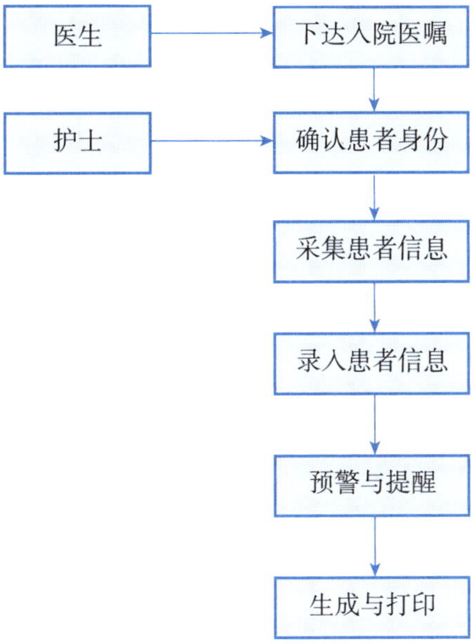

图 3-1-1　与 HIS 系统对接流程图

【具体步骤】

Step 1　患者身份确认

1．登录账号　通过输入个人授权码或扫描个人二维码，护士可登录到护理信息系统。

2．使用PDA扫描患者腕带（图3-1-2）。

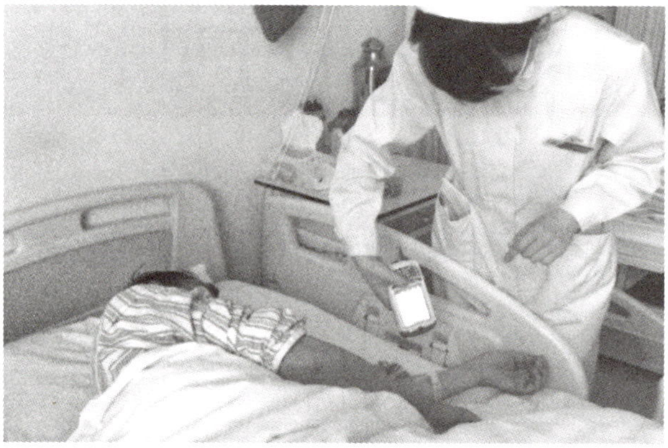

图 3-1-2　扫描患者腕带

3．确认患者信息（图3-1-3）。

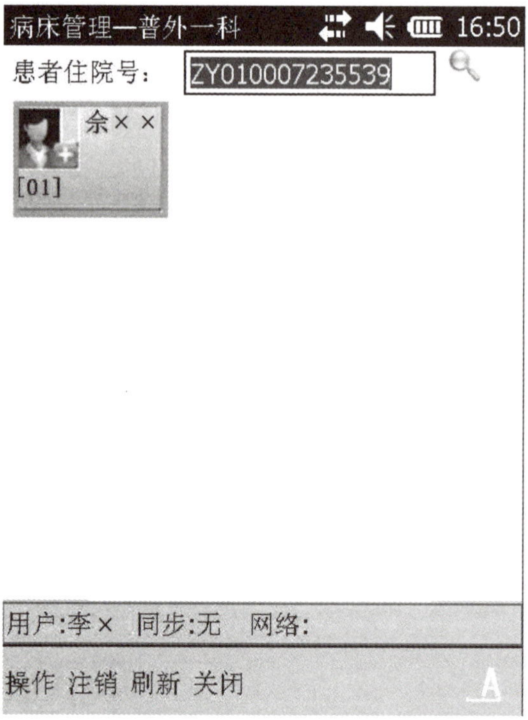

图 3-1-3　确认患者信息

Step 2　PDA录入信息

录入信息包括：体温、呼吸、脉搏、疼痛、血压、身高、体重、大小便次数、诊疗事件、出入量等，各医院根据各专科需求设定自定义观察项目。

点击左下角“操作”字样，在弹出菜单中选择“体征录入”（图3-1-4）。

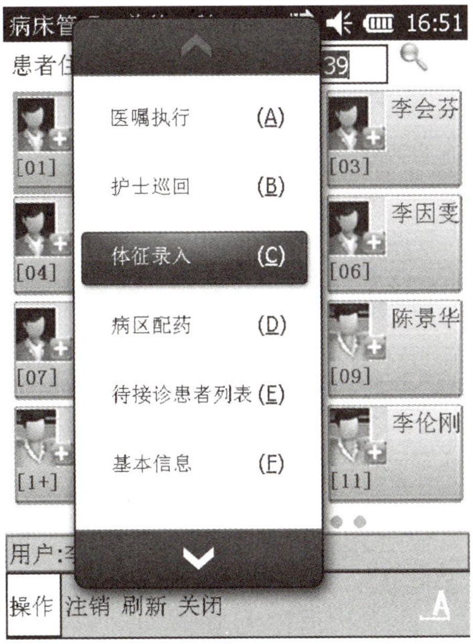

图 3-1-4　点击“体征录入”界面

1．体温录入　点击“体温”，弹出数字键盘对话框，输入患者体温，单击“保存”，即可保存成功。若患者高热，则点击“请选择物理降温方法”栏，选择降温方式，录入患者降温后半小时所测体温；点击“保存”（图 3-1-5）。

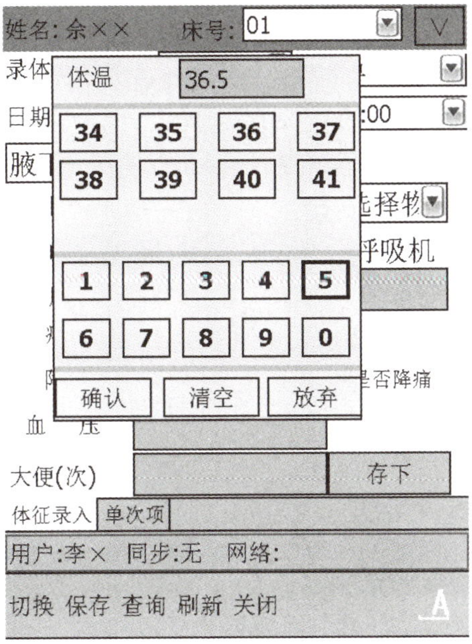

图 3-1-5　体温录入界面

2．呼吸录入 若患者使用呼吸机则点击“□ 呼吸机”（图 3-1-6）。

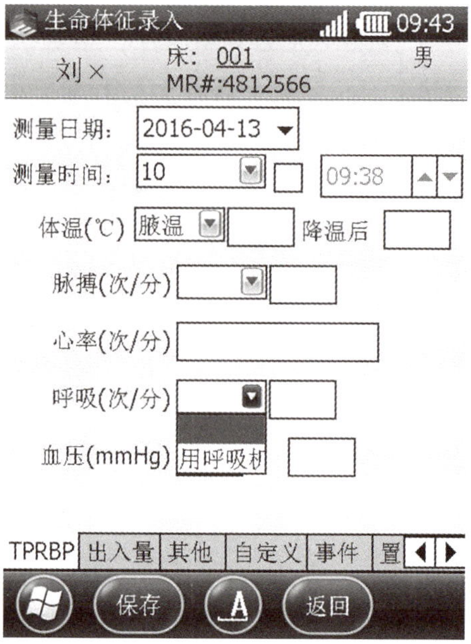

图 3-1-6　呼吸次数录入界面

3．脉搏录入（图 3-1-7）。

4．疼痛录入　根据笑脸疼痛评估法，输入具体分值（图 3-1-8）。

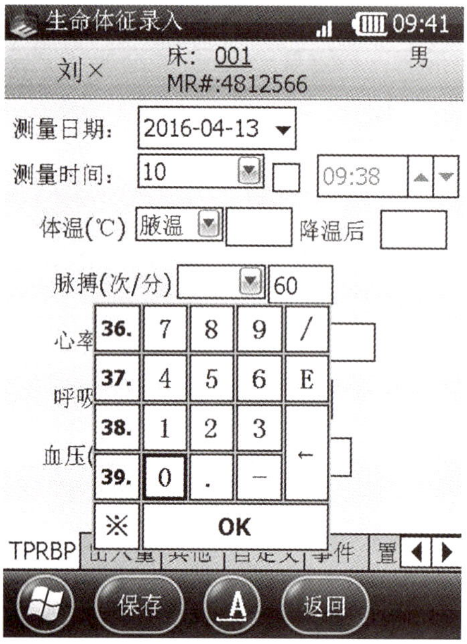

图 3-1-7　脉搏录入界面

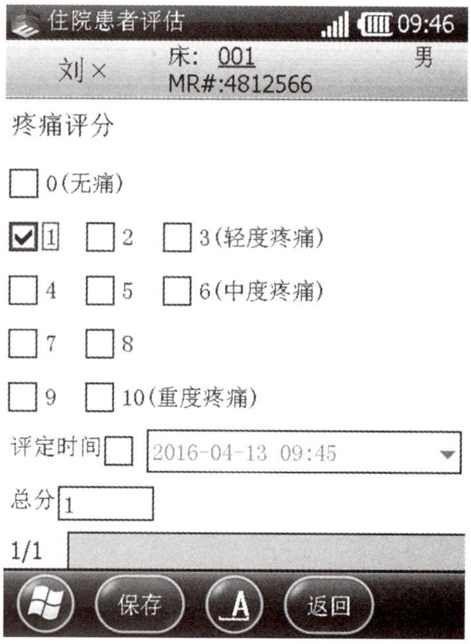

图 3-1-8　录入疼痛分值界面

5．血压录入（图 3-1-9）。

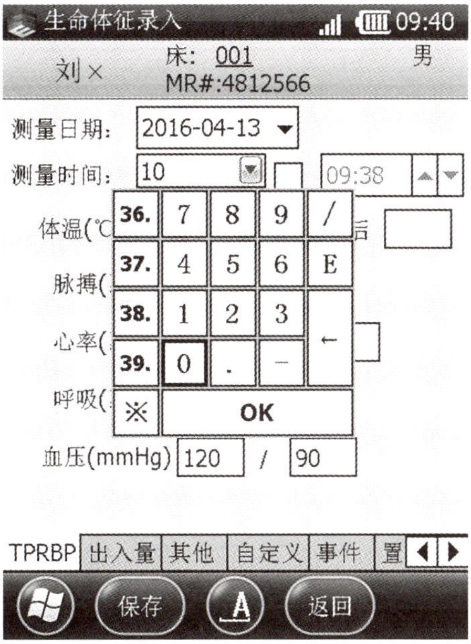

图 3-1-9 录入血压值界面

6．排便次数录入 如未排便，则记录为“0”；排便失禁或假肛用“*”表示；灌肠用“E”表示，“0/E”表示灌肠后无排便；“1/E”表示灌肠后排便 1 次；“1，2/E”表示灌肠前有 1 次排便，灌肠后又有 2 次排便（图 3-1-10）。

7．尿量录入（图 3-1-11）。

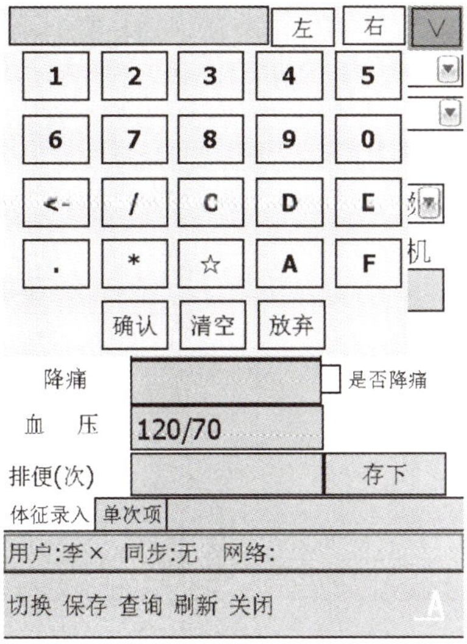

图 3-1-10 排便次数录入界面

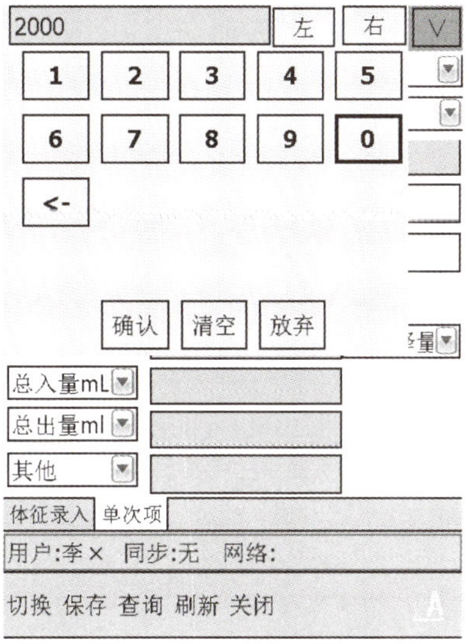

图 3-1-11 尿量录入界面

8．排尿次数录入 尿失禁用“*”表示（图 3-1-12）。

9．诊疗事件录入 常用项目包括：入院、手术、转科、出院、分娩、死亡等（除手术外，其余时间精确到分）（图 3-1-13）。

10．体重录入　危重患者或不能下地活动者，应以“平车”或“卧床”表示，选择“平车”“轮椅”或“卧床”（图 3-1-14）。

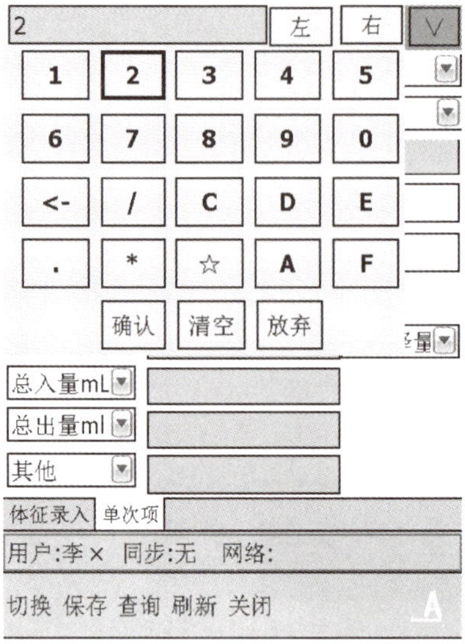

图 3-1-12　尿失禁录入界面

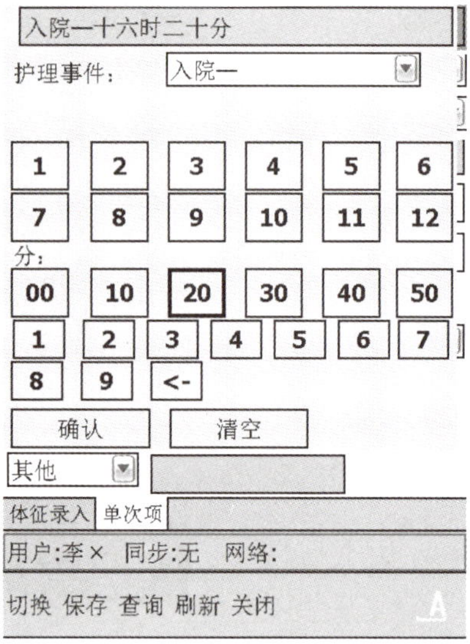

图 3-1-13　诊疗事件录入界面

11．24 小时出入量录入　录入患者单次出入量，并确认，系统自动累计生成 24 小时总出入量（图 3-1-15）。

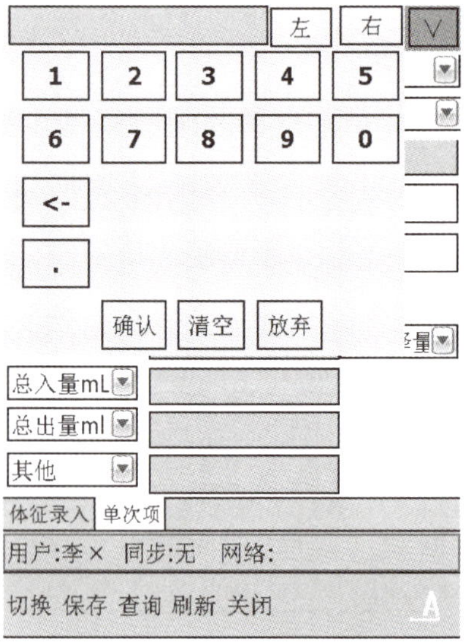

图 3-1-14　体重录入界面

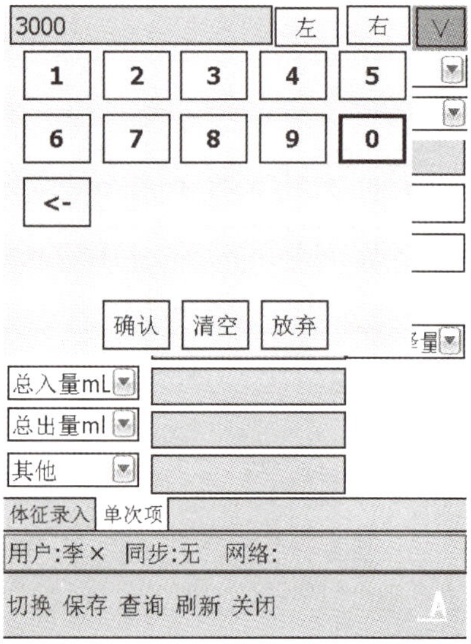

图 3-1-15　出入量录入界面

12．药物过敏录入　若药物过敏阳性时，点击“过敏药物名称”，选择过敏药物，并确定（图 3-1-16）。

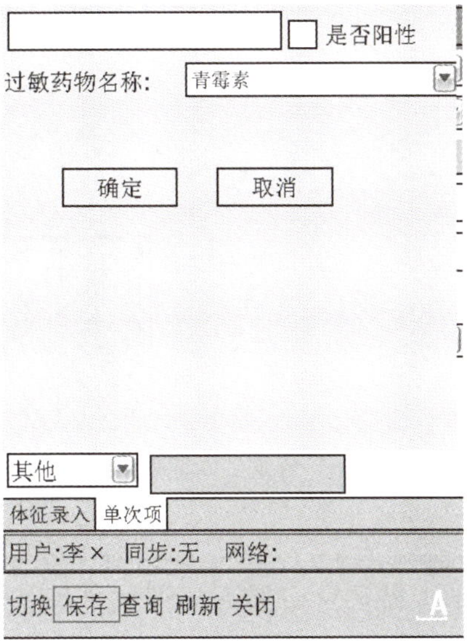

图 3-1-16　药物过敏录入界面

所有体征录入完毕后，点击“保存”。

Step 3　移动护士站录入

以下步骤通过移动护士站，登录护理电子病历系统完成，具体步骤如下：

1. 批量录入　登录个人账号，进入“护理电子病历”，进入到“体温单录入”界面。录入患者信息并点击“保存”（图 3-1-17）。

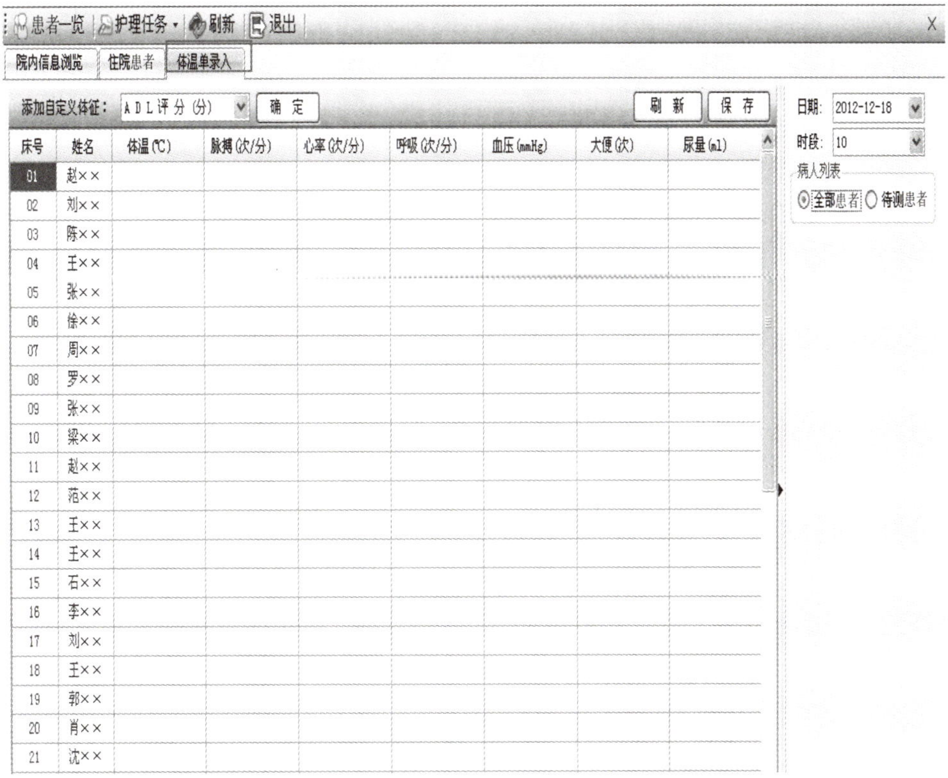

图 3-1-17　体温单批量录入界面

2．自定义体征项 通过点击“自定义体征项”选择患者所需条目，体现个性化护理（图 3-1-18）。

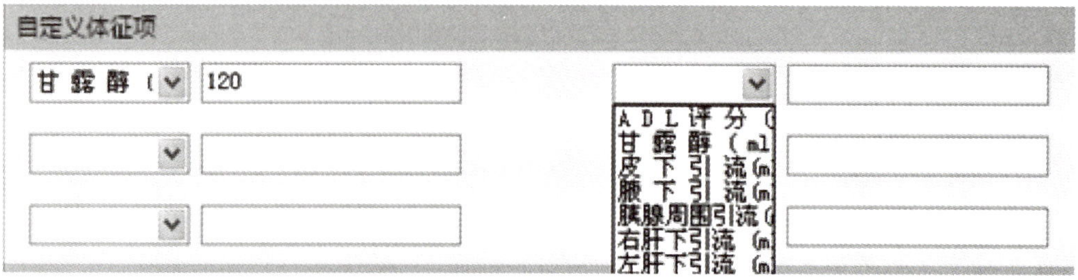

图 3-1-18 自定义体征项录入界面

3．数据交互 通过完善数据集成平台技术，实现移动终端数据与 HIS 数据的深度对接，使体温单数据与护理记录单、入院评估以及疼痛评估单等其他表单交互，减少重复书写，提高临床护理文书书写效率。

Step 4 预警与提醒

1．预警功能 设置各项体征正常阈值，当录入数据超过阈值时，系统有自动预警功能。

2．提醒功能 体温单换页时，通过电子体温单记录平台对话框的设置，提醒护士，在换页时，避免“体重”选项漏项。

患者连续三天“排便（次）”为 0 时，系统自动提醒护士和医生采取干预措施，避免与患者病情相关的重要信息疏忽。

患者笑脸疼痛评估分值≥ 4 分时，系统自动提醒护士和医生。

Step 5 生成与打印

1．曲线生成 点击“体温单”自动生成。蓝色曲线图表示患者体温变化；红色曲线图表示患者脉搏变化，患者为房颤时，亦可自动生成曲线。自定义体征项设置，充分体现专科特色以及根据患者病情提供个性化、专科化记录（图 3-1-19，图 3-1-20）。

2．打印“刷新”数据后，屏幕出现新的曲线图及数据，点击“打印”即可。

【重点及难点】

1．相对于传统纸质体温单，电子体温单记录平台更便捷、高效，同时对临床护士也提出了更高的专业要求；体温单与其他护理记录单等表单数据交互地实现能避免重复录入，提高护理文书书写效率，节约护士时间，进而提高工作效率。

2．将移动护士站、PDA 等终端数据与 HIS 系统深度对接，同时有效解决移动网络问题，才能保证临床电子体温单记录平台高效运行。

3．以往的护理体温单只记录患者体温、脉搏、呼吸、血压四大生命体征，而现在，疼痛已作为癌症患者的第五大生命体征被记入体温单，并在癌痛规范化治疗示范病房的疼痛护理管理中应用。但是，目前对于疼痛这一生命体征，临床上通过体温单体现的运用尚不普遍。

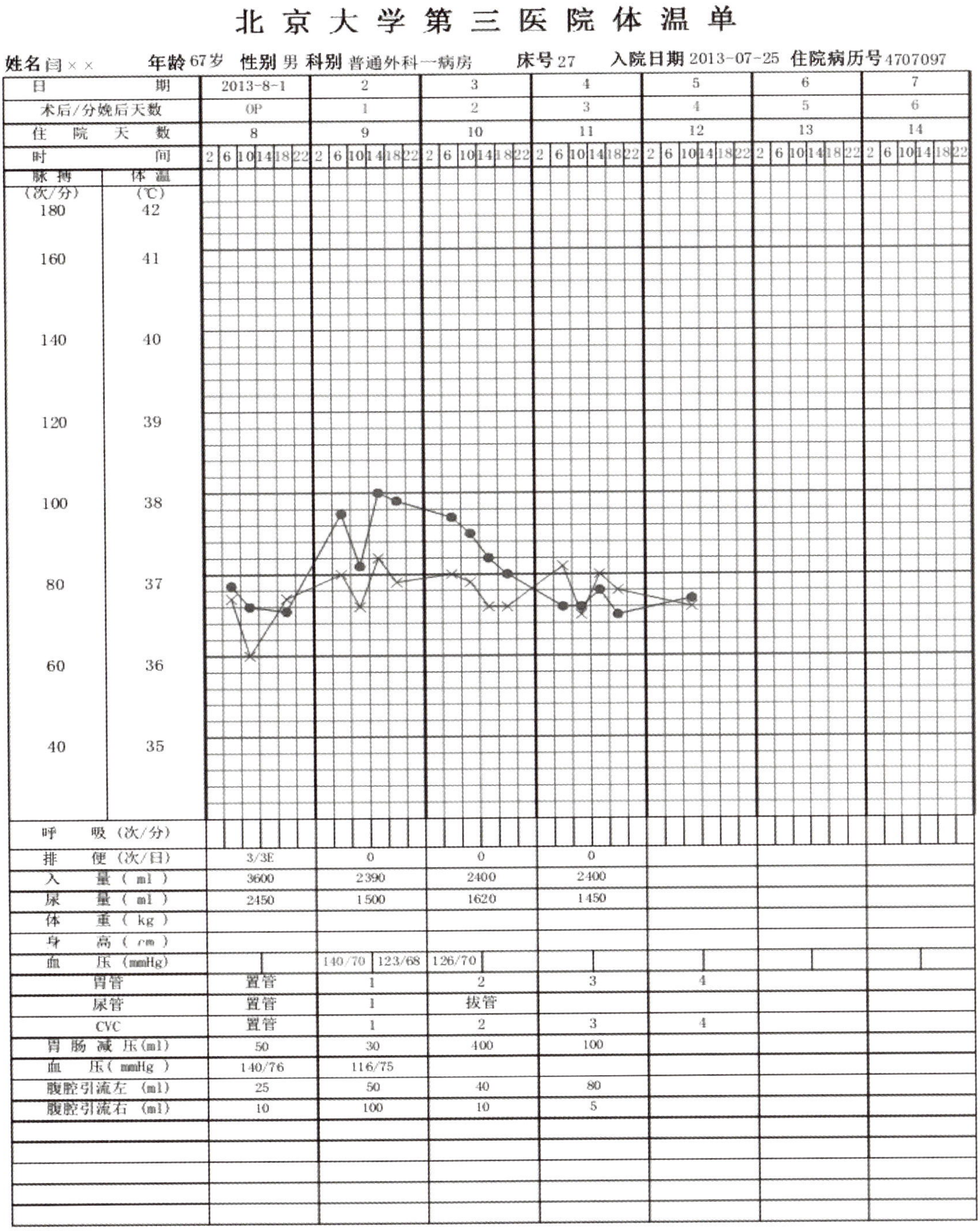

北京大学第三医院体温单

姓名闫×× 年龄67岁 性别男 科别普通外科一病房 床号27 入院日期2013-07-25 住院病历号4707097

日期	2013-8-1	2	3	4	5	6	7
术后/分娩后天数	OP	1	2	3	4	5	6
住院天数	8	9	10	11	12	13	14
时间	2 6 10 14 18 22	2 6 10 14 18 22	2 6 10 14 18 22	2 6 10 14 18 22	2 6 10 14 18 22	2 6 10 14 18 22	2 6 10 14 18 22

脉搏（次/分）	体温（℃）
180	42
160	41
140	40
120	39
100	38
80	37
60	36
40	35

呼吸（次/分）							
排便（次/日）	3/3E	0	0	0			
入量（ml）	3600	2390	2400	2400			
尿量（ml）	2450	1500	1620	1450			
体重（kg）							
身高（cm）							
血压（mmHg）		140/70 123/68	126/70				
胃管	置管	1	2	3	4		
尿管	置管	1	拔管				
CVC	置管	1	2	3	4		
胃肠减压(ml)	50	30	400	100			
血压（mmHg）	140/76	116/75					
腹腔引流左（ml）	25	50	40	80			
腹腔引流右（ml）	10	100	10	5			

图 3-1-19 体温单完整界面

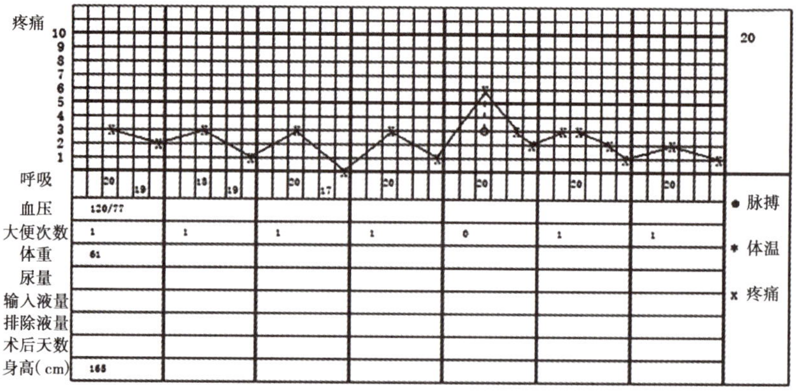

图 3-1-20　体温单中的疼痛曲线

（丁四清）

第二节　患者入院评估记录

本部分内容为全院通用评估信息系统，包含自理能力评估、跌倒、坠床危险因素评估、压疮危险因素评估、护理记录首页、护理记录续页、护理计划单、手术患者术前护理评估及交接表、患者转科交接记录单、出入量记录单、不良反应记录单等。

该系统的运用可以安全、高效地储存患者的基本资料，充分贯彻“以患者为中心”的护理理念，动态记录患者的病情变化、评估护理要点，保证患者住院期间护理的安全、有效与及时。

【案例】

患者女，69 岁，因“进食梗阻，进食硬物困难 2 个月余”入院，待手术治疗，护士对其进行入院评估及相关护理文书的书写。

【流程图】

见图 3-2-1。

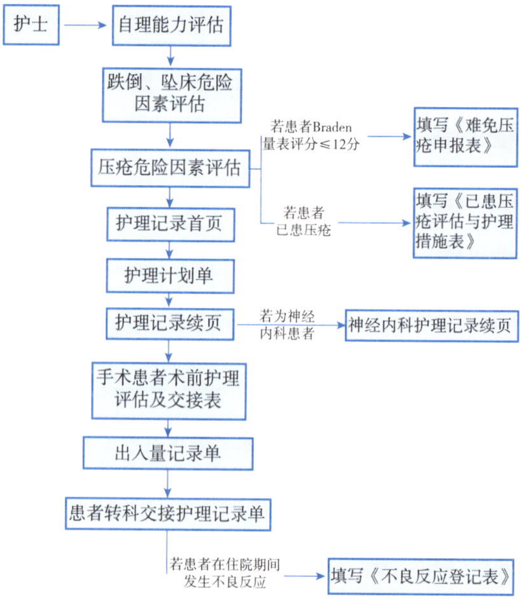

图 3-2-1　护士评估流程图

【具体步骤】

Step 1 患者评估

此步骤在患者床旁进行。

Step 2 自理能力评估

此步骤在 HIS 中完成，具体步骤如下：

1．登录账号 每位在医院执业的护士均有自己的用户名和密码，在登录界面输入用户名及密码，选择所属的护理单元。

2．登录成功后进入所属护理单元的信息系统，首先显示的是患者床位分布图，如图 3-2-2 所示。

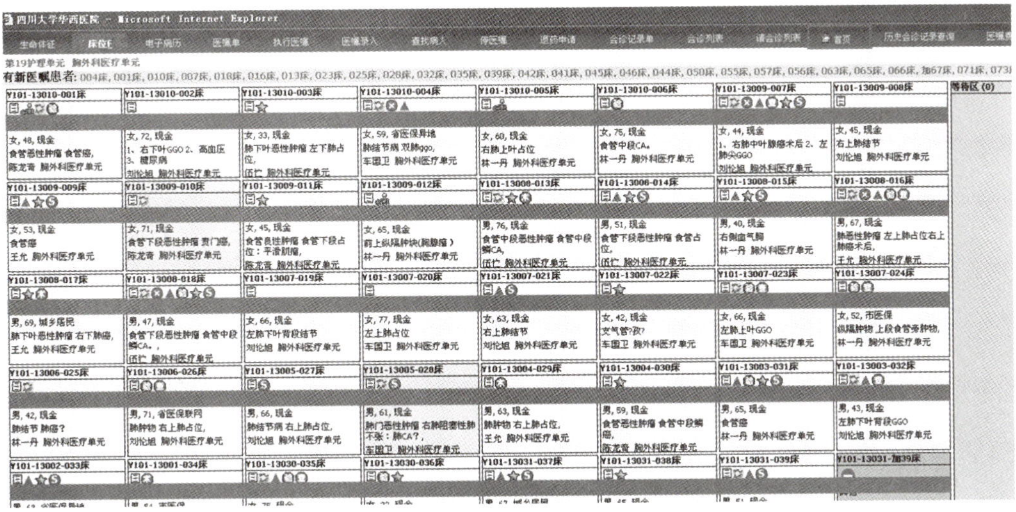

图 3-2-2 患者床位分布图

3．点击图 3-2-2 中菜单栏中的“首页”，拉开左侧菜单栏中的“住院侧边菜单”，点击“患者自理能力评定”。在“患者列表”下点击“查询”，即出现目前护理单元所有患者的自理能力情况。选择想要评定的患者，在右侧出现的“患者自理能力录入”表格中根据患者的实际情况进行评定（Barthel 指数评估量表），如图 3-2-3。

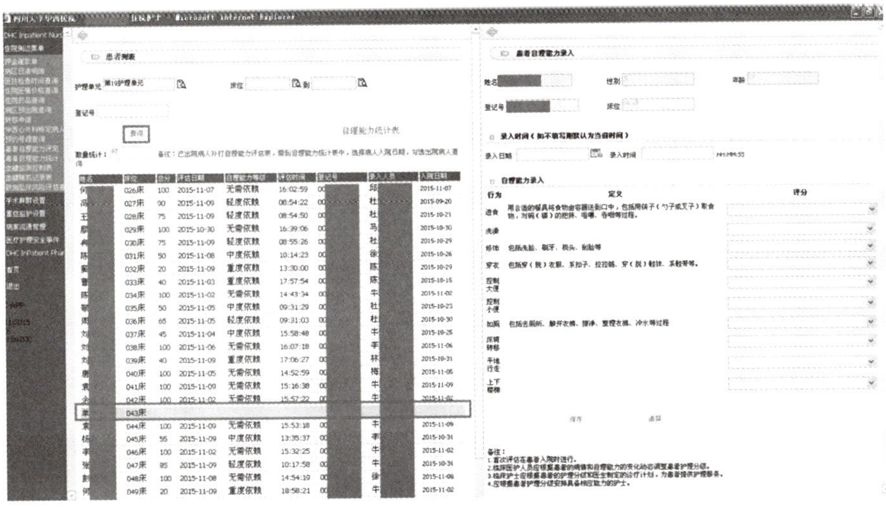

图 3-2-3 患者自理能力评估

4．评定完毕后点击下方的“保存”，左侧“患者列表”中则显示此次评定的结果（图3-2-4）。点击左侧菜单栏下方的“首页”返回。

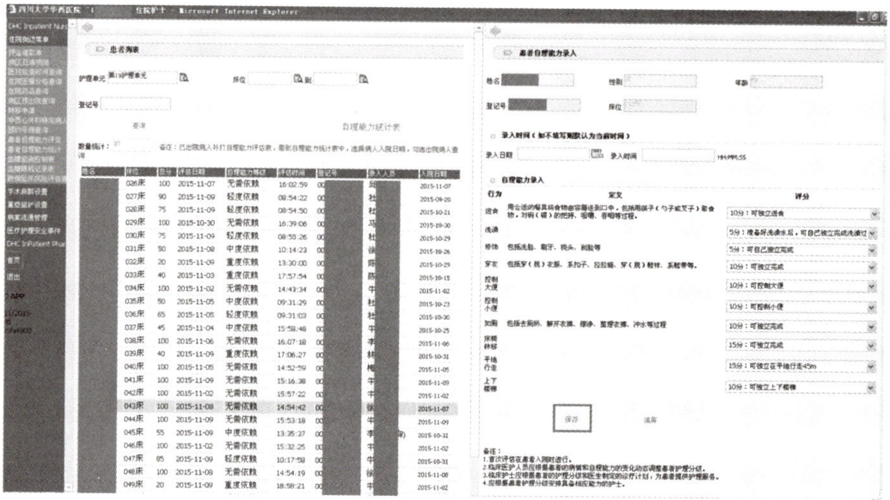

图 3-2-4　患者自理能力评估

Step 3　跌倒、坠床危险因素评估

根据患者的实际情况对其跌倒 / 坠床危险进行评估。若患者具有跌倒危险因素评估表中的任意一个或多个因素，则需要填写跌倒危险因素评估表。

1．点击菜单栏中的“电子病历”，拉开左侧菜单栏中的“护理记录”，点击“患者跌倒、坠床危险因素评估”，选择“跌倒评估单”，点击“新建”，如图 3-2-5 所示。

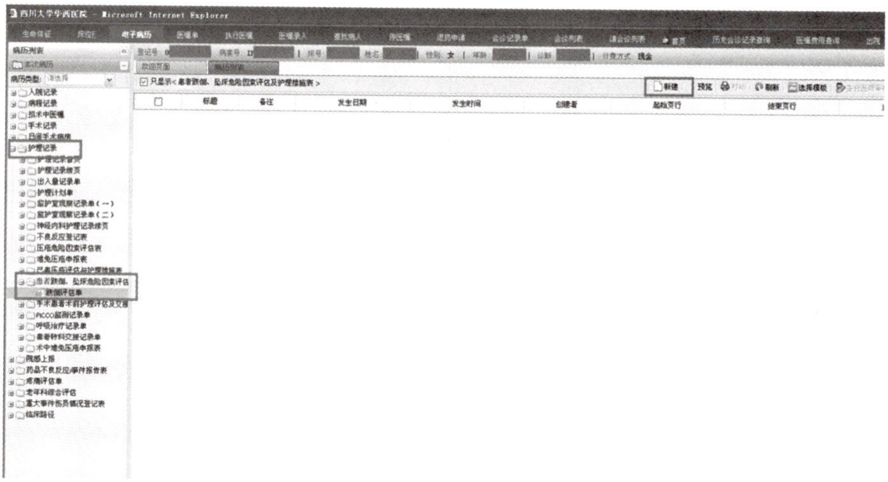

图 3-2-5　跌倒评估单列表界面

2．填写患者诊断，在“评估日期”下的第一列中显示的日期前的小方框中进行勾选，根据患者的实际情况选择或录入分数，系统会自动计算出总分。再根据患者的病情及评估结果选择合适的预防措施。最后，在护士签名中输入护士的名字，在护士长签名中输入病房护士长的名字，点击右下角的“保存”，如图 3-2-6，图 3-2-7。

3．若总分≥ 4 分，则可判为“跌倒高危”，还需打印后与患者及家属沟通，在纸质版上签名。

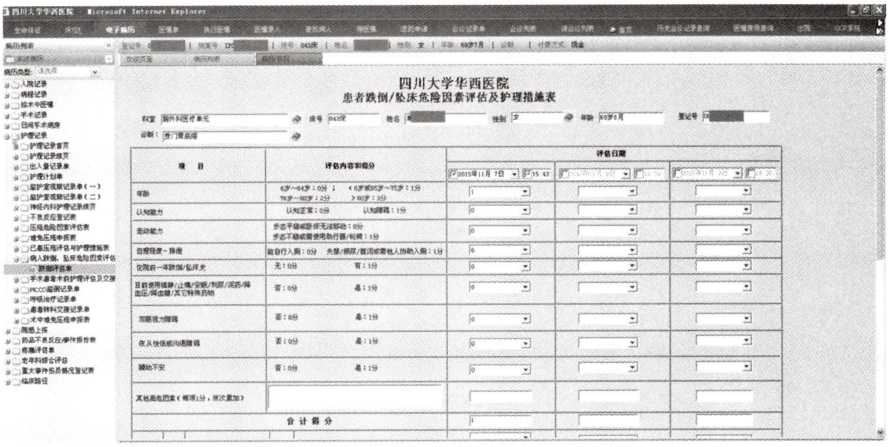

图 3-2-6　跌倒评估单填写界面（1）

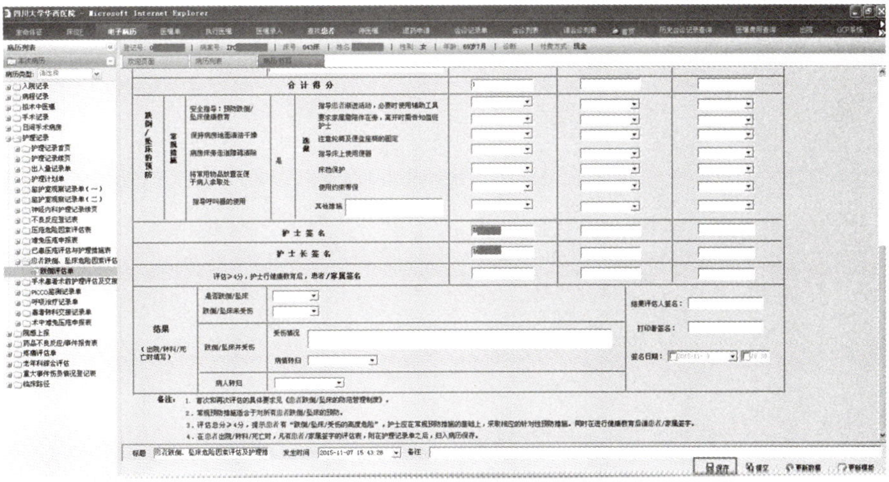

图 3-2-7　跌倒评估单填写界面（2）

Step 4　压疮危险因素评估

根据患者的实际情况对其压疮危险进行评估。若患者具有下列情况之一，则需要填写压疮危险因素评估表：①年龄＞ 60 岁，连续卧床时间＞ 3 天且需要他人协助翻身；②营养不良：血清蛋白＜ 30g/L；③意识障碍；④大便或尿失禁；⑤偏瘫 / 截瘫 / 四肢瘫痪等躯体移动障碍；⑥已发生压疮；⑦有发生压疮的其他危险因素。

1．点击“护理记录”目录下的“压疮危险因素评估表”，点击“新建”，弹出用于评估压疮风险的 Braden Scale。

2．填写患者诊断，在“评估时间 1”下显示的日期前的小方框中进行勾选，根据患者的实际情况选择或录入分数，总分由护士计算。最后，在护士签名中输入护士的名字，在护士长签名中输入病房护士长的名字，点击右下角的“保存”。填写完毕后的压疮危险因素评估表如图 3-2-8 和图 3-2-9 所示。

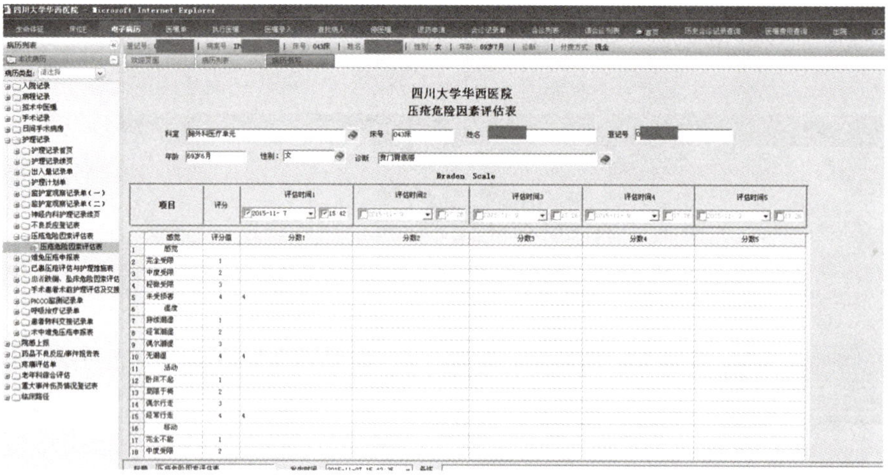

图 3-2-8　压疮危险因素评估表填写界面（1）

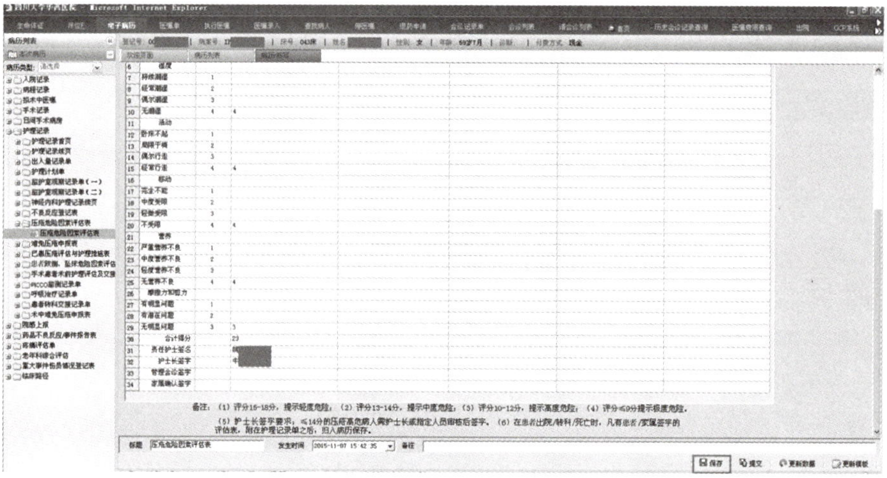

图 3-2-9　压疮危险因素评估表填写界面（2）

3．若总分≤ 18 分，还需打印后与患者及家属沟通，在纸质版上签名。若总分≤ 12 分，则应额外填写“难免压疮申报表”。

具体步骤如下：点击“护理记录”目录下的“难免压疮申报表”，打开后选择“难免压疮申报表”，点击“新建”，则弹出对应的具体评估项目。选择或填写患者诊断、目前的皮肤情况、难免压疮申报理由、当前护理措施、皮肤情况、有无告知家属、申报日期，在责任护士签名及护士长签名中签名，点击右下角的“保存”，如图 3-2-10 和图 3-2-11 所示。打印出申报表纸质版，与患者及家属沟通，在纸质版上签名。如使用自费的伤口敷料，需患者或家属在纸质版对应的位置签字。

此外，若患者入院时带入压疮，则应额外填写“已患压疮评估与护理措施表”。点击“护理记录”目录下的“已患压疮评估与护理措施表”，打开后选择“已患压疮评估与护理措施表”。点击“新建”，则弹出对应的具体评估项目。

勾选填表日期，是否首次填写中选择“是”，填写患者诊断，根据患者的实际情况在压疮发生的相应部位录入压疮范围、选择压疮分级。护理措施已在表中列出，如果其他措施，

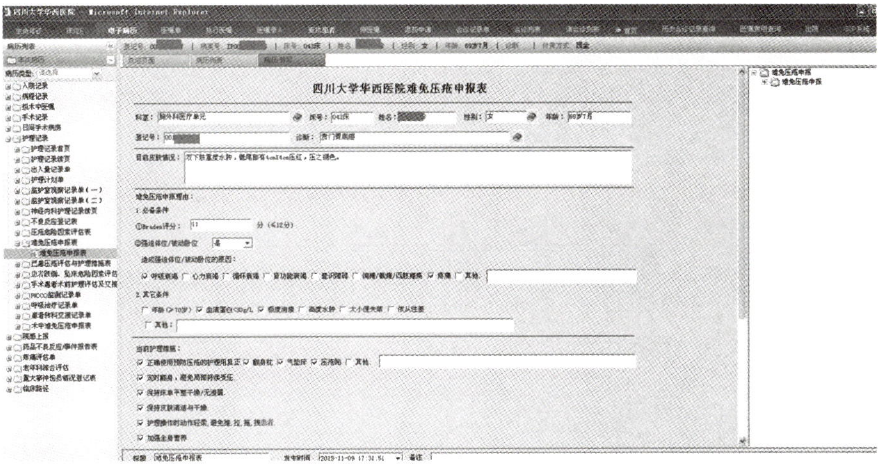

图 3-2-10　难免压疮申报表填写界面（1）

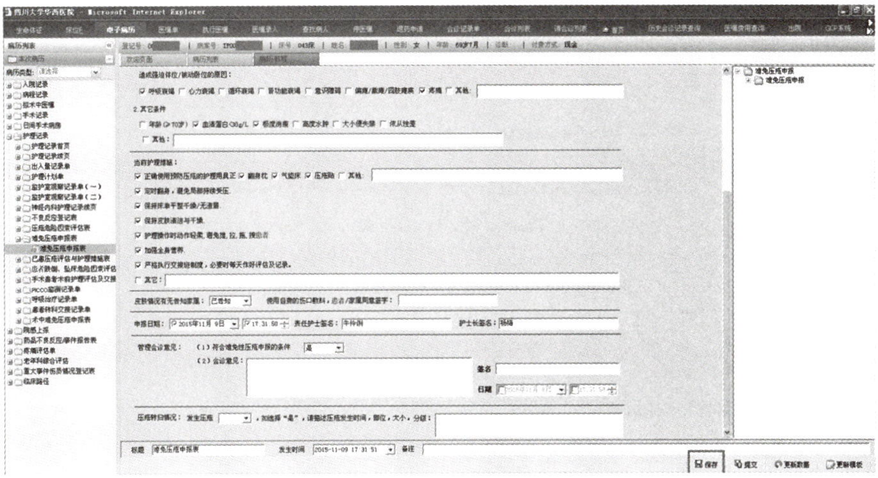

图 3-2-11　难免压疮申报表填写界面（2）

在“其他”栏中的空格处补充。在责任护士一栏中输入自己名字，点击右下角的“保存”，如图 3-2-12 和图 3-2-13 所示。打印出申报表纸质版，与患者及家属沟通，在纸质版上签名。如果经过评估，护士认为患者需要使用自费的伤口辅料，应告知患者及家属，若同意使用，则在纸质版上签字。

Step 5　护理记录首页

护理记录首页包括“基本资料”“一般评估”“专科评估”，要求在患者入院的当班内完成。

1．点击“护理记录首页”，选择“基本资料”，根据患者的实际情况在右侧表格中选择或填写患者的婚姻状况、职业、文化程度、入院方式、入院形式、入院日期、入院诊断。填写完毕后的基本资料如图 3-2-14 所示，点击右下角的“保存”。

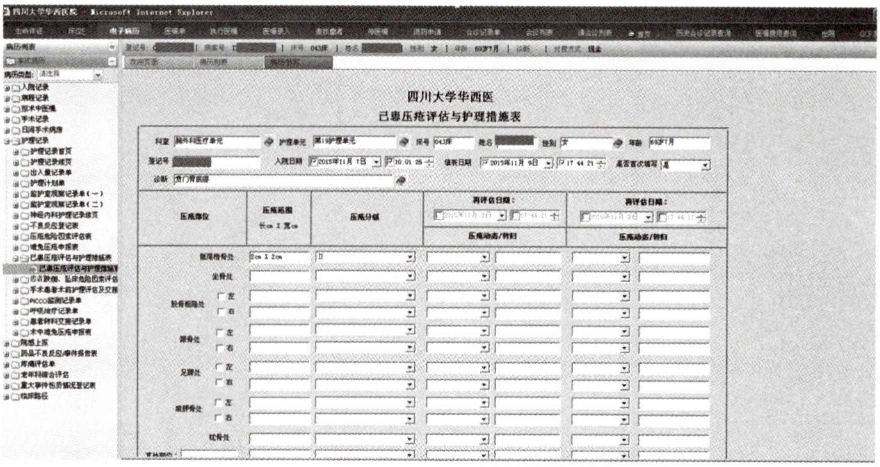

图 3-2-12　已患压疮评估与护理措施表填写界面（1）

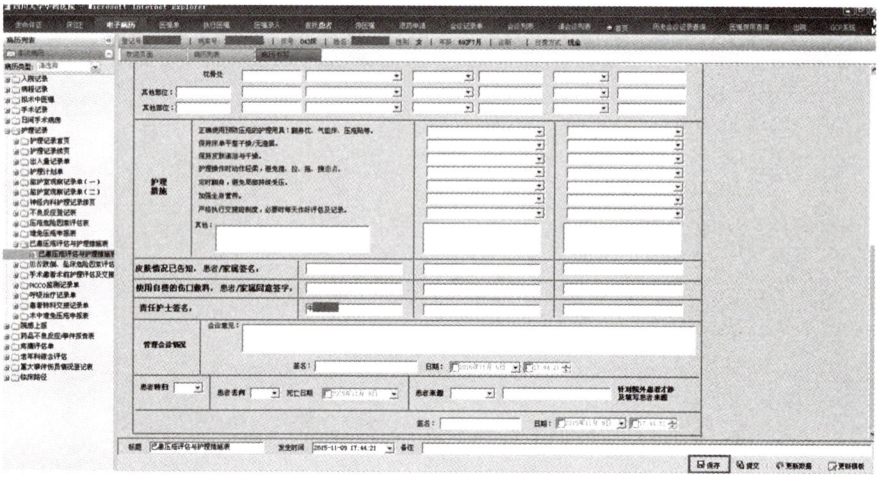

图 3-2-13　已患压疮评估与护理措施表填写界面（2）

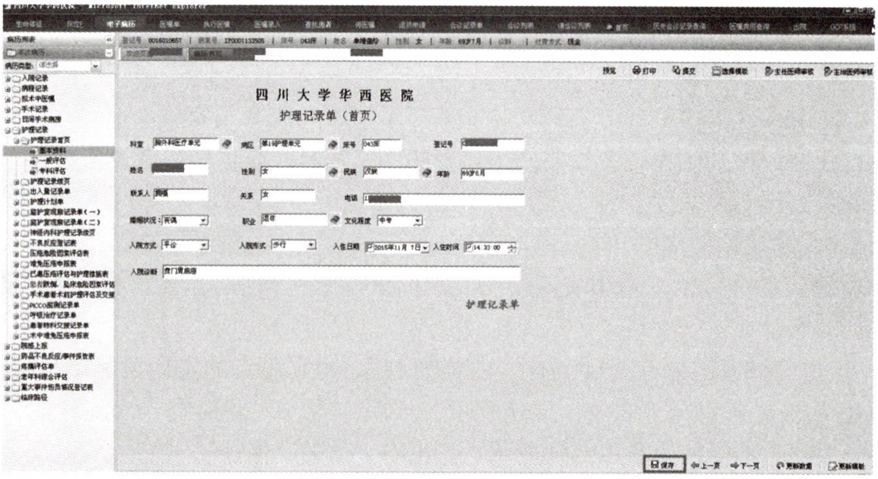

图 3-2-14　基本资料填写界面

2．点击左侧菜单栏中的“一般评估”，根据患者的实际情况完成右侧表格，如药物过敏史、沟通能力、皮肤状况、饮食、睡眠、大小便、活动等。若有异常，应在右侧空格处具体阐述。患者若无压疮或跌倒相关危险因素，则在“压疮评估风险”或“跌倒 / 坠床评估高危”处选择“未涉及”，其余情况按具体得分进行选择。填写完毕后的一般评估如图 3-2-15 所示，点击右下角的“保存”。

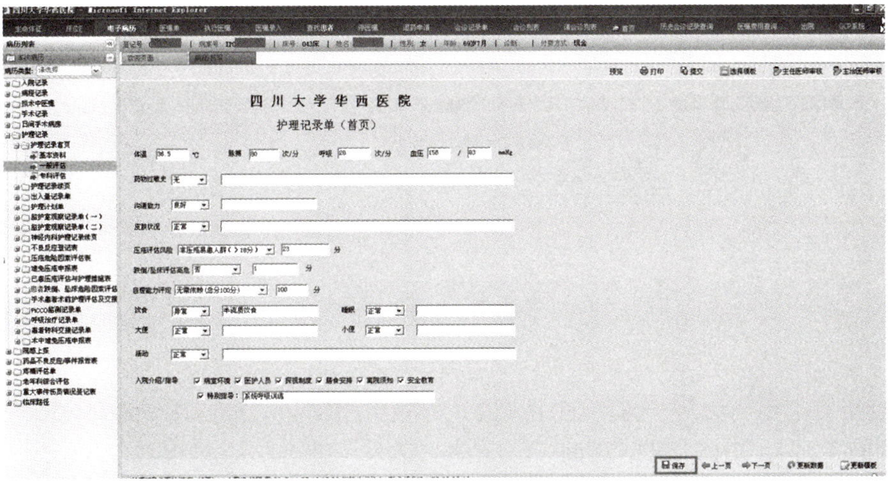

图 3-2-15　一般评估填写界面

3．点击左侧菜单栏中的“专科评估”，在右侧栏中填写患者的专科评估情况，包括主诉、症状、体征、阳性检查结果等。填写完毕后的专科评估如图 3-2-16 所示，点击右下角的“保存”。

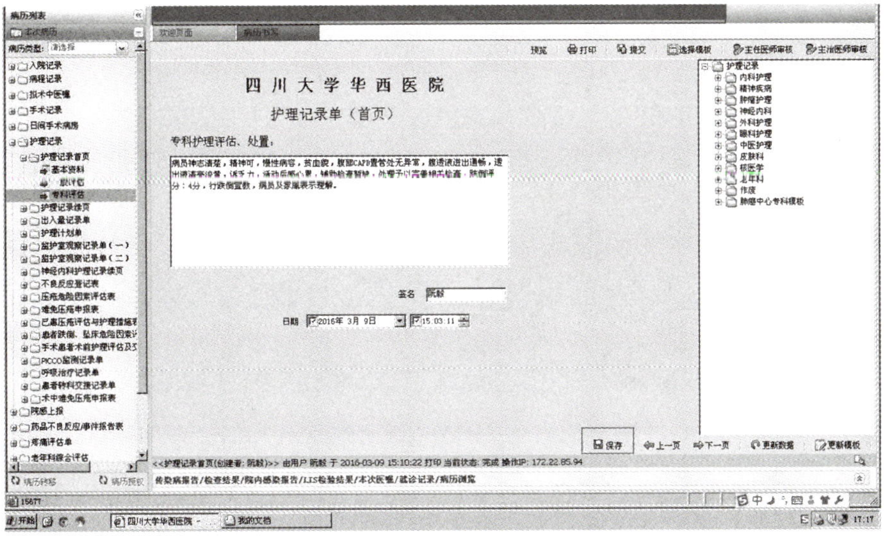

图 3-2-16　专科评估填写界面

Step 6　护理计划单

1．点击“医嘱单”，查询医生所下医嘱内容，如图 3-2-17 所示。

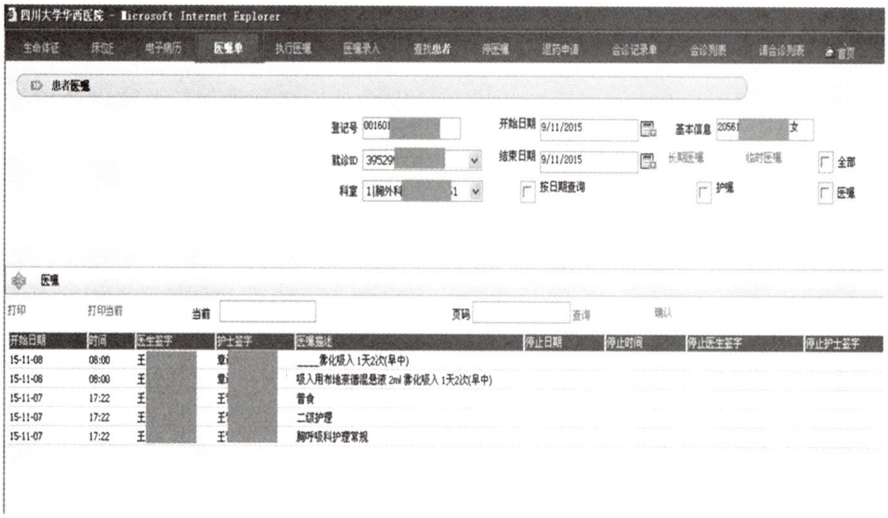

图 3-2-17　医嘱单

2．点击“电子病历”，选择“护理记录”下拉菜单——“护理计划单”，点击“新建”，创建患者的护理计划单。根据查询“医嘱单”结果，结合护士对患者的综合评估，拟定“护理计划单”，然后责任护士签名，点击“保存”（图 3-2-18，图 3-2-19）。

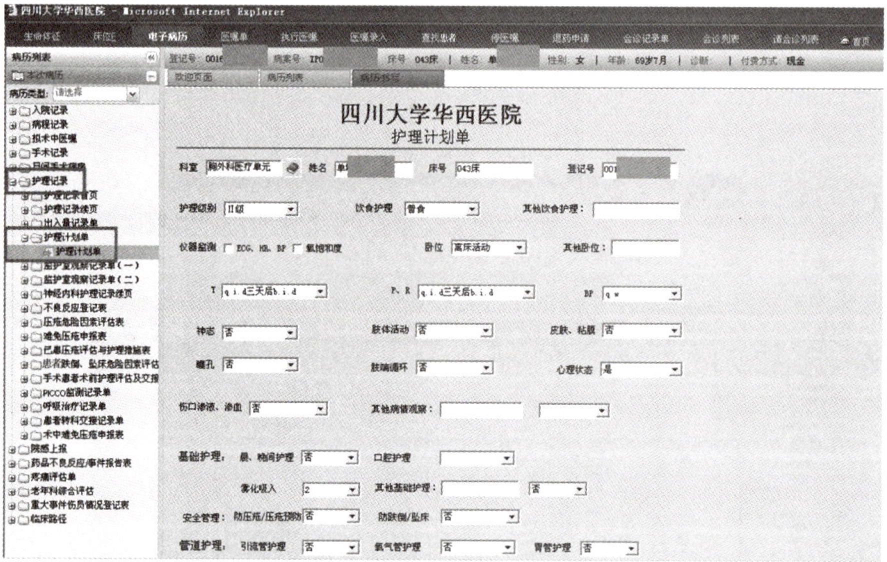

图 3-2-18　护理计划单填写界面（1）

Step 7　护理记录续页

此步骤在 HIS 系统中完成，具体步骤如下：

1．点击“电子病历”，打开“护理记录”下拉菜单，选择“护理记录续页”，点击“新建”，主管护士运用“PIO”原则，如实记录对患者进行的护理措施、措施依据、效果评价等（HIS 系统界面右侧，可见系统自带护理记录书写模板，可根据需要，选择填写）。录入完毕后，点击“保存”。如图 3-2-20 所示。

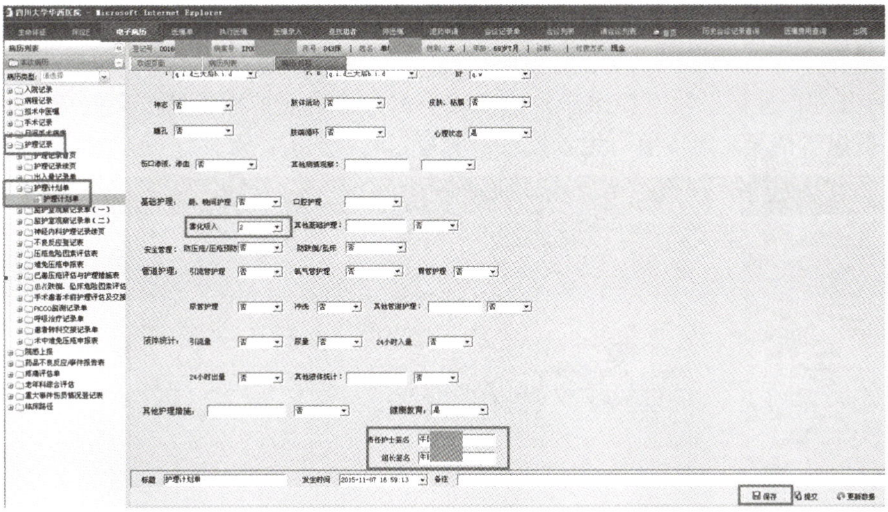

图 3-2-19　护理计划单填写界面（2）

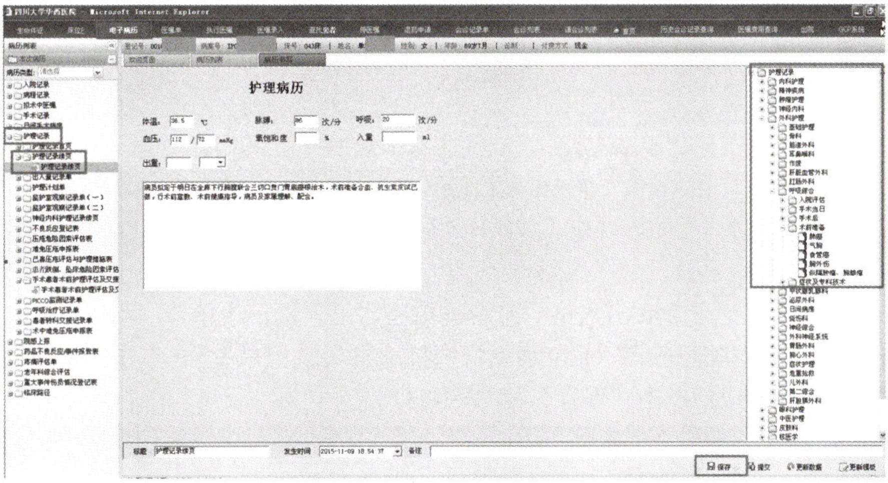

图 3-2-20　护理记录续页填写界面

2．若为神经内科患者，则需填写“神经内科护理记录续页”，具体步骤同一般患者（图 3-2-21）。

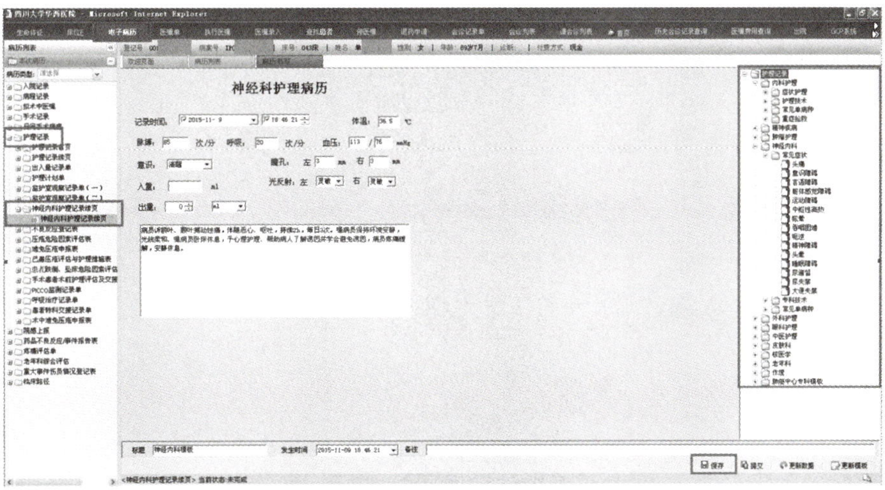

图 3-2-21　神经内科护理记录续页填写界面

Step 8　手术患者术前护理评估及交接单

手术患者术前需填写“手术患者术前护理评估及交接单”。具体步骤如下：点击“电子病历”，打开“护理记录”下拉菜单，选择“手术患者术前护理评估及交接单”，点击“新建“，根据患者情况，逐项填写患者信息，填写完成后点击“保存”（图 3-2-22）。

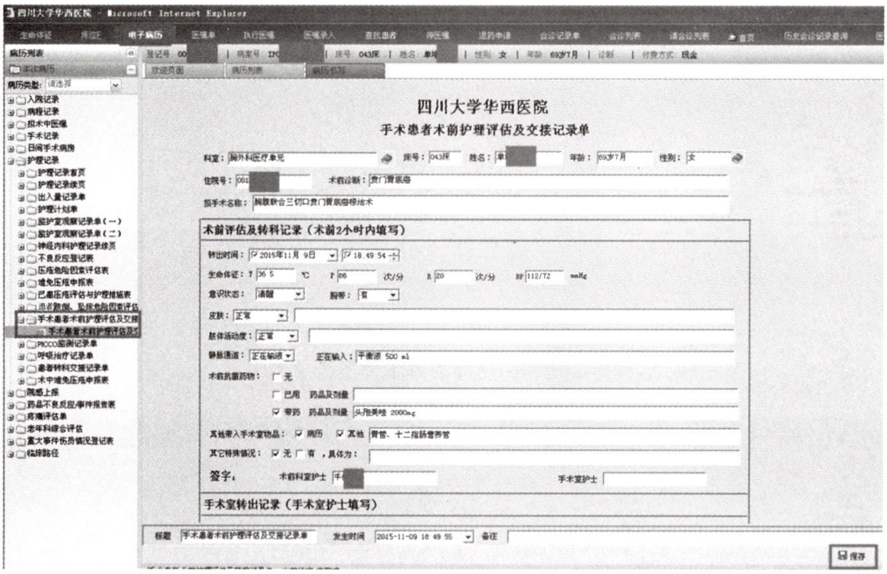

图 3-2-22　手术患者术前护理评估及交接单填写界面

注：手术患者术前护理评估及交接单包括术前评估和手术室转出记录两部分，分别由相应科室护士填写。

Step 9　出入量记录单

手术后患者或需记录 24h 出入量的患者需填写“出入量记录单”。具体步骤如下：点击“电子病历”，打开“护理记录”下拉菜单，选择“出入量记录单”，点击“新建”，逐项填写患者信息，填写完成后点击“保存”（图 3-2-23）。

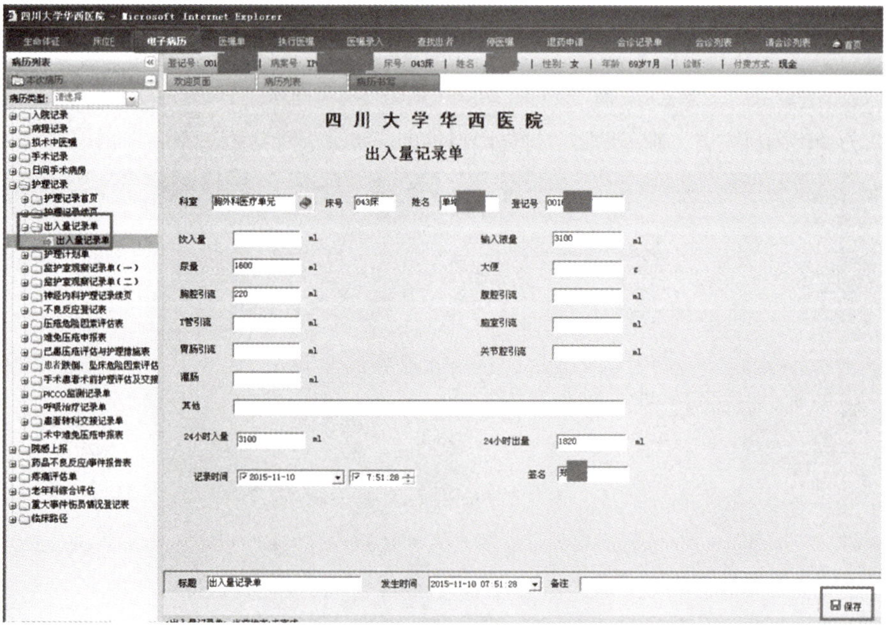

图 3-2-23　出入量记录单填写界面

Step 10　不良反应登记表

若患者在住院期间发生输液反应、输血反应、压疮、跌倒或坠床等不良反应，需填写“不良反应登记表”。具体步骤如下：点击“电子病历”，打开“护理记录”下拉菜单，选择“不良反应登记表”，进入填写界面，根据患者情况，逐项填写患者信息，填写完成后点击“保存”（图 3-2-24）。

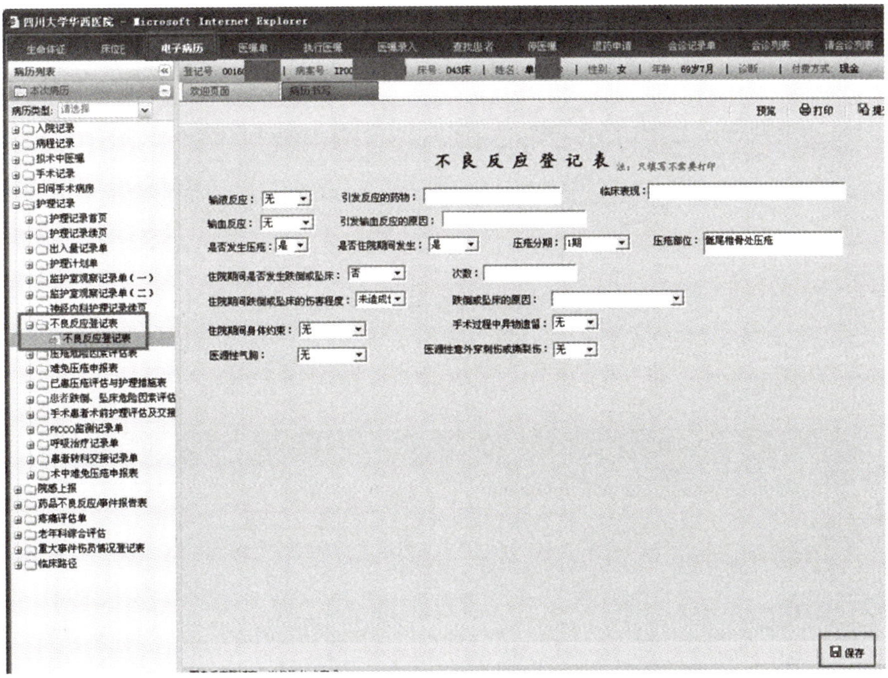

图 3-2-24　不良反应登记表填写界面

Step 11　患者转科护理交接记录单

转科患者需填写“患者转科护理交接记录单”。具体步骤如下：点击“电子病历”，打开“护理记录”下拉菜单，选择“患者转科交接记录单”，点击“患者转科护理交接记录单”，点击“新建”，进入填写界面，逐项填写患者信息，填写完成后点击“保存”（图 3-2-25，图 3-2-26）。

【难点及重点】

全院通用评估信息系统的书写需要责任护士耐心、细致地对患者进行全面、动态、准确地评估，并能如实反映患者病情的发展和动态变化，这也是评价临床医疗护理质量的重要依据。其中对于患者的压疮危险因素评估和跌倒、坠床危险因素评估属于本部分的难点内容，评估者需掌握压疮和跌倒、坠床危险因素评估的适用范围、方法、注意事项等，力求做到评估的准确、全面。

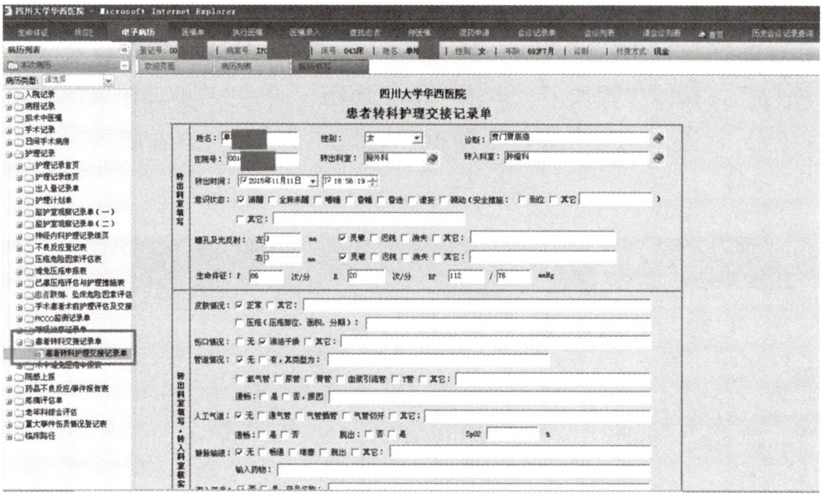

图 3-2-25　患者转科护理交接记录单填写界面（1）

注：患者转科护理交接记录单包括转出科室填写、转出科室填写转入科室核实及转入科室填写三部分，分别由相应科室填写

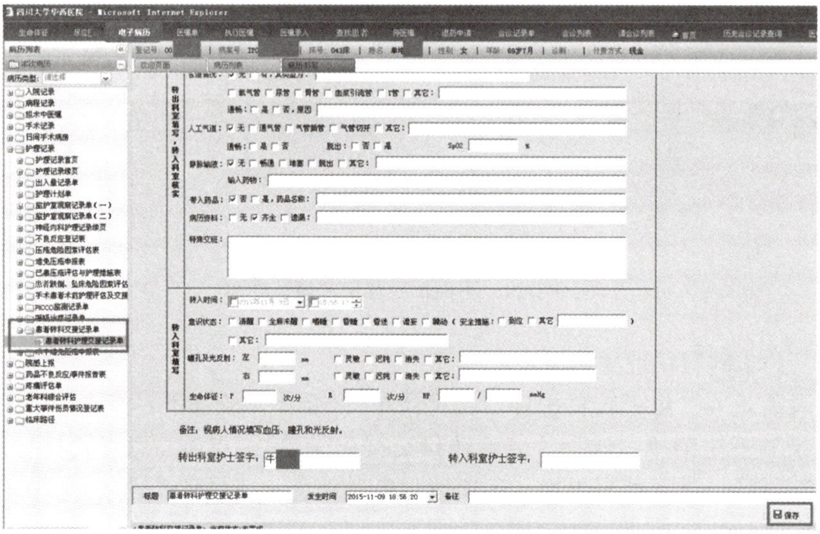

图 3-2-26　患者转科护理交接记录单填写界面（2）

注：患者转科护理交接记录单包括转出科室填写、转出科室填写转入科室核实及转入科室填写三部分，分别由相应科室填写

（胡秀英）

第三节　患者专科评估与记录

本部分内容为专科护理评估信息系统，包含癌痛评估、PICC 置管评估、血液透析评估、老年科综合评估等。该系统的运用有助于了解患者的专科护理信息，动态记录患者的病情变化、评估患者的专科护理要点，具有方便、安全、快捷的特点。

一、癌痛评估系统

癌痛评估是癌痛治疗的关键环节。本节内容包括癌痛专科护理记录、疼痛筛查、住院疼痛评估及护理措施执行。

【案例】

患者女，57 岁，因“肺癌脑转移，中重度癌痛”入院，护士拟对患者进行癌痛评估。

【流程图】

见图 3-3-1。

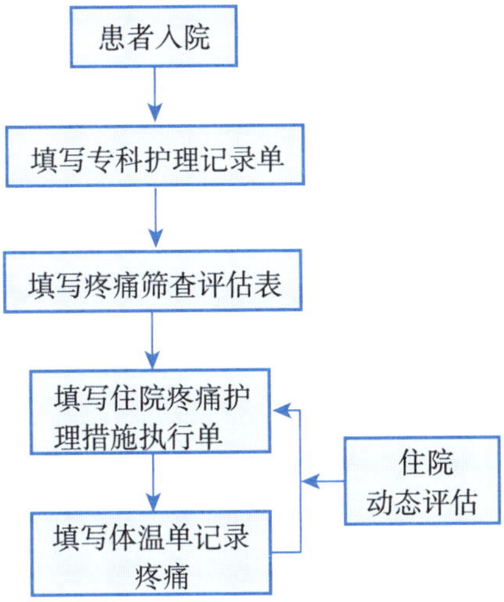

图 3-3-1　患者疼痛评估流程图

【具体步骤】

Step 1　专科护理记录单

具体步骤如下：护士使用账号和密码登录医院 HIS 系统，选择相应的患者，然后在菜单栏点击“电子病历”进入系统，双击病历列表中的“护理记录”中的“专科评估”，记录疼痛的部位、性质、评分程度，如有镇痛药病史，应注明镇痛药的药名、剂量、用法及不良反应等，如图 3-3-2。

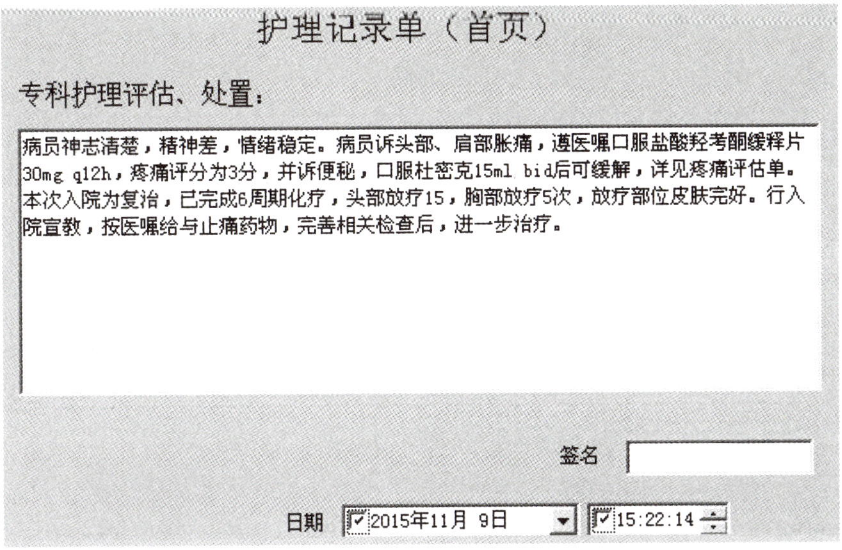

图 3-3-2　癌痛患者专科护理记录单

Step 2　疼痛筛查评估表

双击病历列表中的“疼痛评估单”下级菜单——“疼痛筛查评估表”（图 3-3-3），逐项填写。患者的一般资料中，除职业、文化程度、联系电话和入院时间需要人工填写外，其余均为系统自动生成。如患者无疼痛，则在“有无疼痛”一栏勾“无”，并根据具体情况填写心理痛苦评分，责任护士和护理组长签名并勾选评估日期。如患者有疼痛，则在“有无疼痛”一栏勾“有”，并勾选相应的疼痛评估工具，根据具体情况填写疼痛分类、评分、心理痛苦评分、疼痛的程度、性质、部位、是否使用非药物镇痛、使用镇痛药的名称和方法、镇痛药不良反应情况等，最后由责任护士和护理组长签名并勾选评估日期。

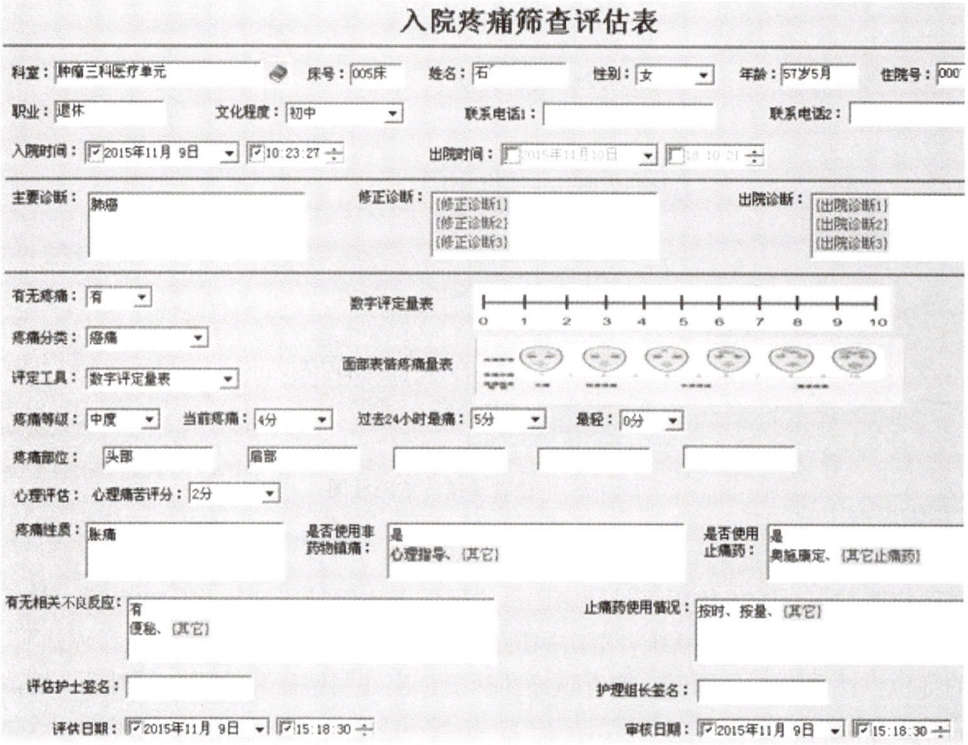

图 3-3-3　不良入院疼痛筛查评估表

Step 3　住院疼痛评估及护理措施执行单

双击病历列表中的“疼痛评估单”下级菜单——“住院疼痛评估及护理措施执行单”（图 3-3-4）。该表单中患者的科室、床号、姓名、性别、年龄和住院号系统自动生成。护士根据实际情况填写评估时间、疼痛部位、性质、评分和心理痛苦评分。若有使用镇痛药或辅助用药，须填写镇痛药或辅助用药的名称、剂量、途径、频次和时间，并应注明是否有镇痛药不良反应，若存在，还应注明具体的不良反应。住院疼痛评估单填写频率为：住院前 3 天每天填写 4 次；之后，若为轻度疼痛，则改为每天评估并填写 2 次；若为中、重度疼痛，则为每天评估并填写 4 次；若为爆发痛则应及时评估、处理并 30 分钟后评估疗效和记录，如果疗效不佳应再处理、再评估、再记录，直至疼痛缓解至可承受范围；若连续 2 天疼痛评分均为 0 分，则暂停在此表单记录。

全面评估表属于住院疼痛评估及护理措施执行单的一部分，位于其底部。全面评估过去 24 小时疼痛对癌痛患者睡眠、情绪、日常生活、行走能力、正常工作、与他人关系、生活乐趣的影响程度（图 3-3-5）。全面评估频率为每周评估并记录 1 次。

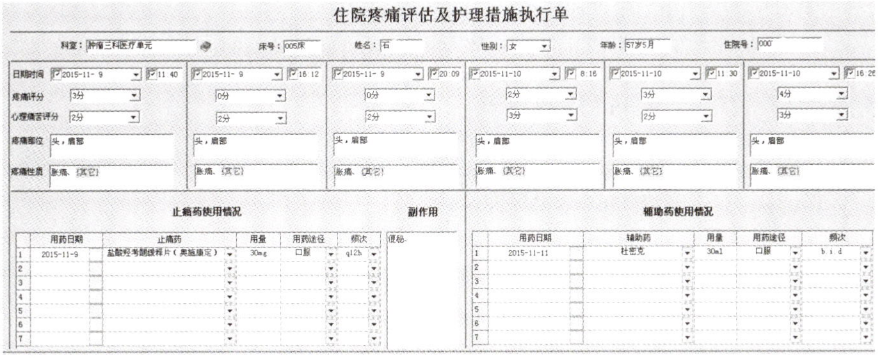

图 3-3-4 癌痛患者住院疼痛评估及护理措施执行单

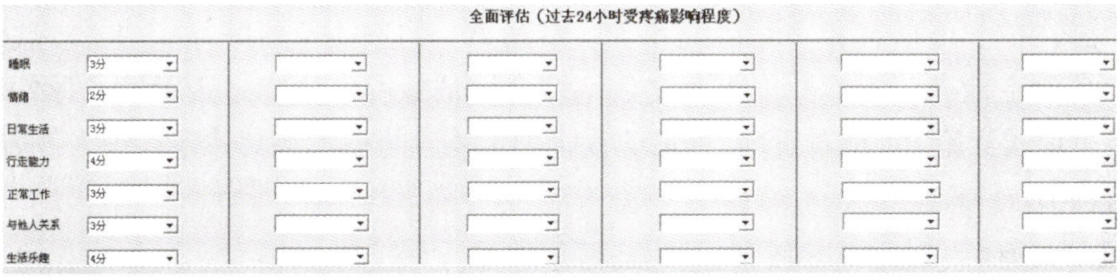

图 3-3-5 癌痛患者全面评估单

【难点及重点】

疼痛评估工具较多，如数字疼痛评分法；面部表情量表；视觉模拟评分法；主诉疼痛分级法；长海痛尺等，不同量表在使用过程中各有利弊。护士应根据患者的不同特点选择合适的量表，如数字疼痛评分法适用于文化程度偏低或文盲。面部表情量表则特别适用于急性疼痛者、老人、小儿、文化程度较低者、表达能力丧失者及认知功能障碍者。长海痛尺由数字疼痛评分法和主诉疼痛分级法结合而成，既有数字评分又有相应的疼痛等级文字描述，易于理解，便于操作。

二、PICC 置管系统

本节内容包括 PICC 置管前评估、PICC 穿刺记录、PICC 效果评价。

【案例】

患者男，45 岁，因“小细胞肺癌伴双侧肺门淋巴结转移”入院，拟行 PICC 置管，医生开出置管医嘱，护士执行。

【流程图】

见图 3-3-6。

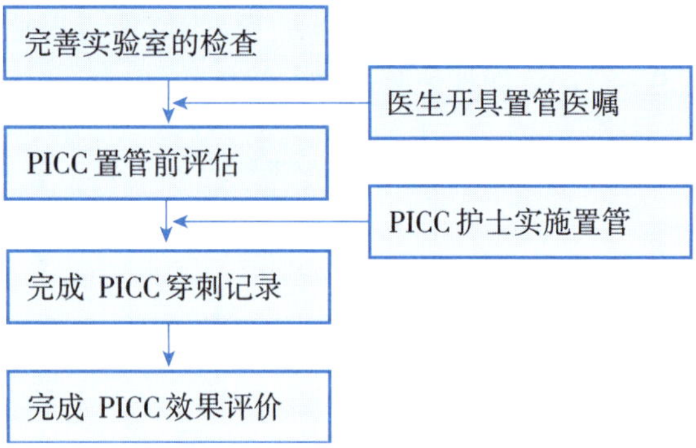

图 3-3-6　**PICC 置管历程图**

【具体步骤】

Step 1　PICC 置管前评估

护士使用账号和密码登录医院 HIS 系统，选择相应的患者，然后在菜单栏点击“PICC 评估单”（图 3-3-7）。患者的基本信息如住院号、姓名、床号、性别（除身高外）等均由系统自动生成。护士根据患者实际情况和实验室结果，勾选或填写既往病史、皮肤情况、血管条件、实验室检查、置管原因等。之后，综合评估情况，决定是否置管，评估者签署名字和日期。正式实施 PICC 置管前，PICC 置管护士还应与患者或其法定代理人签署 PICC 置管知情同意书。

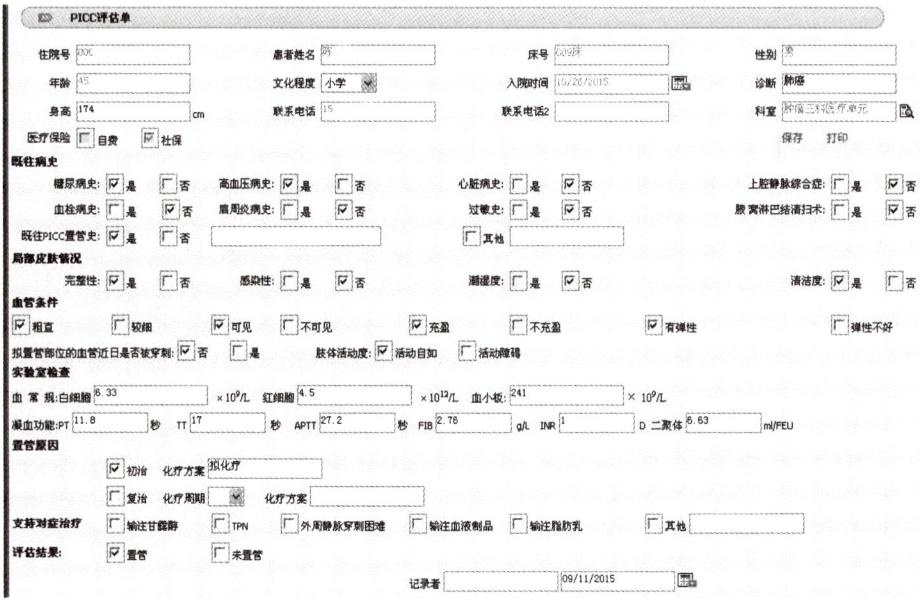

图 3-3-7　**PICC 评估单**

Step 2　PICC 穿刺记录

患者完成 PICC 置管和 PICC 尖端位置确定后，应完成 PICC 穿刺记录的填写。具体步骤如下：点击相应的患者，在菜单栏点击“PICC 穿刺记录单”（图 3-3-8）。患者的基本信息如住院号、姓名、床号、性别等（除置管日期）均由系统自动生成。护士根据患者穿刺的实际情况，勾选或填写导管相关情况、穿刺方法、部位、体位、导管插入长度、尖端位置、外露长度、臂围、是否加压包扎、穿刺时有无并发症、操作者、助手、记录者等。

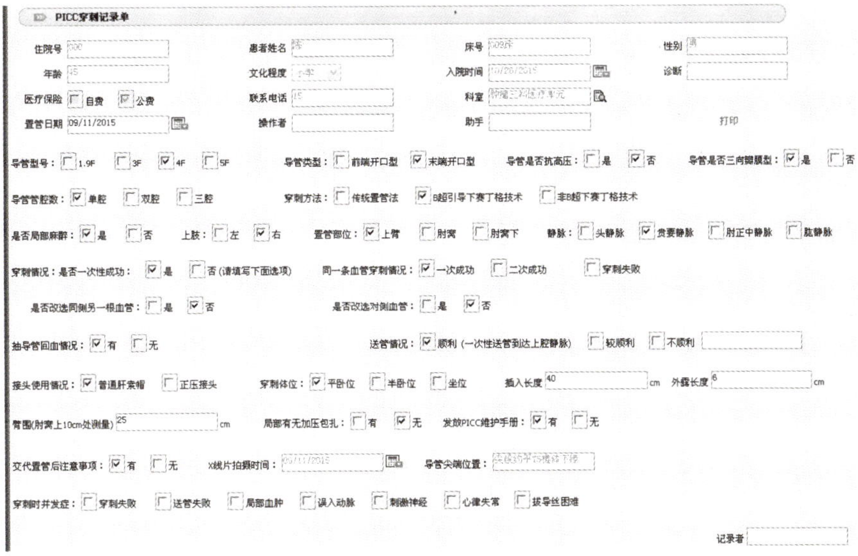

图 3-3-8　**PICC 穿刺记录单**

Step 3　PICC 效果评价单

患者在 PICC 留置过程中，应完成效果评价单的填写。点击相应的患者，在菜单栏点击“PICC 效果评价单”（图 3-3-9）。患者的基本信息如住院号、姓名、床号、性别等（除联系电话）均由系统自动生成。根据患者 PICC 留置过程的实际情况，勾选或填写 PICC 留置过程中相关并发症，如静脉炎、导管堵塞、静脉血栓、导管相关性感染、导管脱出、导管移位、导管断裂、导管复位、细菌培养结果等情况，以及并发症的症状描述、处理方法、转归，是否拔管、拔管日期、拔管原因、拔管过程情况和带管天数。其中，静脉血栓和细菌培养需要相关检查结果。最后，记录者签名。

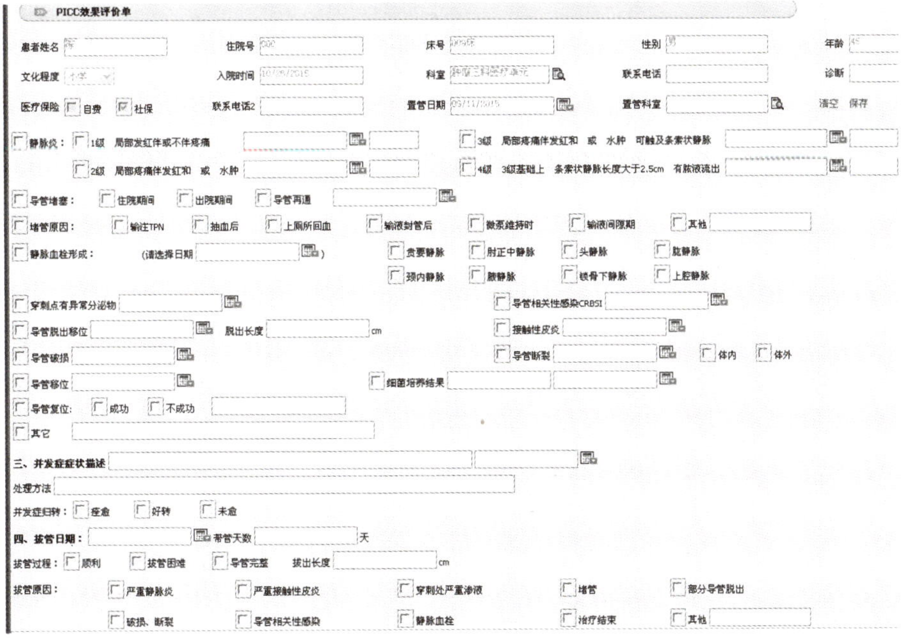

图 3-3-9　**PICC 效果评价单**

【难点及重点】

护士在临床工作中应对患者、家属做好PICC相关的健康教育，对医护人员进行PICC相关知识的培训，提高患者、家属及医护人员对PICC的重视，加强对PICC的维护，预防PICC相关并发症。出现PICC相关并发症后，应及时、准确处理相关并发症，并记录在PICC效果评价单上。

三、血液净化信息管理系统

本节内容为血液净化信息管理平台的护理评估信息系统，包含登录平台、上机、医嘱执行、核对、治疗、下机、血液净化治疗记录查看等步骤。

【案例】

患者，男，72岁，因终末期肾衰竭住院2天，主管医生开出医嘱，拟行血液透析，血液透析医生开出透析治疗方案，血液透析护士执行。

【流程图】

该步骤在HIS系统中完成，见图3-3-10。

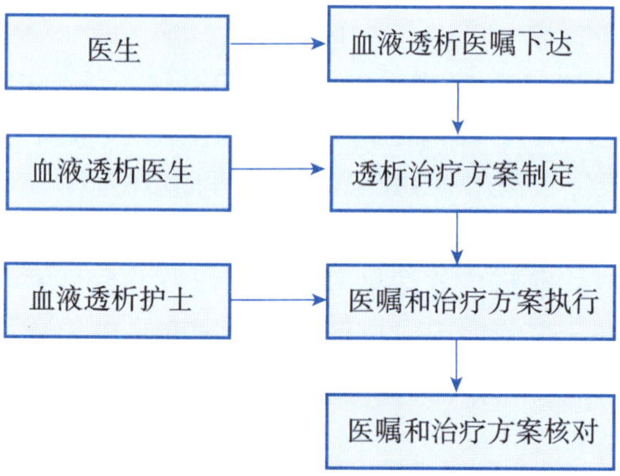

图3-3-10 血液净化流程图

【具体步骤】

Step 1 登录平台

双击“血液净化系统”，填写“用户名”和“密码”，点击“登录”，进入血液净化信息管理平台，出现以下结构目录（图3-3-11）。

Step 2 上机

点击“上机”，进入上机界面（图3-3-12）。选择“组别”、“班次”“患者姓名”，核对病人的姓名、床号、年龄、性别、透析号、通路类型和位置、透析器型号、超滤量、治疗时间和治疗方式、透析液等基本信息后开始为患者上机。上机结束之后填写患者的收缩压、舒张压、呼吸、心率、穿刺种类等信息，点击“上机”。

Step 3 医嘱执行

返回“结构目录”，点击“医嘱执行”，如图3-3-13所示。选择“组别”“班次”和“患者姓名”，护士核对无误后在医嘱前的□内打“√”，点击“执行”。如果执行时间输入有误，可点击“取消执行”，待输入正确的执行时间之后，重新点击“执行”。

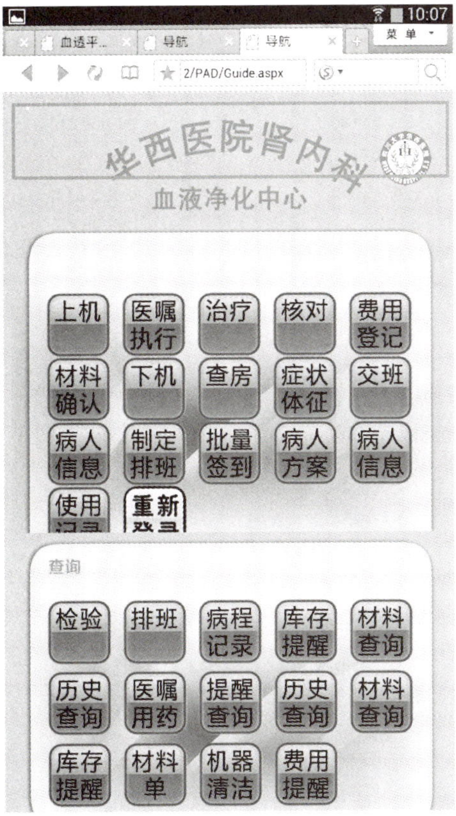

图 3-3-11 血液净化信息管理平台目录

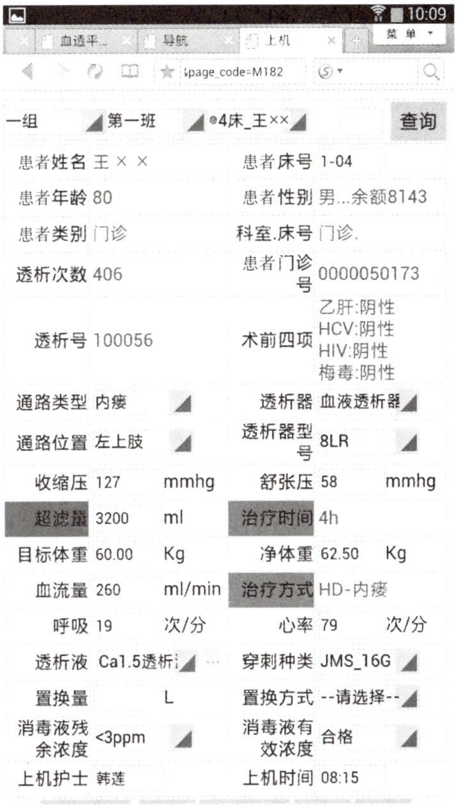

图 3-3-12 上机界面

Step 4 核对

血液透析患者的治疗方案信息实行双人核对，由一名护士点击“上机”，另一名护士点击“核对”。

具体步骤如下：返回“结构目录”，点击“核对”，出现图 3-3-14 的界面。另一名护士核对患者信息，确定无误后，点击“核对确认”。

Step 5 治疗

患者在血液透析治疗的过程中，护士需要每小时观察患者的生命体征和透析机的运转情况并及时记录。具体步骤如下：返回“结构目录”，点击“治疗”，如图 3-3-15 所示。选择“组别”“班次”和“患者姓名”后，填写时间、治疗时间、收缩压、舒张压、心率、呼吸、血流量、超滤量、静脉压、TMP、温度、电导度和透析事件等信息，点击“添加”，待其按照时间顺序显示后，点击“保存”。

点击“透析事件”后，出现图 3-3-16 的界面。护士可根据患者的病情变化选择，双击“右侧菜单”中“登记记录”的相关项目，可自动进入“左侧菜单”的“观察记录”一栏。

Step 6 下机

患者治疗结束后，返回“结构目录”，点击“下机”，进入图 3-3-17 的界面。选择透析器和血管通路的凝血情况、内瘘情况（导管情况、插管使用方向）、填写透析总量、透析时间、下机时间等基本信息，在“机器清洁”前的□内打“√”。如果患者透析过程中无异常情况，双击“右侧菜单”的“正常下机”，系统会在“治疗小结”中自动生成“透析顺利完成”，点击“下机”。

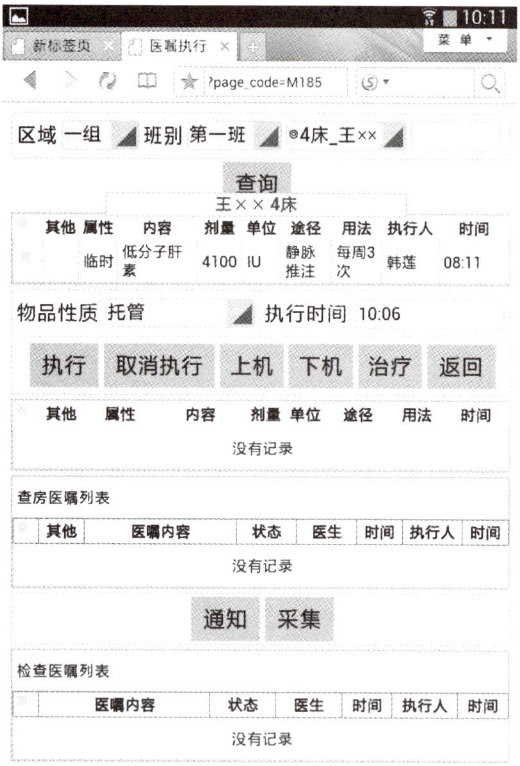

图 3-3-13　医嘱执行界面

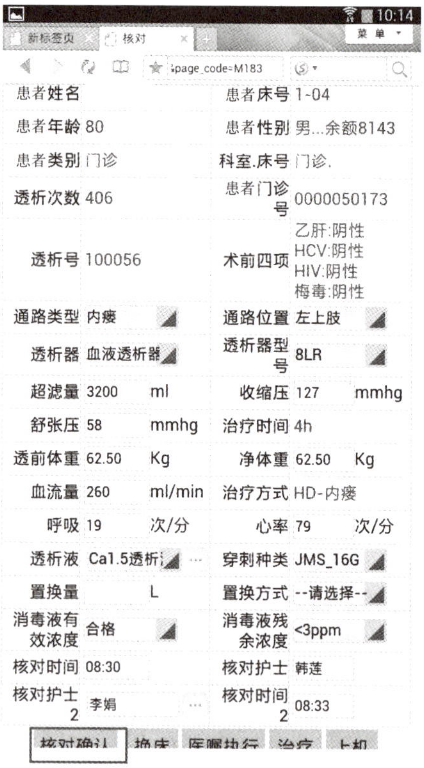

图 3-3-14　医嘱核对界面

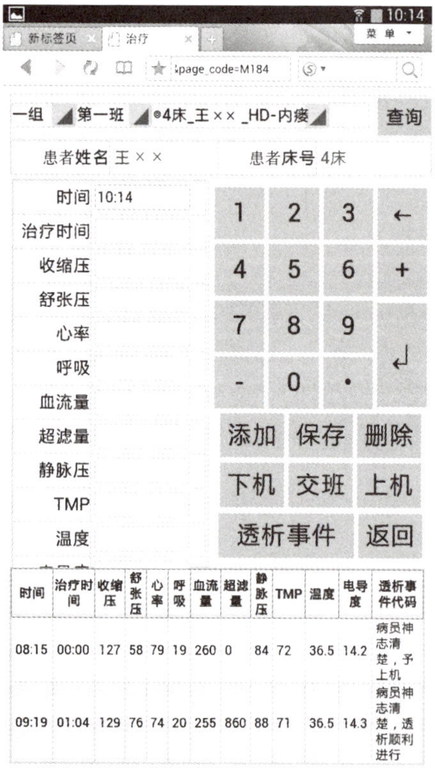

图 3-3-15　治疗界面

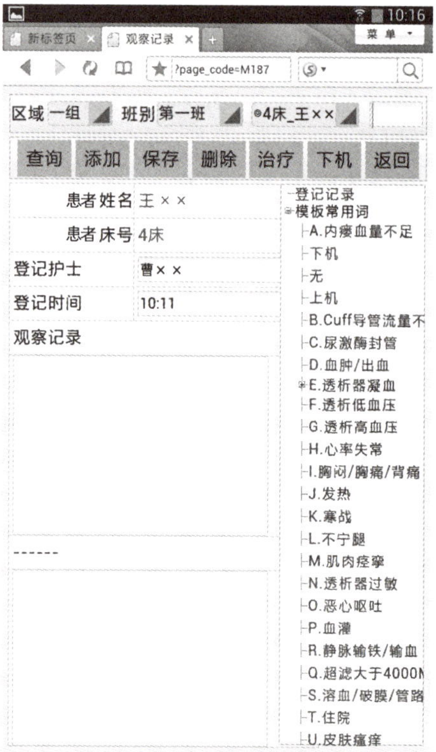

图 3-3-16　观察记录界面

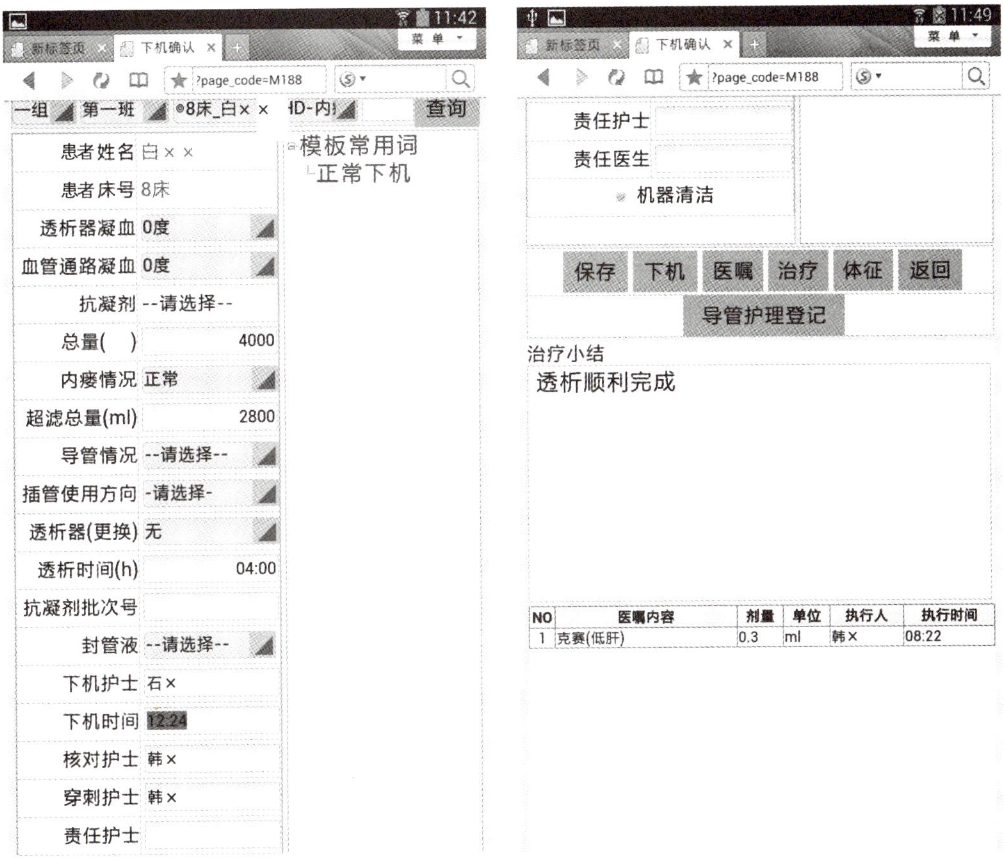
11:42
新标签页
下机确认
菜 单
?page_code=M188
一组
第一班
8床_白××
HD-内
查询
患者姓名 白××
患者床号 8床
透析器凝血 0度
血管通路凝血 0度
抗凝剂 --请选择--
总量( ) 4000
内瘘情况 正常
超滤总量(ml) 2800
导管情况 --请选择--
插管使用方向 -请选择-
透析器(更换) 无
透析时间(h) 04:00
抗凝剂批次号
封管液 --请选择--
下机护士 石×
下机时间 12:24
核对护士 韩×
穿刺护士 韩×
责任护士
模板常用词
正常下机
11:49
责任护士
责任医生
机器清洁
保存
下机
医嘱
治疗
体征
返回
导管护理登记
治疗小结
透析顺利完成
NO
医嘱内容
剂量
单位
执行人
执行时间
1
克赛(低肝)
0.3
ml
韩×
08:22

图 3-3-17　下机界面

Step 7　血液净化治疗记录查看

进入 PC 版本的血液净化信息管理平台，输入“用户名”和“密码”登录。点击“治疗”，显示如图 3-3-18 所示。

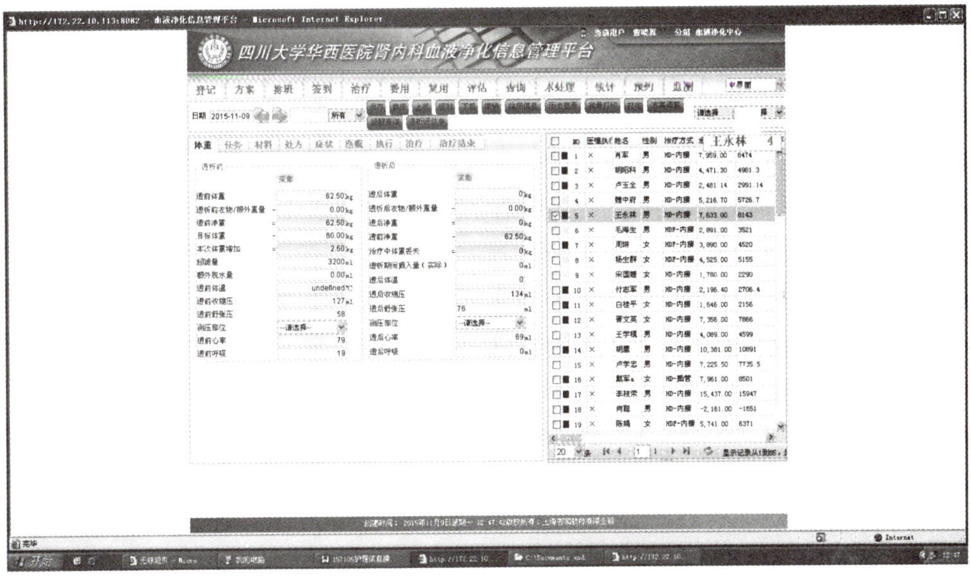

图 3-3-18　治疗记录查看界面

选择需要查看信息的患者，在前面的□内打“√”，点击“打印”，如图 3-3-19 所示。

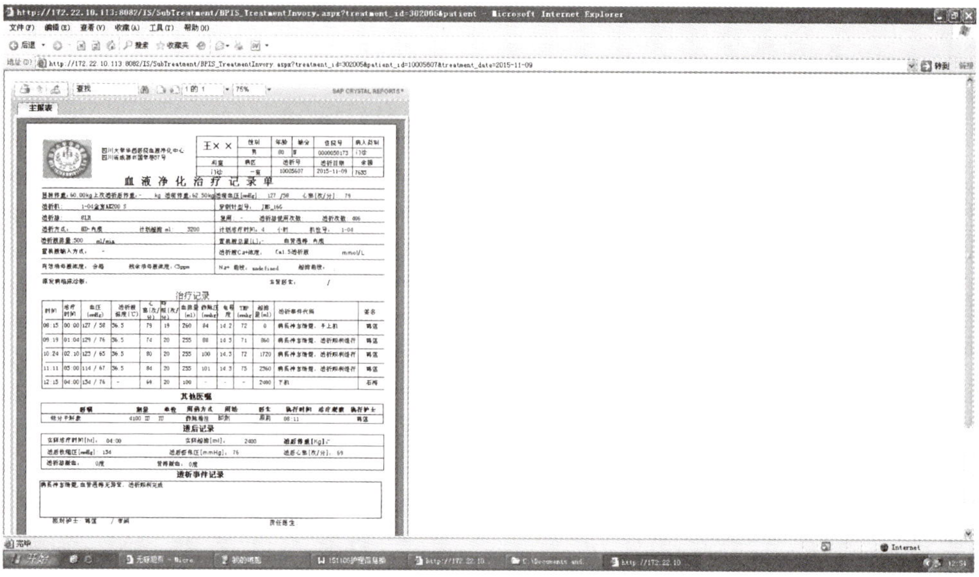

图 3-3-19　治疗记录完整版

【难点及重点】

血液透析护士在操作中要严格按照信息系统的步骤执行，认真评估血液透析患者的护理信息，监测血液透析的治疗和完成情况，保证透析顺利进行，防止差错发生。

四、老年科综合评估系统

本小节内容为老年科综合评估筛查项目，包含躯体功能、认知功能、微型营养评估、功能独立性评定等功能。

【案例】

患者男，84 岁，因“跌倒致头部外伤 4 天”入院，护士进行老年科综合评估。

【流程图】

见图 3-3-20。

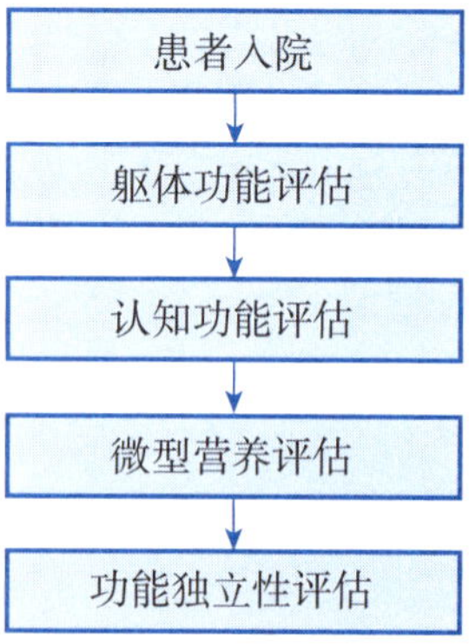

图 3-3-20　老年科综合评估流程图

【具体步骤】

Step 1　躯体功能评估

护士使用账号和密码登录医院HIS系统，选择相应的患者，点击“电子病历”，在菜单栏点击“老年科综合评估”进入系统，点击“老年科综合评估1”，出现图3-3-21界面。护士逐项填写患者的躯体功能评估项目，最后输入评估者姓名和日期，点击右下角的“保存”（图3-3-21，图3-3-22）。

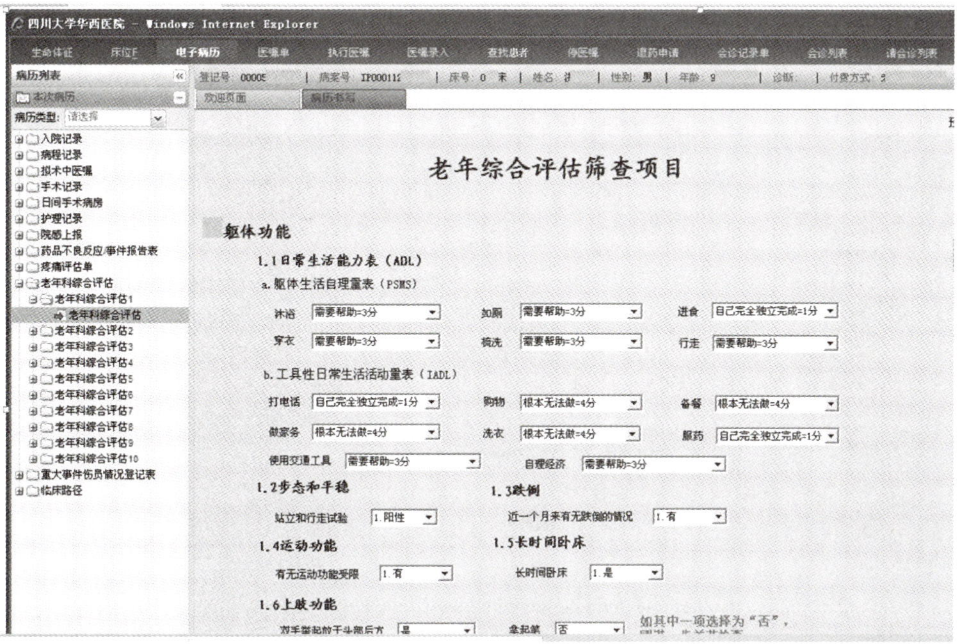

图3-3-21　老年躯体功能评估（1）

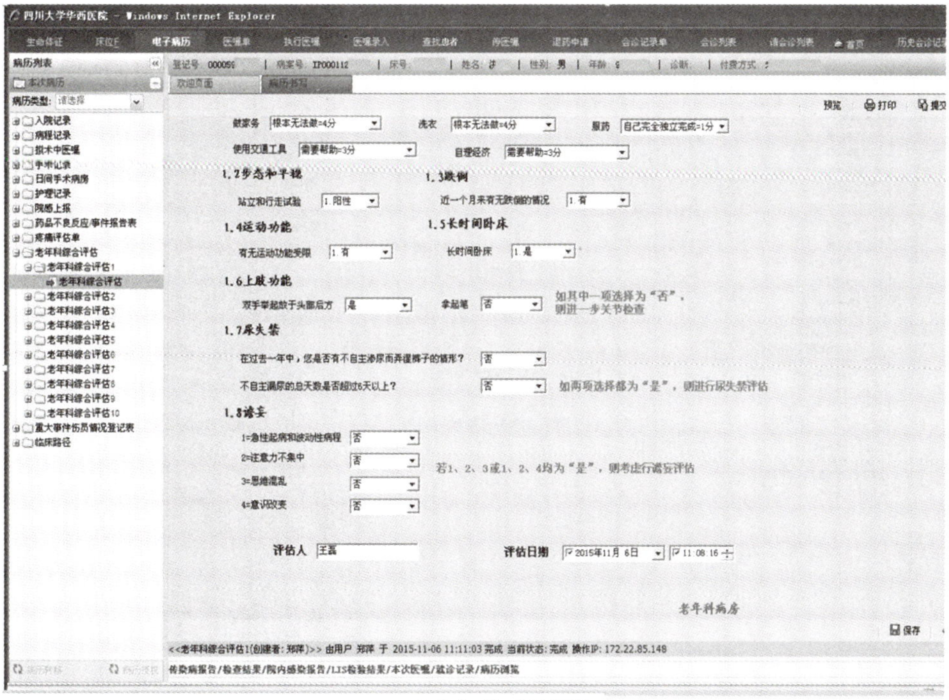

图3-3-22　老年躯体功能评估（2）

Step 2 认知功能评估

点击“老年科综合评估 2”，逐项评估患者的时间定向力、地点定向力等认知功能，计算得分后，点击右下角的“保存”（图 3-3-23，图 3-3-24）。

注：该项目总分为 30 分，27 ~ 30 分为正常；< 27 分为认知功能障碍，其中 20 ~ 26 分为轻度认知障碍，10 ~ 19 分为中度认知障碍，< 10 分为重度认知障碍。

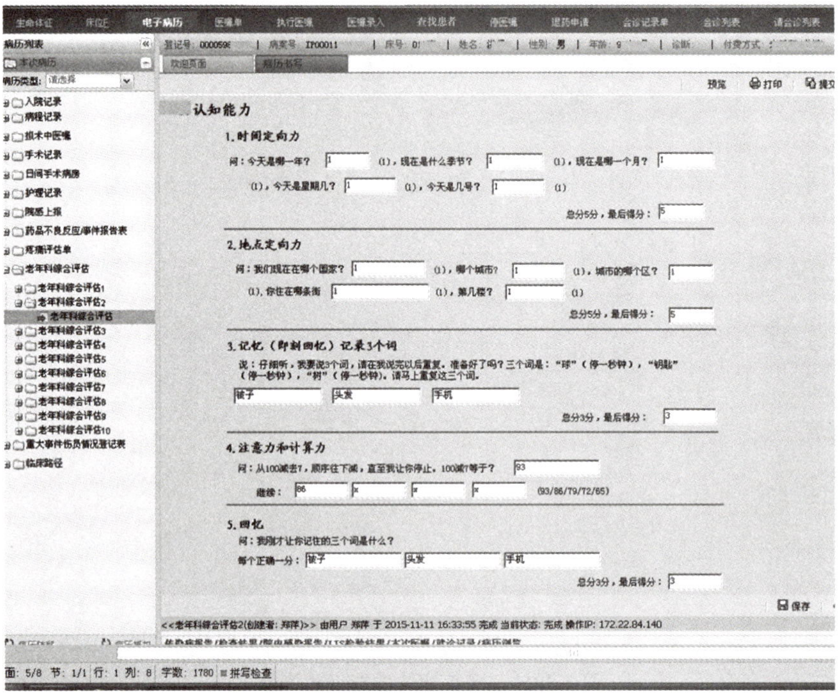

图 3-3-23 老年认知功能评估（1）

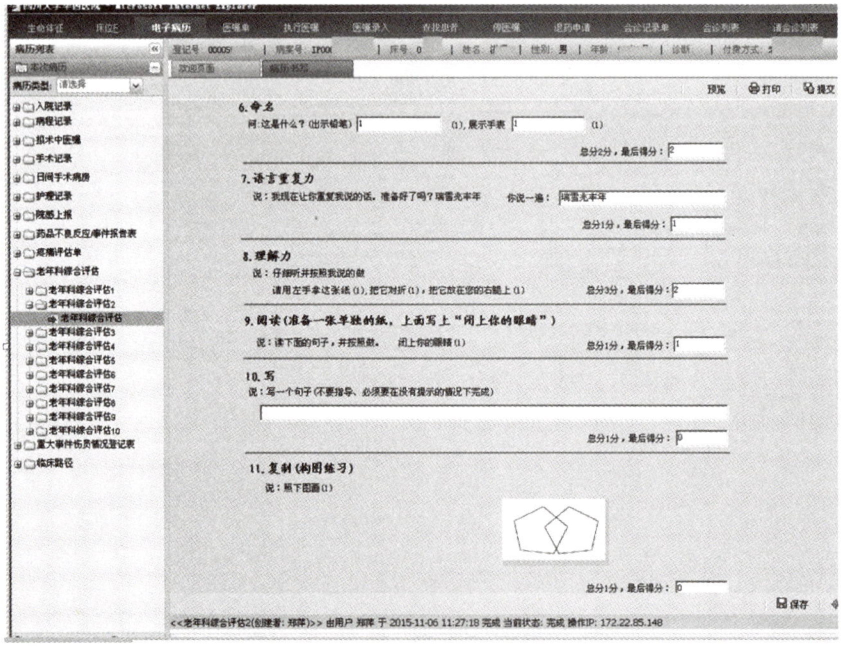

图 3-3-24 老年认知功能评估（2）

Step 3　微型营养评估

点击“老年科综合评估 6”，出现图 3-3-25 的界面。录入患者的体重、身高后，BMI 自动计算生成，再根据患者具体情况逐项填写，得分自动生成，最后填写评估人的姓名，评估日期打勾确认后点击“保存”。

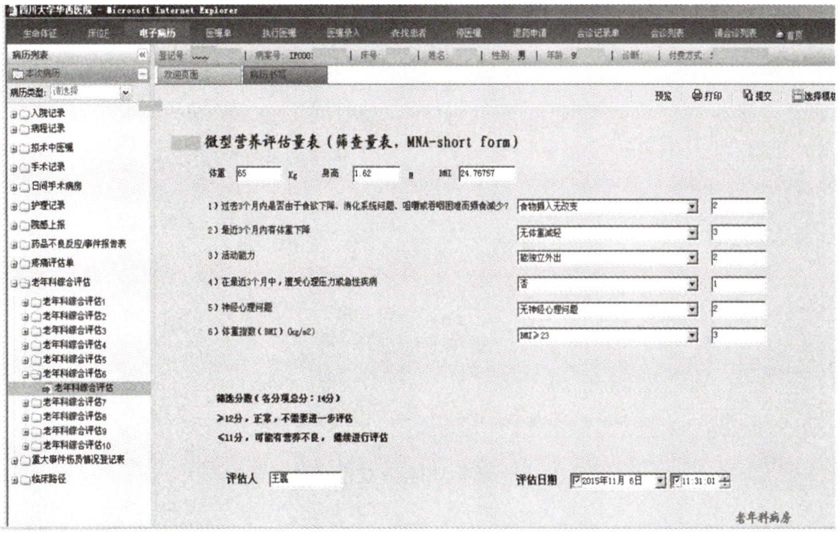

图 3-3-25　老年营养评估

Step 4　功能独立性评定

点击“老年科综合评估 7”，评估患者的自理能力，判断患者是否需要他人照顾，每个选项有 1 ~ 7 分，根据患者的情况选择（图 3-3-26，图 3-3-27）。

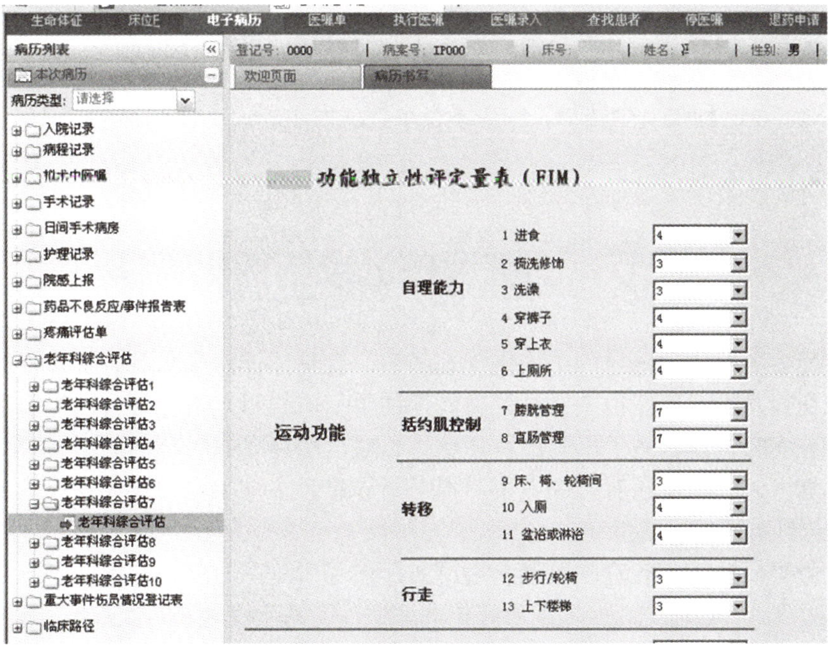

图 3-3-26　老年功能独立性评估（1）

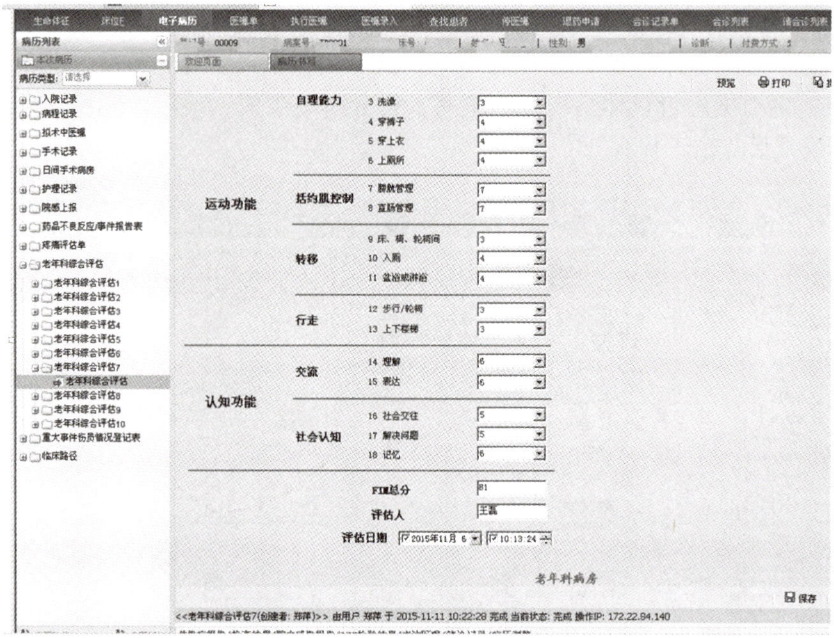

图 3-3-27　老年功能独立性评估（2）

注：完全依赖（1 分）；大量身体接触的帮助（2 分）；中度身体接触的帮助（3 分）；少量身体接触的帮助（4 分）；监护和准备（5 分）；有条件的独立（6 分）；完全独立（7 分）。总分 126 分为完全独立；108 ～ 125 分为基本独立；90 ～ 107 分为有条件的独立或极轻度依赖；72~89 分为轻度依赖；54 ～ 71 分为中度依赖；36 ～ 53 分为重度依赖；19 ～ 35 分为极重度依赖；18 分及以下为完全依赖。

【难点及重点】

老年科综合评估有利于医护人员掌握老年患者身体的各项风险指标，为治疗和护理提供依据。护士应熟练掌握老年科的各种评价工具的使用方法，根据结果有针对性地做出诊治和护理措施，及时加强安全防护，减少不良事件的发生。

（胡秀英）

第四节　出院评估记录结构化管理

本节内容为出院评估记录的结构化管理系统，含具体操作步骤及查看评价结果。依据信息系统的交互功能，责任护士对出院患者评估单相应栏目点击即可自动提取医疗病历相关内容，实现实时查看、完善出院患者评估单，对出院患者进行全面健康教育，从而制订标准宣教计划、讨论有益或有害的卫生习惯、指导患者主动参与并寻找现有的或潜在的健康问题、进行针对性的出院指导。

该功能为责任护士节省查阅医嘱、病历、评估等表单的时间，并保证了准确性。让护士有更多时间为出院患者进行全面的出院护理评估，提供连续全程的优质护理服务。

【案例】

陈某，病情好转，主管医生下达今日下午结账出院医嘱，责任护士执行。

【具体步骤】

Step 1　医嘱确认

该步骤在 HIS 系统中完成（图 3-4-1）

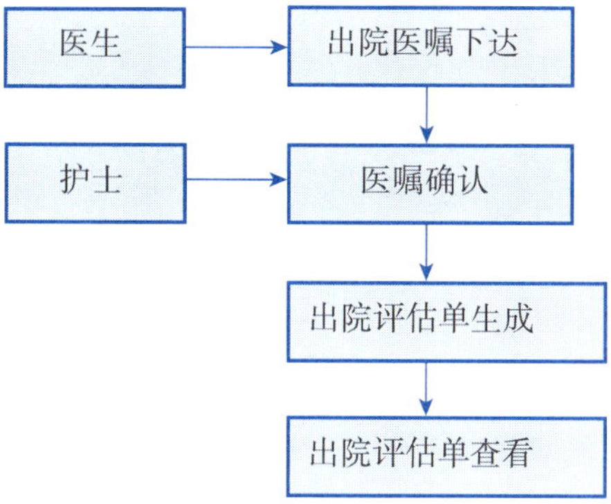

图 3-4-1　医嘱确认流程

1．登录账号　每个有执业证书的护士均有一个自己的登录账号和密码，通过输入账号和密码，护士可登录到医院 HIS 系统中的护理信息系统，并具备相应的医嘱执行权限。

2．进入系统后，点击“菜单”选择“护士医嘱”，出现各种医嘱形式，选择“临时医嘱”，核对出院医嘱，如图 3-4-2 所示。

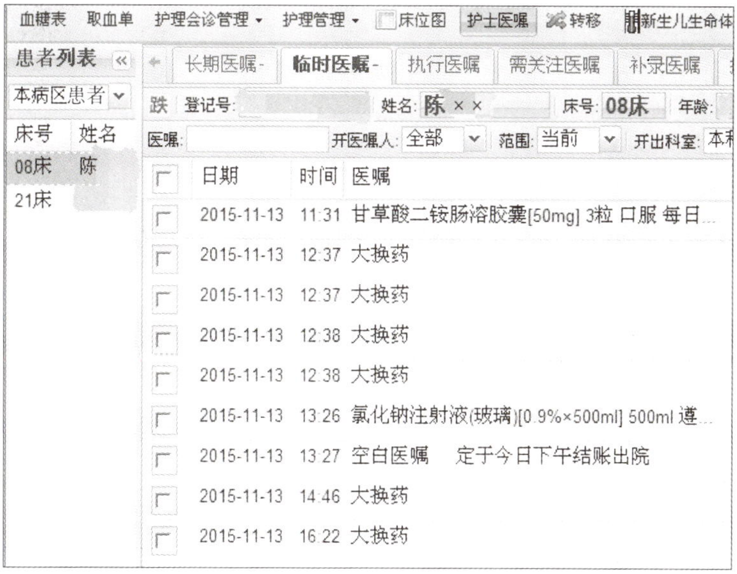
血糖表　取血单　护理会诊管理　护理管理　床位图　护士医嘱　转移　新生儿生命体
患者列表
本病区患者
床号　姓名
08床　陈
21床
长期医嘱　临时医嘱　执行医嘱　需关注医嘱　补录医嘱
登记号:　姓名: 陈××　床号: 08床　年龄:
医嘱:　开医嘱人: 全部　范围: 当前　开出科室:
日期　时间　医嘱
2015-11-13　11:31　甘草酸二铵肠溶胶囊[50mg] 3粒 口服 每日...
2015-11-13　12:37　大换药
2015-11-13　12:37　大换药
2015-11-13　12:38　大换药
2015-11-13　12:38　大换药
2015-11-13　13:26　氯化钠注射液(玻璃)[0.9%×500ml] 500ml 遵...
2015-11-13　13:27　空白医嘱　定于今日下午结账出院
2015-11-13　14:46　大换药
2015-11-13　16:22　大换药

图 3-4-2　核对出院医嘱

Step 2　选择出院患者

该步骤为本系统的基本步骤，该步骤的执行在 HIS 系统中完成。

1．进入系统后，点击菜单栏“床位图”栏目，对床位图出现“出院”深蓝色提示图标的床号进行点击，就会出现如图 3-4-3 选中的浅蓝色区域。

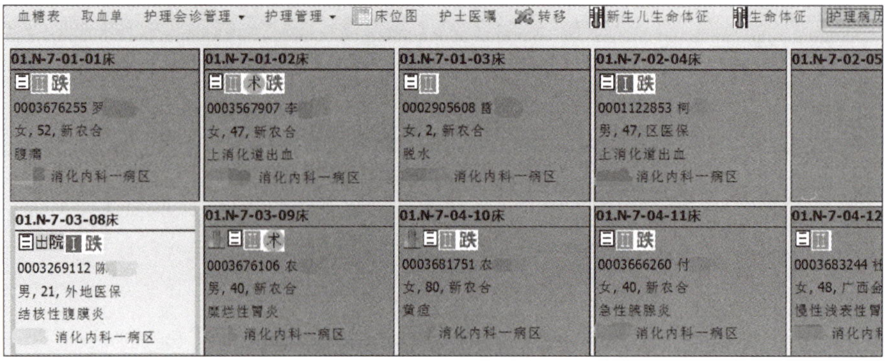

图 3-4-3　选择出院患者

2．点击图 3-4-3 菜单栏的“护理病历”，出现图 3-4-4 中床号、姓名、护理病历对话框。单击选择相应的床号、姓名。双击护理病历中的绿色箭头指向的“出院患者评估单”，其右方出现患者出院护理评估单（图 3-4-4）。

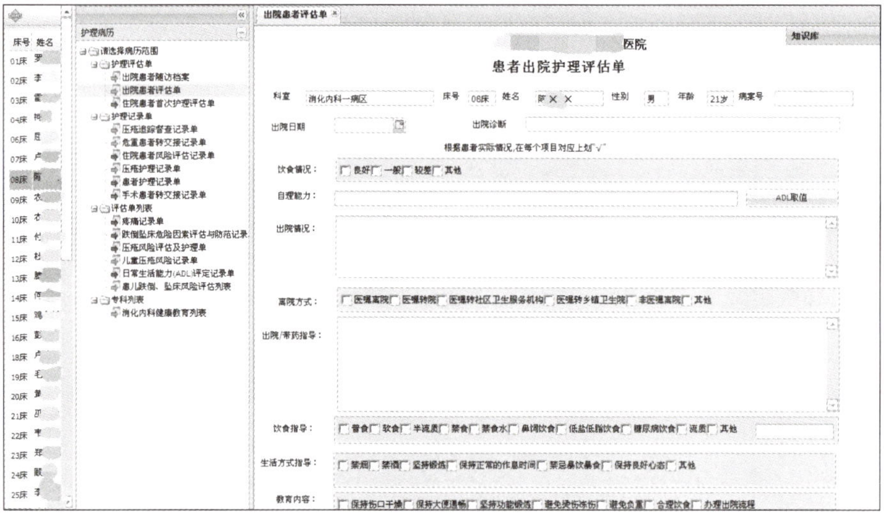

图 3-4-4　患者出院护理评估单界面

Step 3　信息录入

该步骤为本系统的核心步骤，该步骤的执行在 HIS 系统中完成。

1．在 HIS 系统中，患者出院护理评估单需录入的内容包括患者的出院日期选择，以打“√”确认患者饮食情况、离院方式、饮食指导、生活方式指导、教育内容、复诊指导。

2．责任护士根据患者的病情和自理能力，点击图 3-4-5 中自理能力栏右侧的“ADL 取值”即可对患者已做的 ADL 评估分值直接提取。

3．点击图 3-4-5 最右下角“同步医疗病历”，患者的“出院情况”和“出院 / 带药指导”栏内自动提取并呈现相应的内容，点击“保存”，责任护士输入自己的账号和密码，就会出现已填写完整的患者出院护理评估单，如图 3-4-6 所示。

Step 4　出院评估情况的查看

此步骤仍在 HIS 系统中完成。

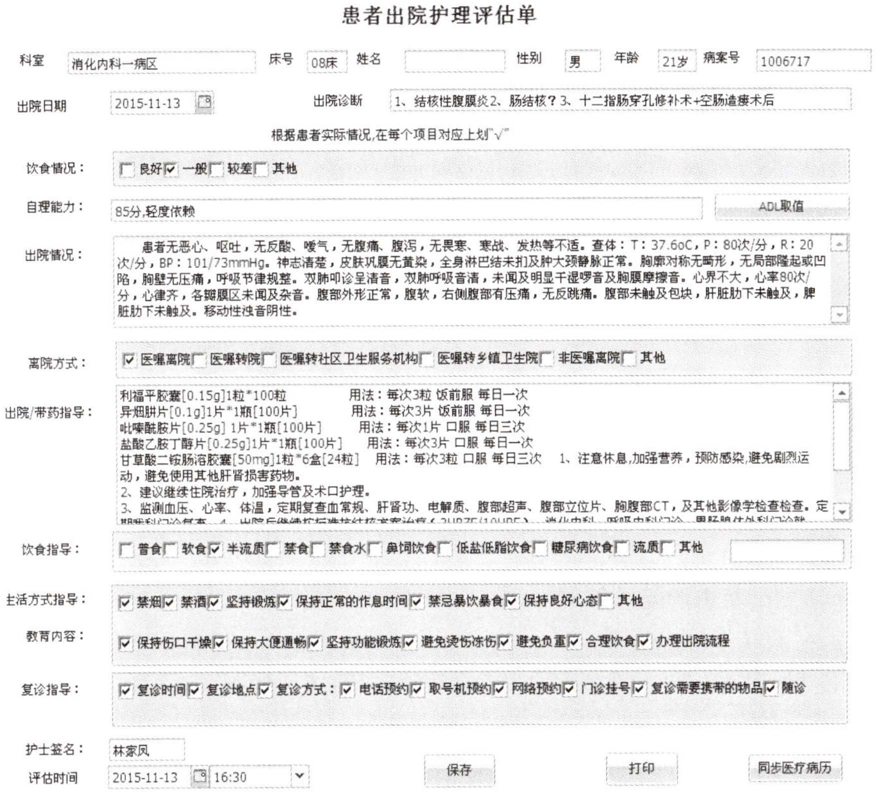

图 3-4-5　患者出院护理评估单中 ADL 可直接提取

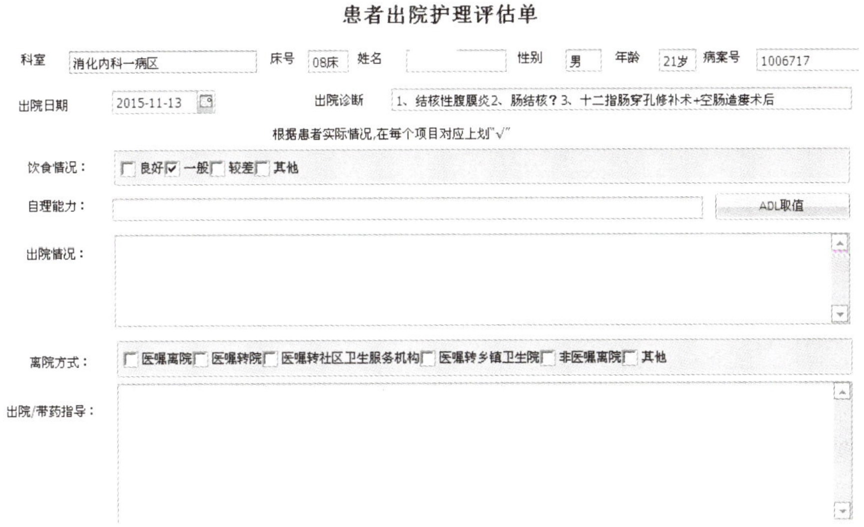

图 3-4-6　完整的患者出院护理评估单

1．登录账号和密码进入 HIS 系统后，点击菜单栏“护理病历”，选择相应床号及姓名进行查看。

注：未填写的“出院患者护理评估单”项目前的箭头为深蓝色，已填写过的“患者出院评估单”项目前的箭头变为浅蓝色，如图 3-4-7 所示。

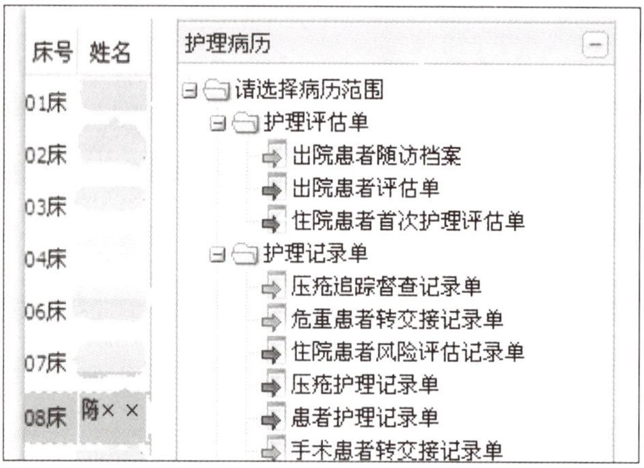

图 3-4-7　患者出院护理评估单查看

2．点击图 3-4-7 浅蓝色箭头指向的“患者出院护理评估单”，即可查看到已填写完整的患者出院护理评估单。

Step 5　建立出院患者随访档案

此步骤仍在 HIS 系统中完成。

将患者的相关信息录入患者出院随访档案，定期随访，如图 3-4-8 所示。

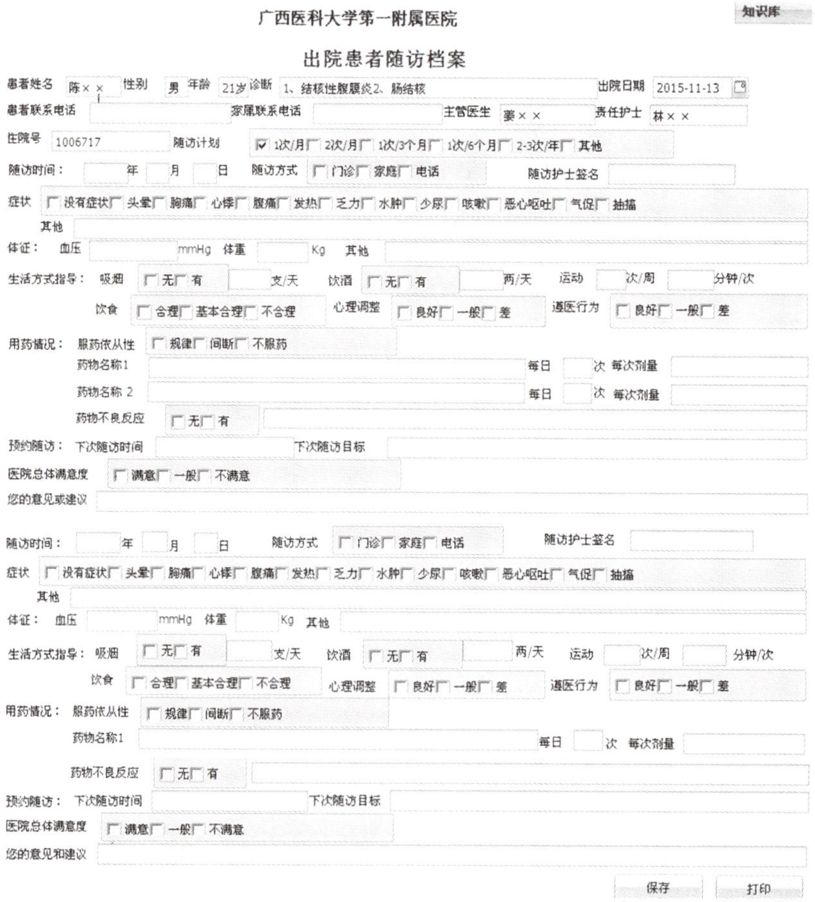

图 3-4-8　出院患者随访档案界面

各专科根据专科情况评估患者的出院随访，将合适病历录入智能手机 APP 随访系统，为患者建立个案管理电子档案，强化疾病的管控。APP 系统涵盖病情追踪、数据分析、获取专科基础知识教程、专科治疗及并发症预防、远程问诊、紧急呼救等，用于对专科患者的延伸护理。APP 软件、信息技术的应用概况如图 3-4-9。

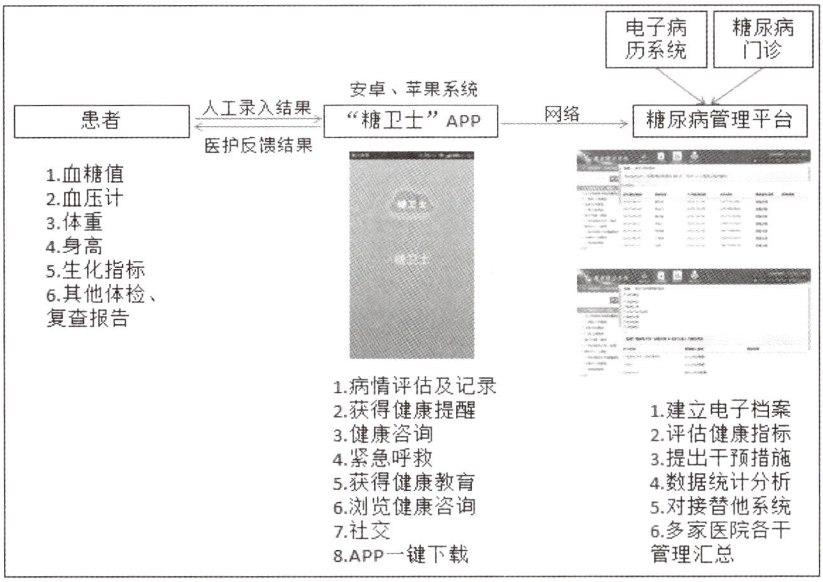

图 3-4-9　出院随访 APP 界面

APP 软件主要包括患者、医生、护士三个端口，其主要功能如图 3-4-10，图 3-4-11。

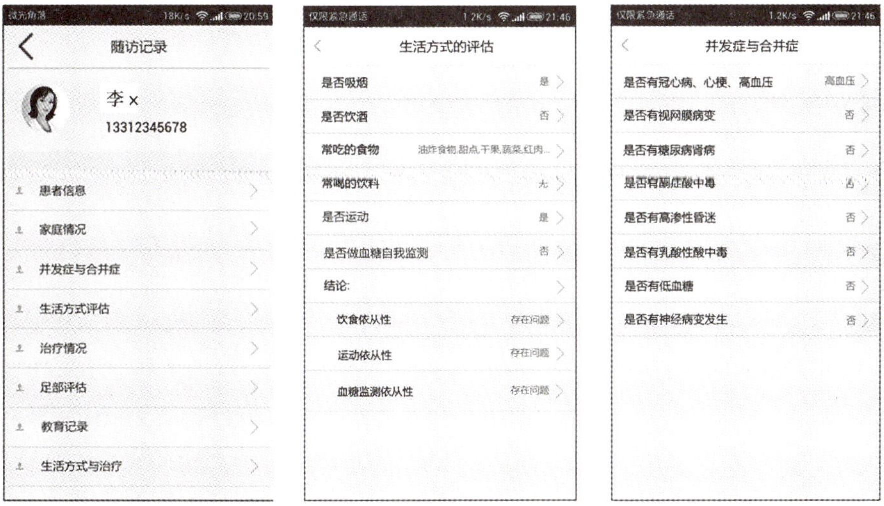
随访记录
李 ×
13312345678
患者信息
家庭情况
并发症与合并症
生活方式评估
治疗情况
足部评估
教育记录
生活方式与治疗
生活方式的评估
是否吸烟　是
是否饮酒　否
常吃的食物　油炸食物,甜点,干果,蔬菜,红肉...
常喝的饮料　无
是否运动　是
是否做血糖自我监测　否
结论:
饮食依从性　存在问题
运动依从性　存在问题
血糖监测依从性　存在问题
并发症与合并症
是否有冠心病、心梗、高血压　高血压
是否有视网膜病变　否
是否有糖尿病肾病　否
是否有酮症酸中毒　否
是否有高渗性昏迷　否
是否有乳酸性酸中毒　否
是否有低血糖　否
是否有神经病变发生　否

参数设置主页面　　病情评估界面　　并发症风险评估界面

图 3-4-10　出院随访 APP 主要功能

出院评估记录结构化管理系统从医嘱确认、选择患者、信息录入、患者出院护理评估单查看 4 个环节进行监控，通过审核医嘱、同步医疗病历，完成患者出院护理评估单，对患者住院期间的护理活动进行概括性记录，客观、真实地评价护理目标的完成、护理问题的解决、护理措施的落实、护理效果的满意程度。该系统既为责任护士节省时间，并保证了评估的准确性，又为患者提供了安全、便捷的就诊体验，有效降低了出院 / 带药指导错误的发生，更利于患者出院随访档案的建立、随访及连续性护理。

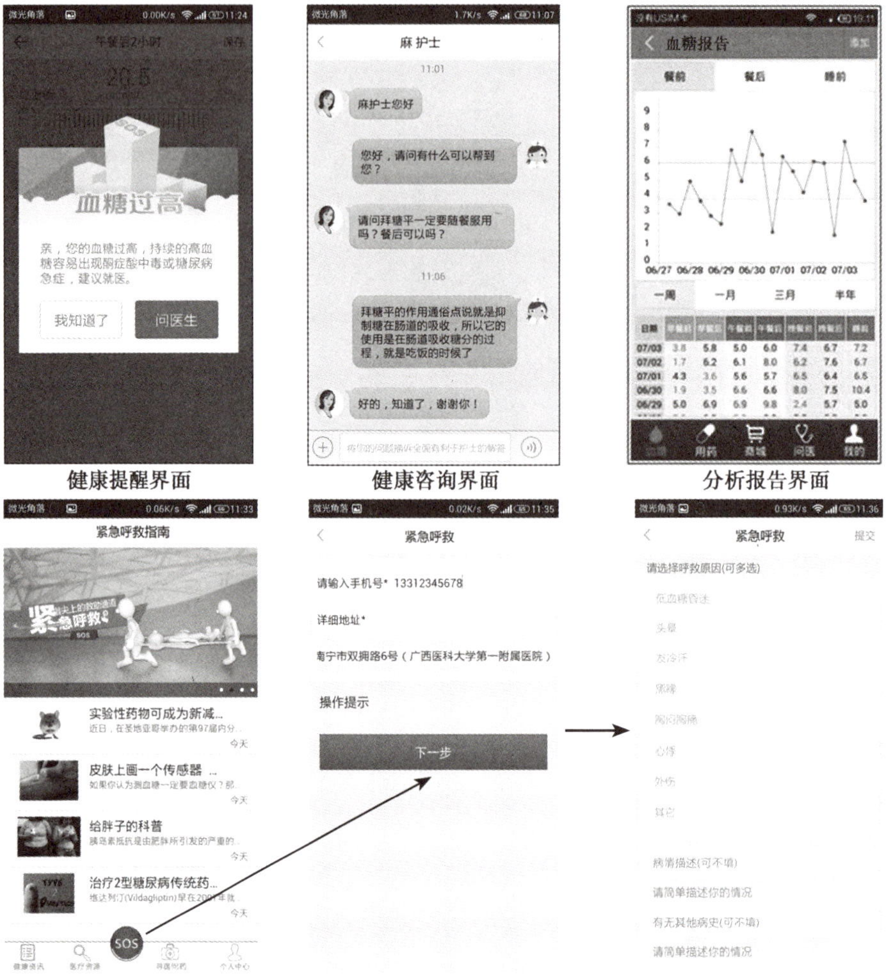

健康提醒界面　　健康咨询界面　　分析报告界面

紧急呼救设置界面

图 3-4-11　出院随访的功能界面

患者出院护理评估单和出院随访档案的功能是督促患者按时服药，规律饮食和运动，潜移默化地影响着患者改变不良的生活方式。通过便捷的互联网向患者提供院外的延伸性护理服务，服务的时间、地点相对自由，不会影响患者正常的工作和生活。在医、护、患之间搭建起有效的信息交流互动平台，实现了疾病的连续性管理，使健康教育、出院指导及随访更具个性化。智能手机方便携带，患者可以用闲暇的时间学习希望了解的相关知识，在异地也可以得到自己主管医生给出的健康指导和治疗调整方案，使得专科的治疗过程更具个性化，患者的满意度也随之增加。

（应燕萍）

第五节　重症监护信息系统的应用

本节内容为重症监护信息系统的临床应用，主要包括临床记录、护嘱开立、编辑及执行、医嘱执行、观察项、液体维护、护理措施等六大功能。

该系统保障了患者的绝大部分监测数据能够得到实时、准确、连续采集。实时自动采集功能大大减少了临床护士进行护理记录的工作量，避免了手动采集可能出现的实时误差；患者生命体征等监测数据的自动绘制也方便了护士及医生随时掌握患者病情的动态变化，为制定下一步护理及治疗措施提供了强有力的依据；另外，异常值的提示功能更进一步保障了数据采集的准确性及病情处理的及时性（图 3-5-1）。

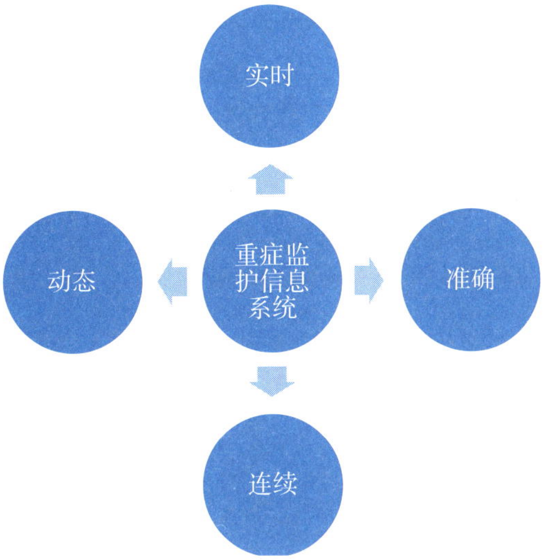

图 3-5-1　重症监护信息系统的优势

一、临床记录

该功能包括记录患者年龄、身高、体重等基本信息，以及诊断、手术名称、转入、转出等相关信息。一般在患者转入（入院）或转出（出院）时使用。具体步骤如下。

Step 1　登录系统

1．点击电脑桌面“重症监护信息系统”图标。

2．在弹出的登录界面输入登录账号及密码（图 3-5-2）：只有具有执业资格证书的本科室医护人员才有权限登录，并进行护理记录操作。

3．进入护理记录界面。

4．点击左下角所出现的患者的床号姓名，会弹出病区目前所有的患者姓名及床号，点击需要进入的床号即可进入（图 3-5-3，图 3-5-4）。

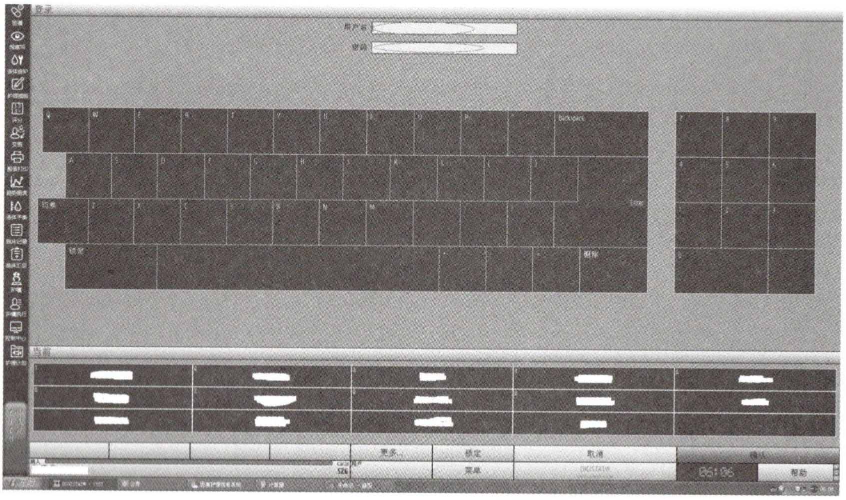

图 3-5-2　登录界面

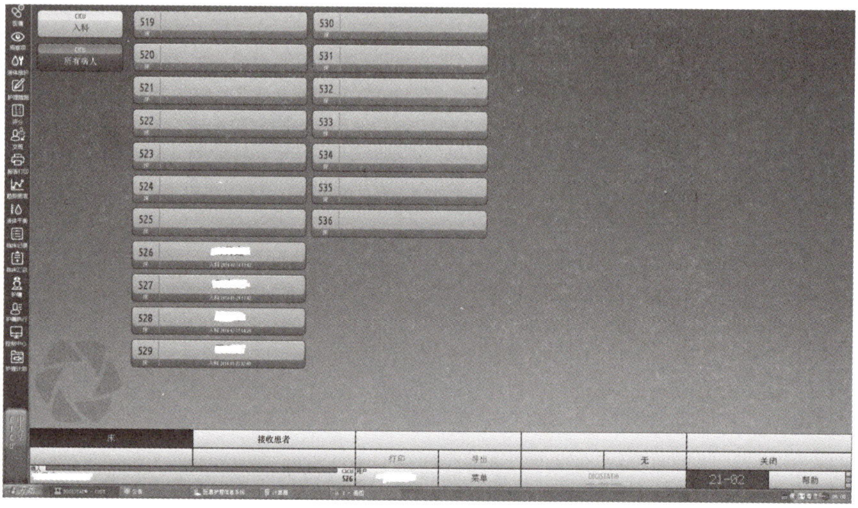

图 3-5-3　护理记录界面

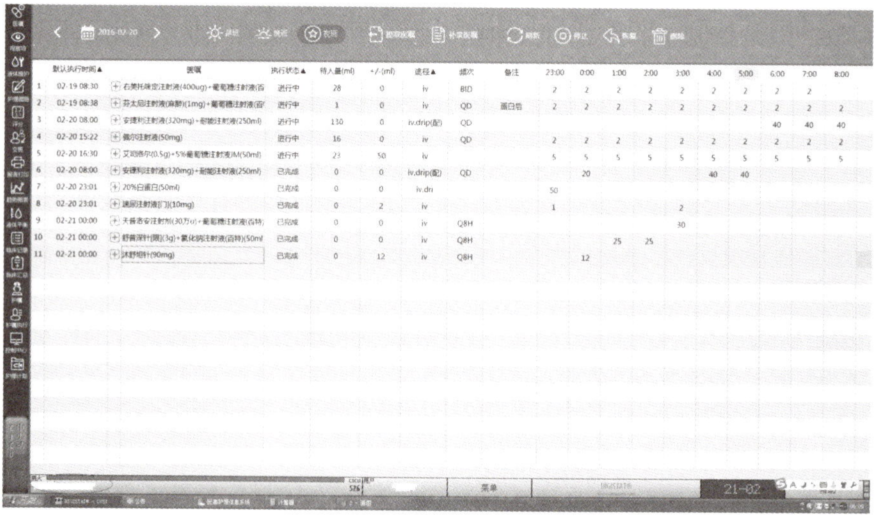

图 3-5-4　病区目前所有的患者界面

Step 2　填写临床记录相关内容

1．点击护理记录界面左边栏中“临床记录”，进入相应记录界面。

2．患者转入（入院）时：需完善该界面中空白栏处患者的信息，包括转入时间、体重、身高、入院日期、入院诊断、手术日期、手术名称、转入类型；患者转出（出院）时：仅需选择转出类型。

3．点击右下角“更新”即可保存（图 3-5-5）。

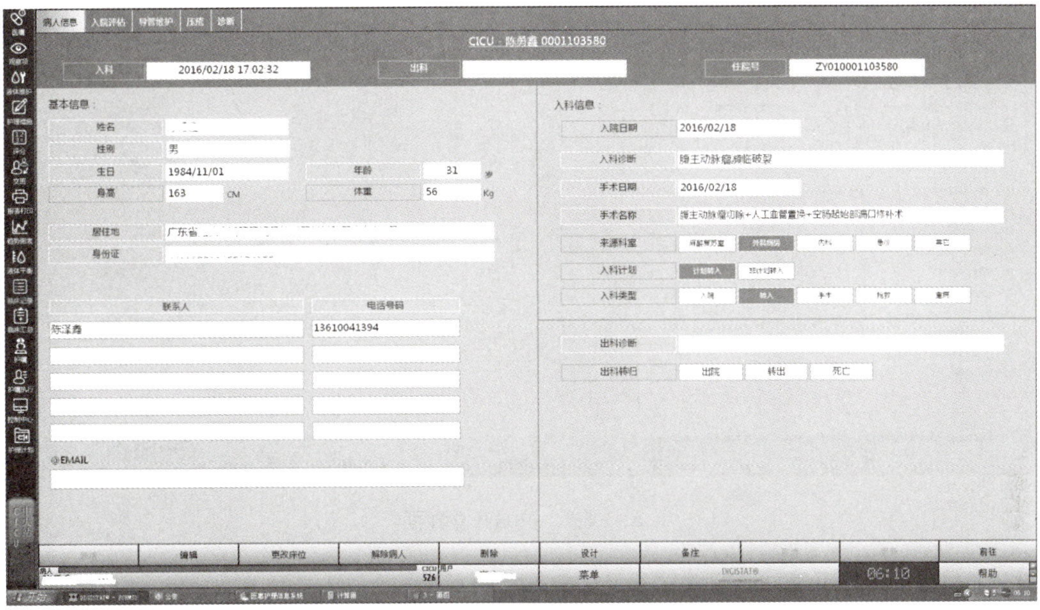

图 3-5-5　临床记录界面

二、护嘱开立、编辑及执行

该功能具体步骤如下。

Step 1　护嘱开立

1．点击护理记录界面左边栏中“护理计划”，进入护嘱开立界面。

2．在“护理计划”栏选择需要的护理集束，“护理计划内容”栏会出现该集束下的所有项目，打勾选择所需要的项目，最后点击界面下方“开立计划”即可（图 3-5-6）。

3．若“护理计划”栏无所需要的护理集束，则点击左上角“配置护理计划”，在新界面下方点击“新建”，在弹出框即可输入新的护理集束，点击左上角配置护理计划，即可配置新的护理计划（图 3-5-7）。

Step 2　护嘱编辑

1．点击护理记录界面左边栏中“护嘱”，进入护嘱编辑界面。

2．选择需要进行编辑的护嘱，再点击界面下方“移除”“编辑”或“停止”按钮，即可完成该护嘱的删除、修改或停止（图 3-5-8）。

Step 3　护嘱执行

1．点击护理记录界面左边栏中“护嘱执行”，进入护嘱执行界面。

2．选择需要执行的护嘱，在弹出对话框中填写执行时间，再点击“执行”即可完成（图 3-5-9）。

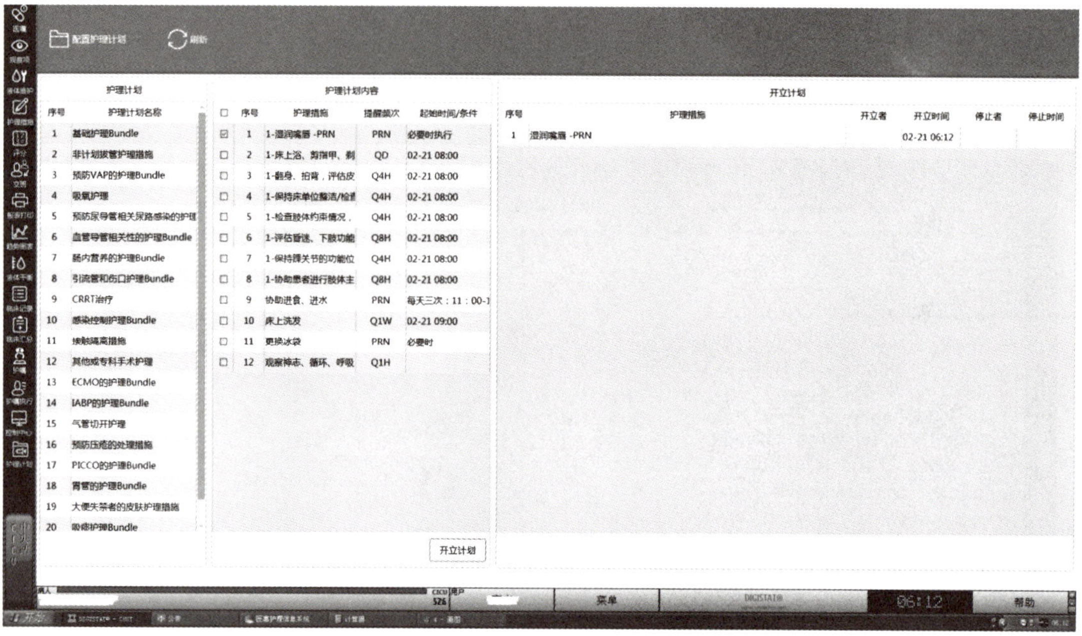

图 3-5-6　护嘱开立界面

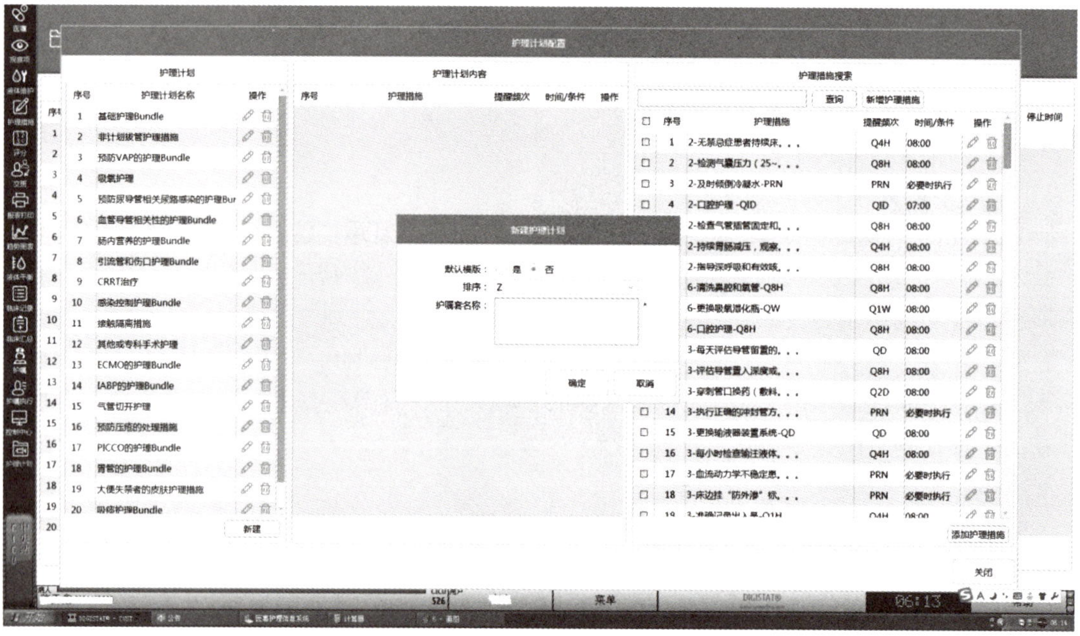

图 3-5-7　配置护理计划界面

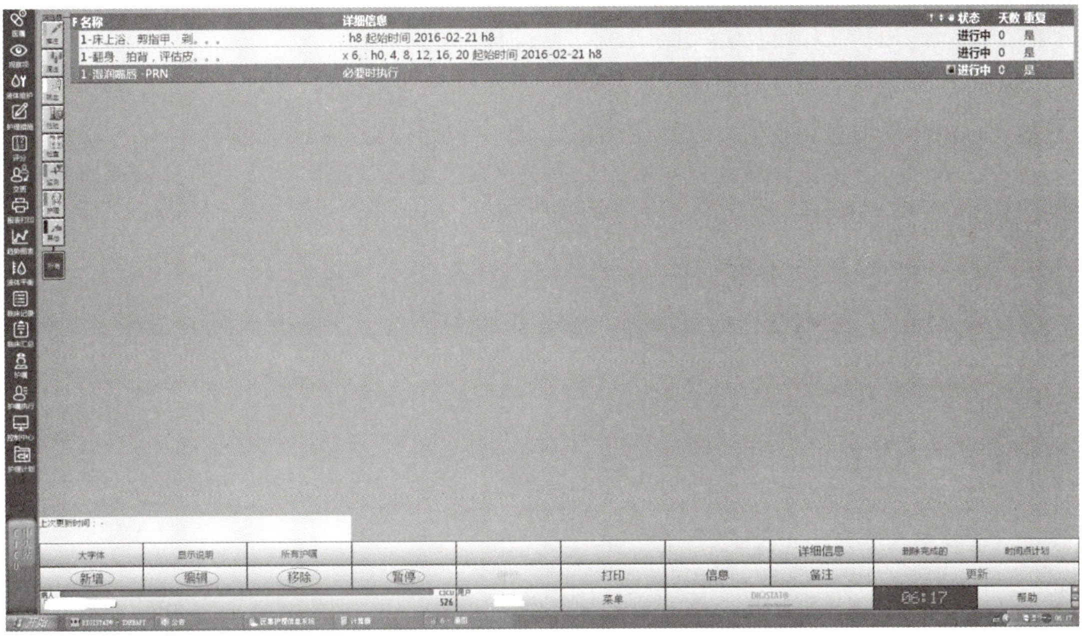

图 3-5-8　护嘱编辑界面

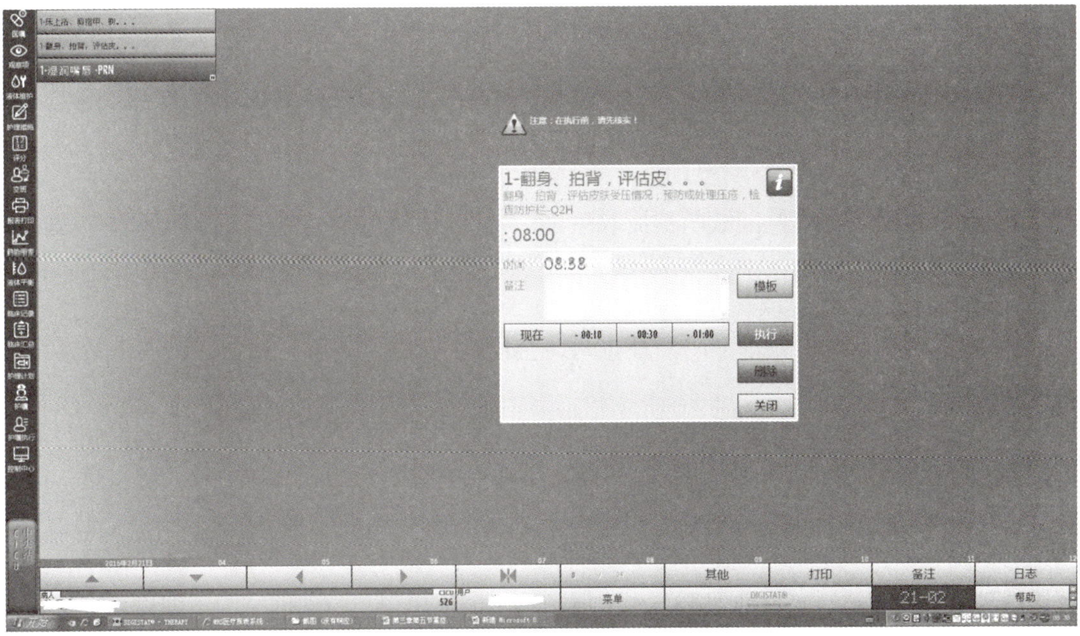

图 3-5-9　护嘱执行界面

三、医嘱执行

该功能主要用于医嘱执行后记录所用药物的名称、剂量、用法、时间、速度等，同时也可用于提取医嘱、遵医嘱停止用药、补录医嘱等。具体步骤如下。

Step 1　提取医嘱及补录医嘱

1．点击护理记录界面左边栏中“医嘱”，进入相应记录界面。

2．在界面上方蓝色区域选择对应的日期及班次。通常情况下默认当前日期及当前时间所在班次（图 3-5-10）。

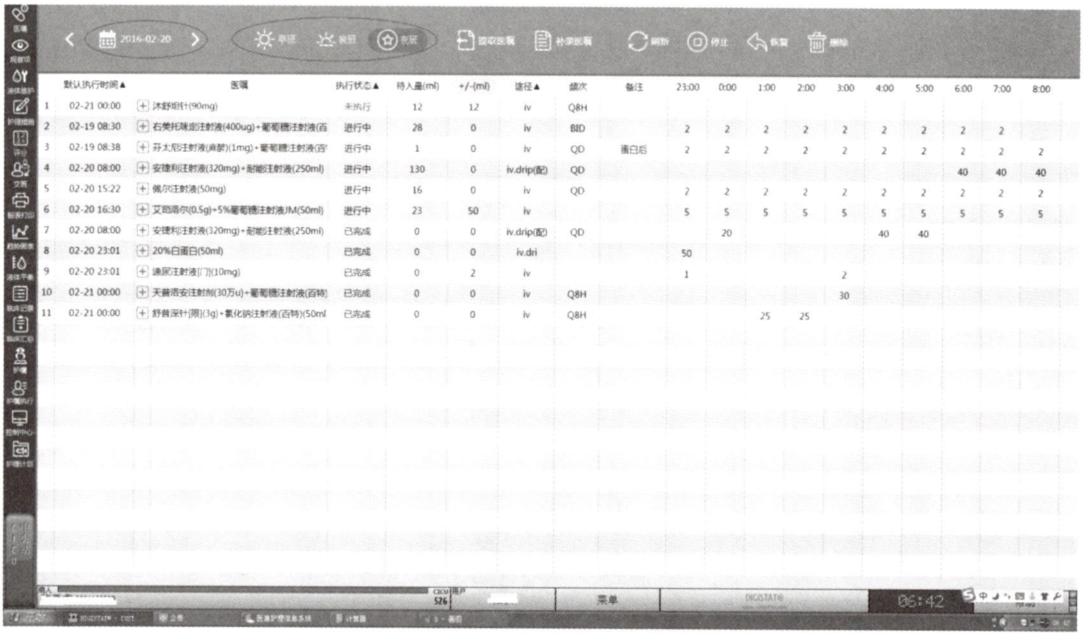

图 3-5-10　医嘱记录界面

3．点击界面上方蓝色区域的“提取医嘱”，会弹出该患者当日已开立的所有医嘱的对话框，每条医嘱前会显示该医嘱的计划执行时间。其中，未提取的医嘱前会有“□”；已提取的医嘱前会显示“已提取”（图 3-5-11）。

4．在需要提取的医嘱前“□”处点击，会出现“√”，表示已选择，再点击对话框右下角确定，即可完成提取。

5．若因抢救等原因医嘱未及时开立，则“提取医嘱”处无法显示所需医嘱。此时需点击界面上方蓝色区域的“补录医嘱”，在弹出对话框中输入药物名称、剂量、待入量，选择剂量单位、途径，再点击对话框右下角确定，即可完成补录（图 3-5-12）。

补录医嘱时需注意，每行只能录入一种药物。若药液中含有多种药物（包括溶媒），则需要从第二行开始，将每行前面的“√”取消，只需保留第一行前的“√”即可。

Step 2　医嘱执行记录

1．医嘱提取或补录完成后会自动进入医嘱执行记录界面。

2．在每条医嘱后对应时间点输入该时间段用药量（ml）。已有记录的医嘱“执行状态”处会显示“已完成”，未记录的则显示“未执行”（图 3-5-13）。

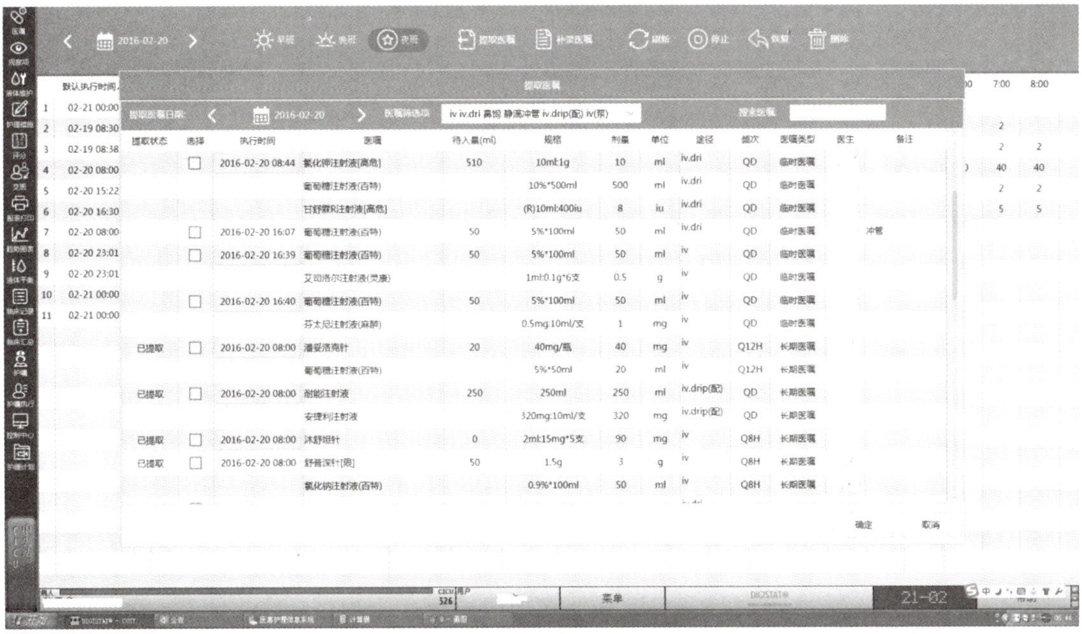

图 3-5-11　提取医嘱界面

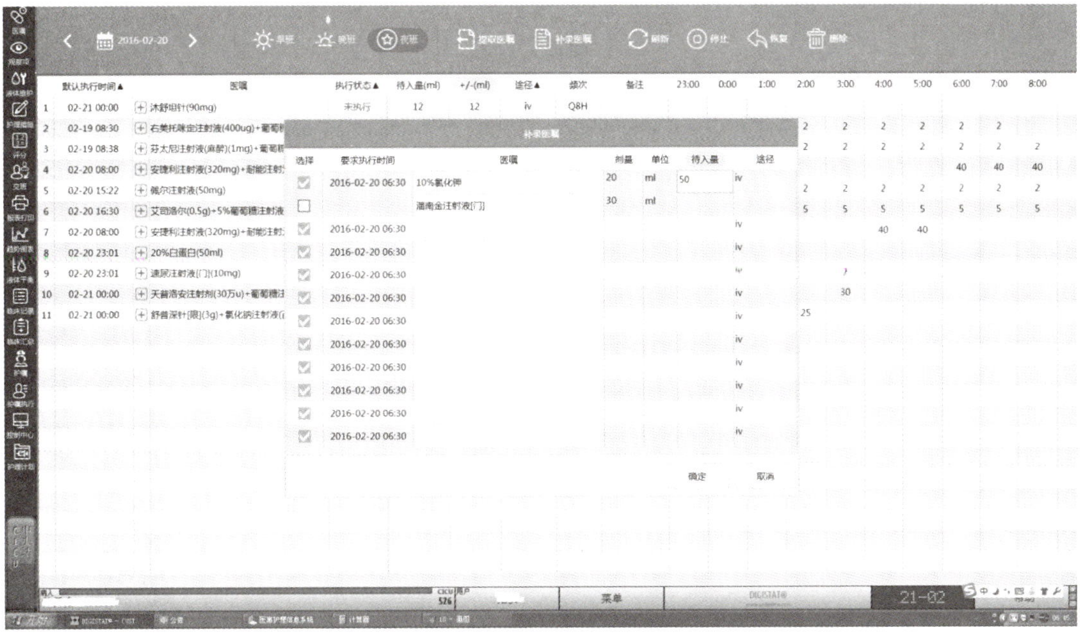

图 3-5-12　抢救后补录医嘱界面

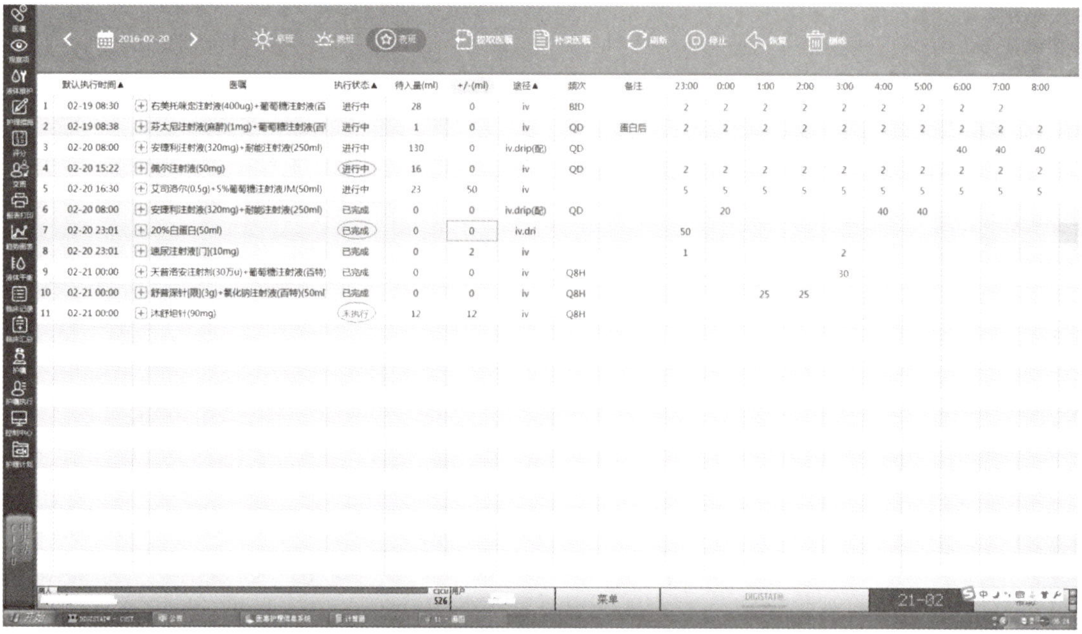

图 3-5-13　医嘱执行记录界面

Step 3　医嘱删除、停止及恢复

1．医嘱补录错误等情况下，可将未执行的医嘱删除，单击医嘱执行记录界面右上角“删除”，在弹出对话框点击“确定”即可。注意已有记录的医嘱无法删除。

2．当药物停止使用时，单击医嘱执行记录界面右上角“停止”，在弹出对话框点击“确定”即可。此时该医嘱“执行状态”处会显示“停止”，医嘱自动变成灰色。

3．当误删除或停止需要使用的医嘱时，单击医嘱执行记录界面右上角“恢复”，在弹出对话框中需要恢复的医嘱前“□”处点击打勾，点击确定即可（图 3-5-14）。

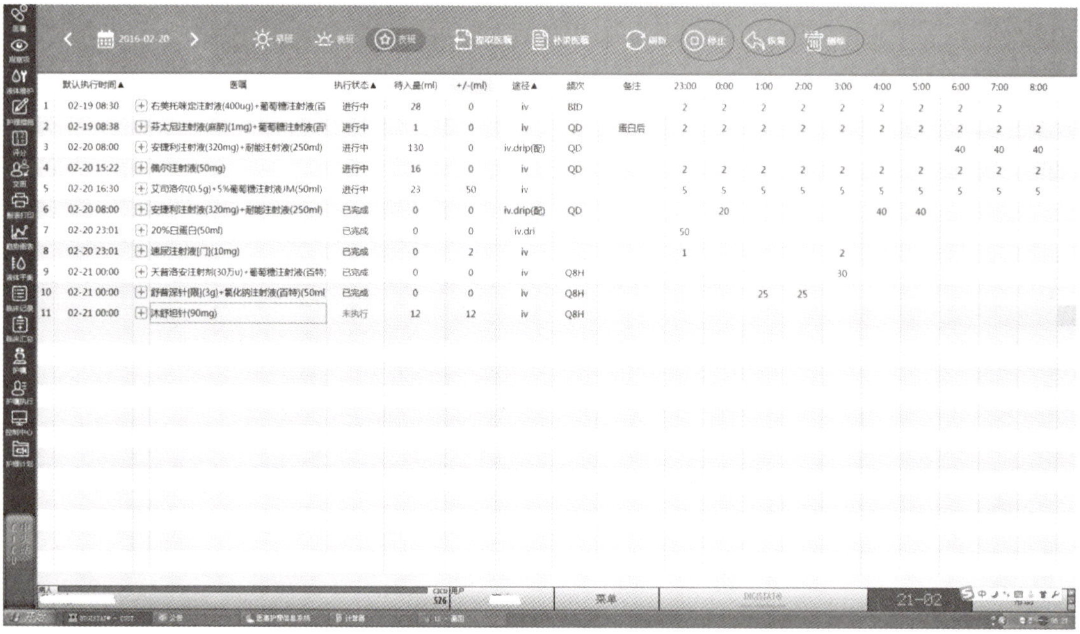

图 3-5-14　医嘱提取修改界面

四、观察项

观察项涵盖患者需要床旁监测的所有数据，包括生命体征、意识状态、体位、呼吸机参数、特殊药物用量、引流情况等几大模块。可根据患者的需求增减模块或相应模块下的具体项目。其中，生命体征、呼吸机参数等数值系统每小时整点可自动采集，部分需手工输入。在抢救等特殊情况下，也可增加非整点时间点或时间段，从而方便患者病情变化时生命体征等数值的记录。具体步骤如下。

Step 1　进入观察项

点击护理记录界面左边栏中"观察项"，进入相应记录界面（图 3-5-15）。

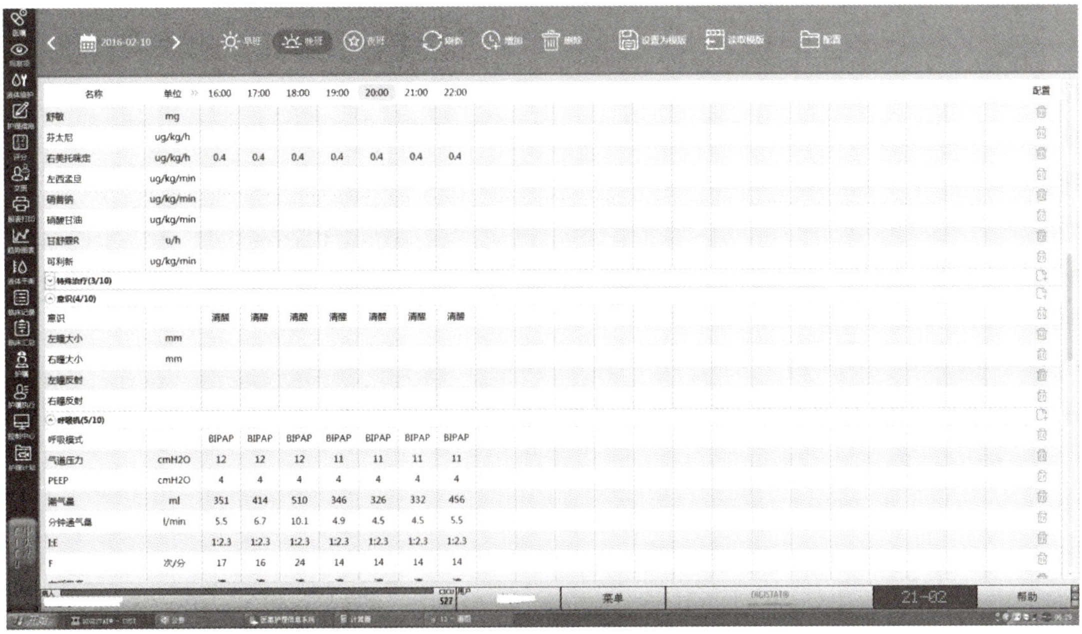

图 3-5-15　观察项界面

Step 2　观察项目编辑

点击界面上方"配置"按钮，在弹出对话框中选择"参数分组配置"或"观察项参数维护"，即可分别进行参数分组或观察项项目增减（图 3-5-16）。

Step 3　添加时间点或时间段

点击界面上方"增加"按钮，即可添加新的时间点或一段时间。一般用于抢救时生命体征的频繁记录（图 3-5-17）。

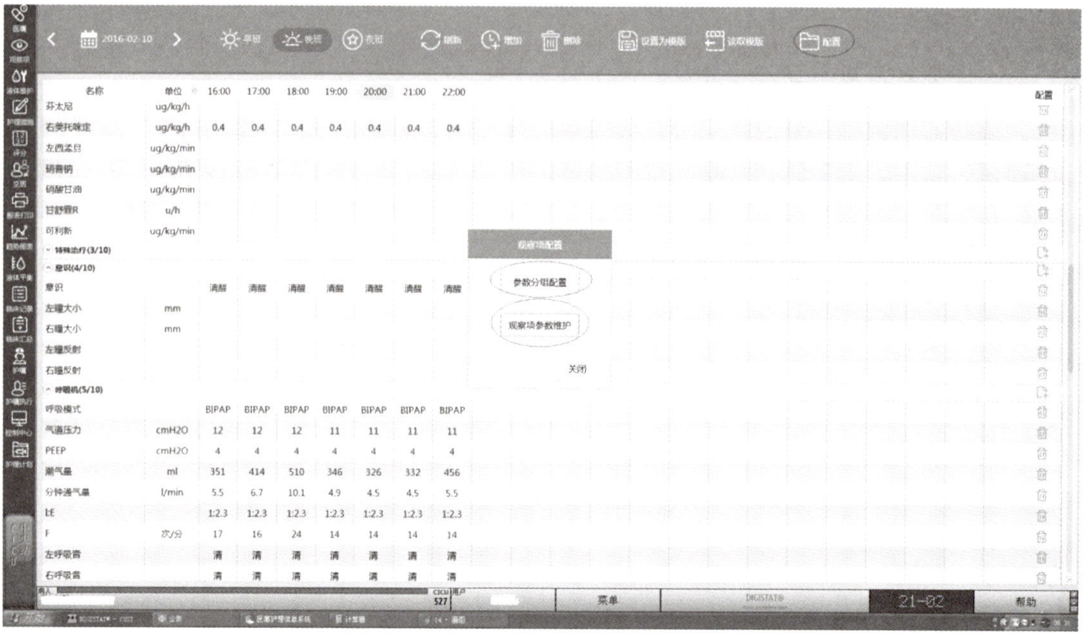

图 3-5-16 观察项目编辑界面

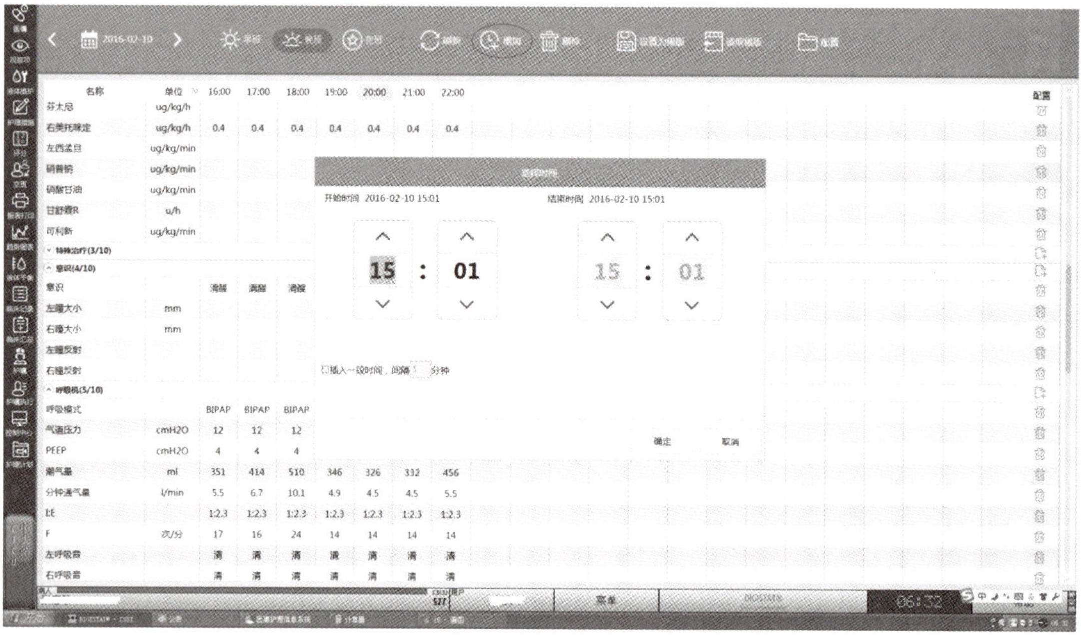

图 3-5-17 抢救时生命体征的频繁记录界面

五、液体维护

该功能用于记录患者所有出量及非静脉入量。出量如尿量、排便量、呕吐量、引流量、渗血渗液量等。非静脉入量如饮水量、进食量、鼻饲量、膀胱冲洗量、伤口冲洗量等。需每小时整点手工录入，记录项目可根据实际需要增减。具体步骤如下。

Step 1　进入液体维护

点击护理记录界面左边栏中“液体维护”，进入相应记录界面（图 3-5-18）。

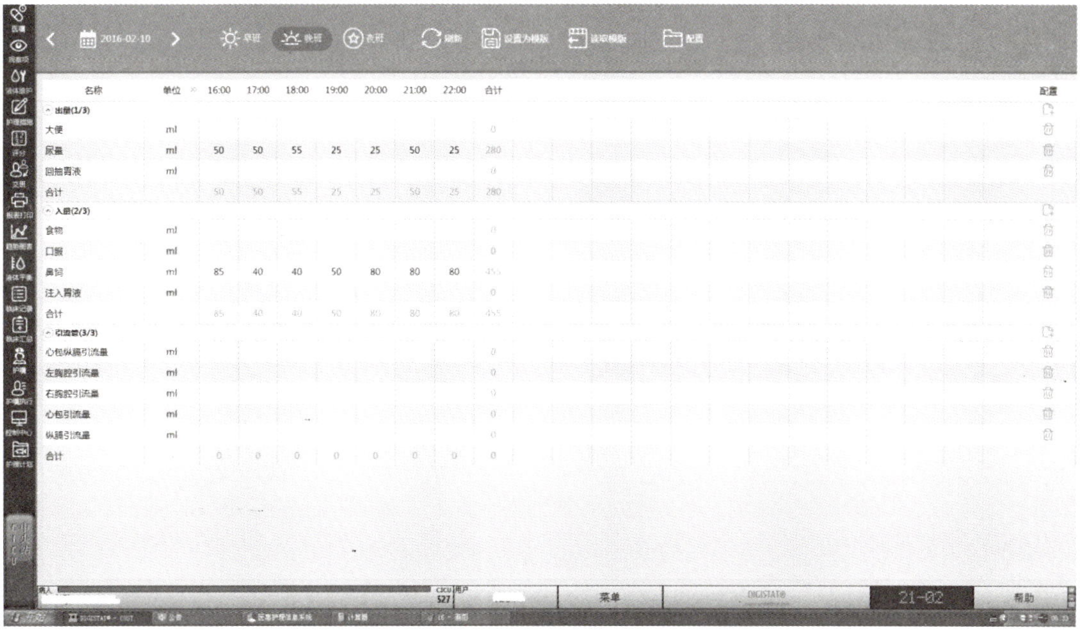

图 3-5-18　液体维护界面

Step 2　项目增减

同“四、观察项”中“Step 3”。

六、护理措施

该功能主要用于记录其他功能无法体现的护理措施，如交接班时的专科病情、病情变化及处理措施、血液制品输注、特殊药物不良反应观察、管路特殊情况、伤口换药等，也用于记录床旁或外出检查 / 治疗时的过程。记录时间可精确到分钟。具体步骤如下。

Step 1　进入护理措施

点击护理记录界面左边栏中“护理措施”，进入相应记录界面。

Step 2　增加护理措施

1．点击护理记录界面左边栏中“护理措施”，进入相应记录界面。

2．点击界面上方“增加”按钮，会弹出时间选择对话框，输入该护理措施执行的时间，再点击“确定”（图 3-5-19）。

3．记录界面会出现该时间点的一条空白护理措施，输入需要记录的措施即可（图 3-5-20）。

Step 3　危急值处理

1．使用过程中患者检验项目危急值会在右上方“危急值”处以红色闪烁字体提示，此时，点击“危急值”，可进入危急值处理界面。

2．在新出现的界面中，可查看该危急值的具体内容（项目、数值、发送时间等），若未处理，选择“提取”；若已处理，则点击“忽略”。

3．提取后的危急值会在护理措施空白处自动生成一条危急值护理记录，并提示护士告

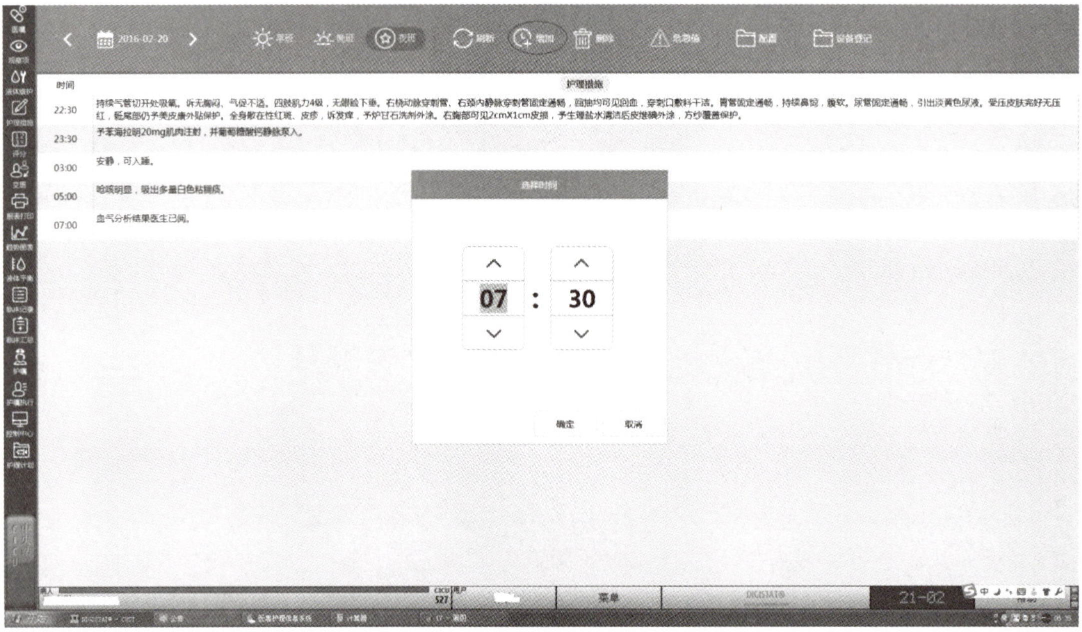

图 3-5-19 增加护理措施界面

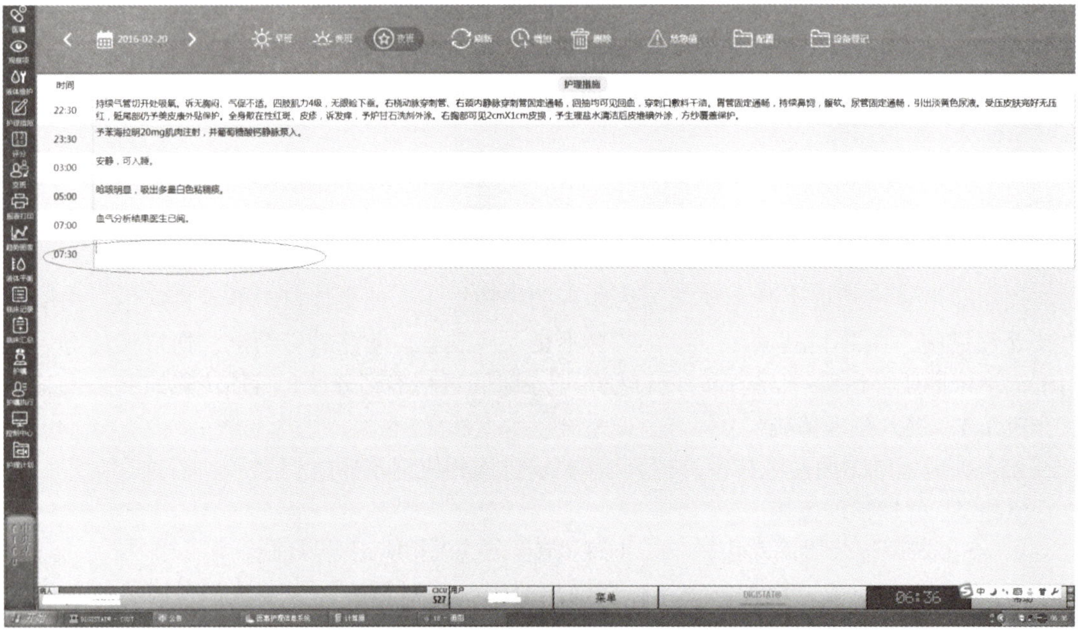

图 3-5-20 录入护理措施界面

知医生处理。忽略后的危急值则不会再次出现（图 3-5-21）。

总之，对于急危重症患者来说，高效、便捷、智能化的重症监护信息系统的应用是大势所趋。它大大减少了护理人员书写或修改护理记录所需时间，从而能将更多时间投入到患者的临床照护方面，为护理质量的提升创造了有利条件，真正体现了“以患者为中心”的护理理念。

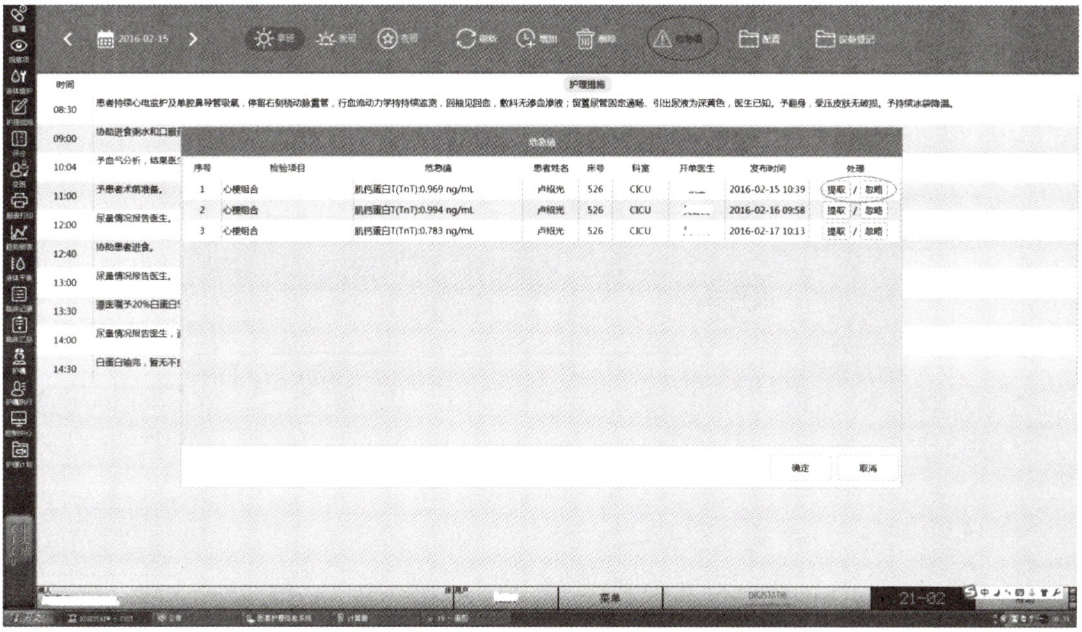

图 3-5-21　危急值处理界面

（成守珍）

第六节　手术室中信息系统的应用

手术室信息系统功能实现了手术患者身份识别的闭环管理和手术环节的可追溯性实现，保障患者安全，执行手术患者的精细化管理。此功能基于信息化的条码管理，身份核对采用扫描二位码的方式，实现两个不同系统的信息自动核对。手术环节的追溯分为无菌物品使用的追溯及术中重点环节的实时记录两部分，通过无菌包标签条码与患者腕带的绑定实现追溯，保障患者安全，在提高了工作效率的同时，促进了手术室资源最优分配与最大利用效率，同时也为医院管理的精细化提供了科学依据。

手术室信息系统包含医生下达医嘱、确认医嘱信息、患者离病房前身份核查；入手术间身份核查、三方（手术医生、麻醉医生、巡回护士）核查、无菌物品使用的闭环管理；回病房后的身份核查等。

【案例】

患者张 ××，因结肠癌收入普通外科，入院时患者血压 120/75mmHg，心率 68 次 / 分，呼吸 20 次 / 分，神志清醒，主诉排便次数增多，每日 5~6 次，均为不成形黏液状大便，于入院后 4 天在全麻下行手术，术中手术顺利，术毕返回病房。

【案例示意图】

见图 3-6-1。

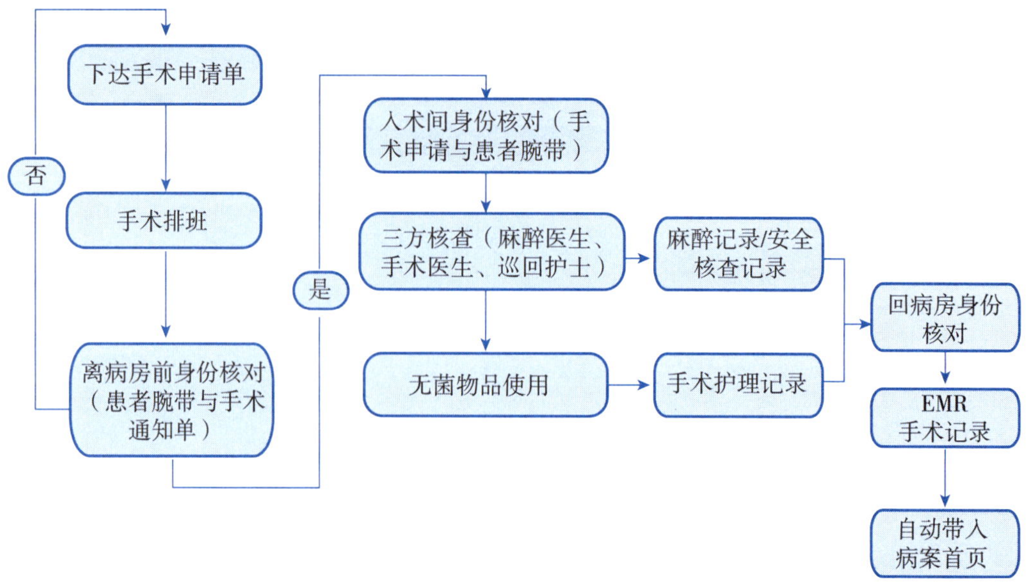

图 3-6-1　手术室信息系统构架

【操作步骤】

Step 1　手术医嘱确认和术前访视

该步骤涉及 HIS 系统、手术麻醉系统（简称“手麻系统”），需要护士分别在相关系统中完成此操作（图 3-6-2）。

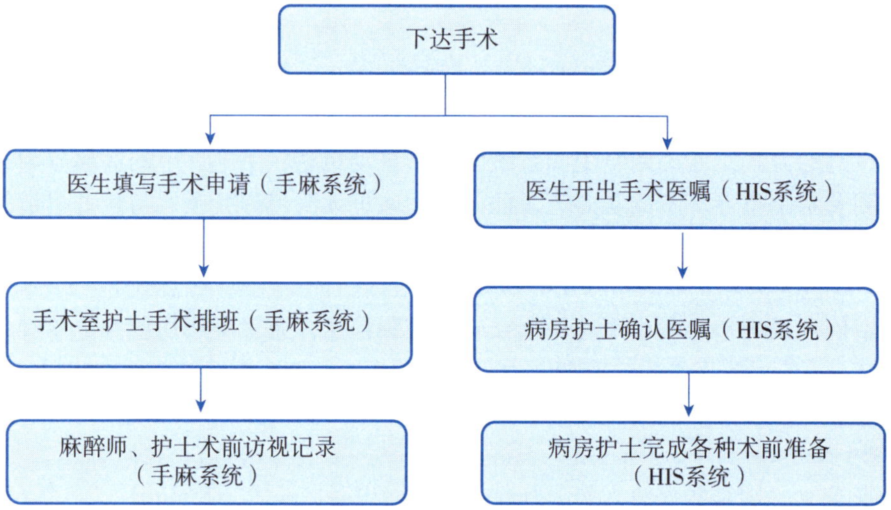

图 3-6-2　手术申请处理流程

Step 2　手术患者离病房前身份核对

该步骤为手麻系统信息与移动护理系统信息进行核对。根据手术申请单信息生成二维码（图 3-6-3），由相关人员携带手术申请至病区接准备手术的患者：①护士扫描申请单条码；②再扫描患者腕带，此时 PDA 屏幕显示本次手术相应信息，同时系统完成身份核对，无误后提示“操作成功”（图 3-6-4）。

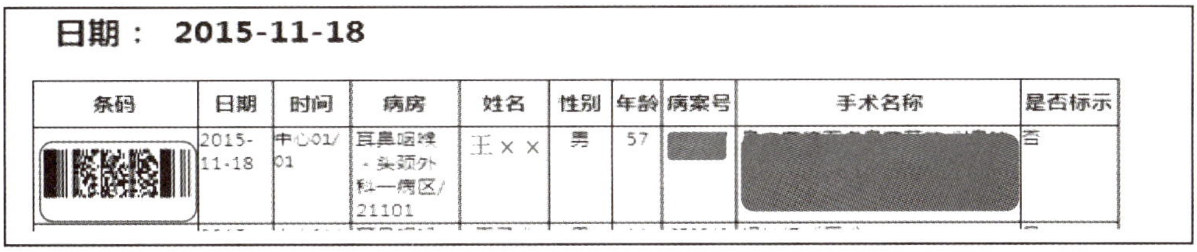

日期：　2015-11-18

条码	日期	时间	病房	姓名	性别	年龄	病案号	手术名称	是否标示
	2015-11-18	中心01/01	耳鼻咽喉-头颈外科一病区/21101	王××	男	57	[redacted]	[redacted]	否

图 3-6-3　手术申请单

Step 3　入手术间身份核查

患者进入手术间，护士登录手麻系统，选择“术间”，系统显示该术间的手术排班信息，点击“待手术患者”，系统显示身份核对界面（图 3-6-5），扫描患者腕带后扫描界面中的二维码。系统进行核对，完成入手术间身份核查。

Step 4　三方核对

该步骤为需在手麻系统中完成，完成核查后在系统中记录。登录系统后，手术医生、麻醉医生、巡回护士共同核查患者信息，确认无误后在系统中签字确认（图 3-6-6）。此环节需要在麻醉实施前、手术开始（刀碰皮）前、手术结束后分别实施，离手术间时打印入病历（图 3-6-7）。

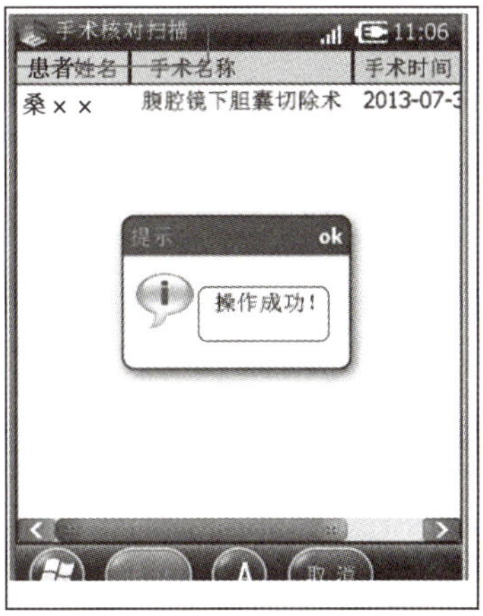

图 3-6-4　离室前身份核查 PDA 界面

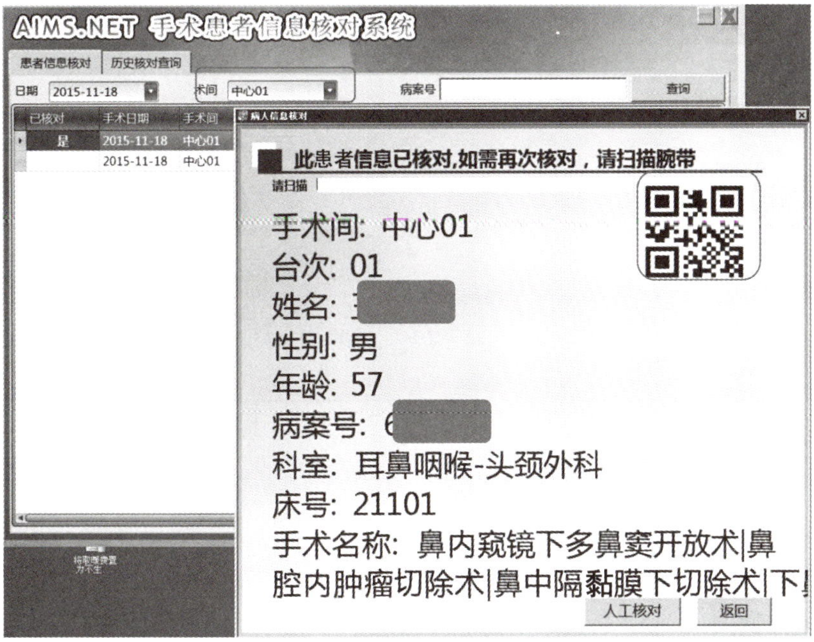

图 3-6-5　入手术间身份核查界面

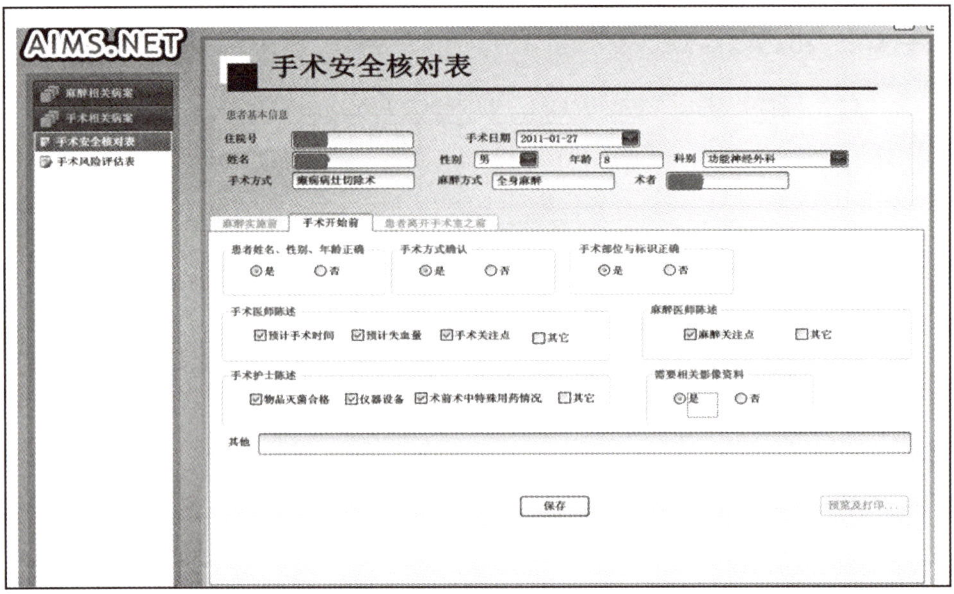

图 3-6-6　手术安全核对表

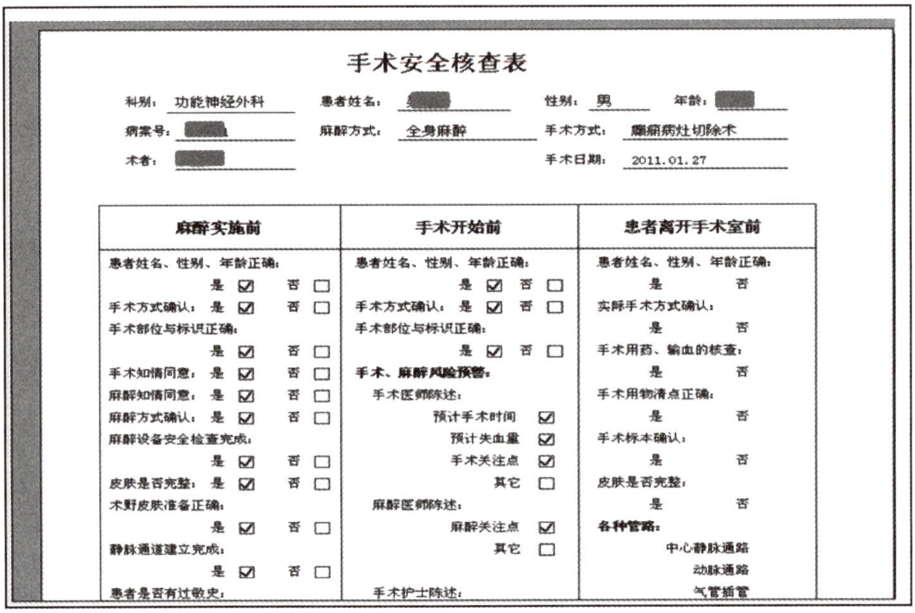

手术安全核查表

科别：功能神经外科　患者姓名：[redacted]　性别：男　年龄：[redacted]

病案号：[redacted]　麻醉方式：全身麻醉　手术方式：癫痫病灶切除术

术者：[redacted]　手术日期：2011.01.27

麻醉实施前	手术开始前	患者离开手术室前
患者姓名、性别、年龄正确： 是 ☑ 否 ☐ 手术方式确认：是 ☑ 否 ☐ 手术部位与标识正确： 是 ☑ 否 ☐ 手术知情同意：是 ☑ 否 ☐ 麻醉知情同意：是 ☑ 否 ☐ 麻醉方式确认：是 ☑ 否 ☐ 麻醉设备安全检查完成： 是 ☑ 否 ☐ 皮肤是否完整：是 ☑ 否 ☐ 术野皮肤准备正确： 是 ☑ 否 ☐ 静脉通道建立完成： 是 ☑ 否 ☐ 患者是否有过敏史：	患者姓名、性别、年龄正确： 是 ☑ 否 ☐ 手术方式确认：是 ☑ 否 ☐ 手术部位与标识正确： 是 ☑ 否 ☐ 手术、麻醉风险预警： 手术医师陈述： 预计手术时间 ☑ 预计失血量 ☑ 手术关注点 ☑ 其它 ☐ 麻醉医师陈述： 麻醉关注点 ☑ 其它 ☐ 手术护士陈述：	患者姓名、性别、年龄正确： 是 否 实际手术方式确认： 是 否 手术用药、输血的核查： 是 否 手术用物清点正确： 是 否 手术标本确认： 是 否 皮肤是否完整： 是 否 各种管路： 中心静脉通路 动脉通路 气管插管

图 3-6-7　三方核查打印界面

Step 5　无菌物品管理

1．无菌包流转　根据手术排班准备相关无菌包，扫描无菌包条码，记录该包流转的术间。

2．无菌包使用　点击“包使用”，扫描包条码和患者腕带，绑定无菌包与患者，为无菌物品追溯做好准备（图 3-6-8，图 3-6-9）。

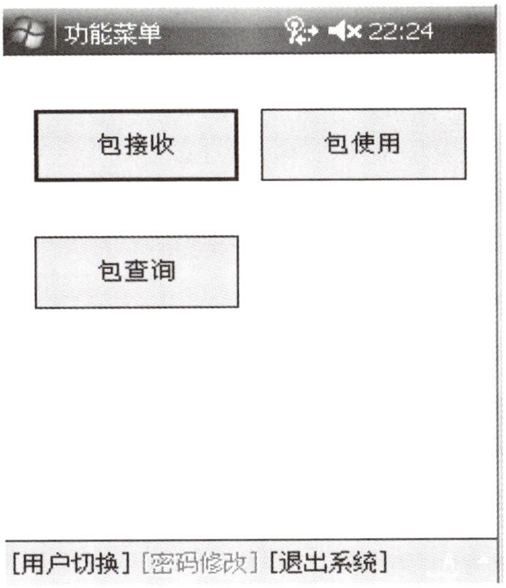

图 3-6-8　无菌包追溯系统界面

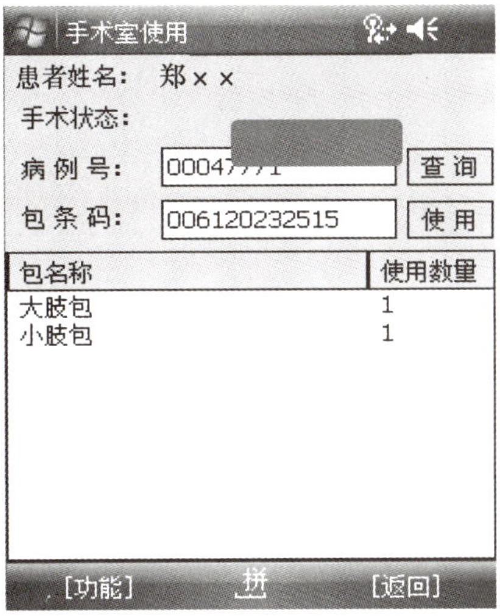

图 3-6-9　绑定无菌包与患者

3．术前器械清点：点击“功能”按钮，选择“术前清点”，两名护士清点并录入数量，系统自动核查，无误后保存，系统提示操作成功（图 3-6-10，图 3-6-11）。

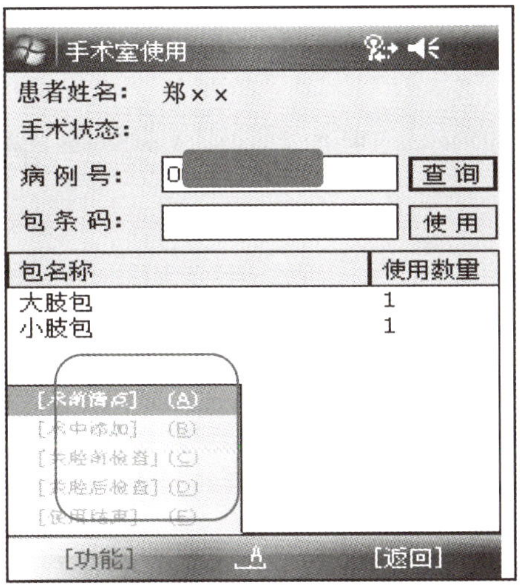

图 3-6-10　手术室器械清点

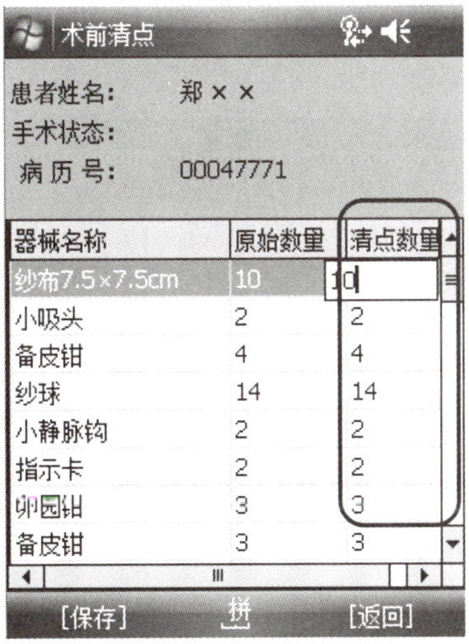

图 3-6-11　术前清点器械

4．关腔前器械清点：关腔前清点数目为术前清点与术中添加后的包数量总和。点击“功能”按钮，选择“关腔前清点”，系统将自动列出清点的名称。两名护士清点并录入数量，系统自动核对，无误后保存，系统提示操作成功（图 3-6-12，图 3-6-13）。

5．关腔后器械清点：操作流程同关腔前清点。

Step 6　患者离开手术间

在手麻系统中完成离手术间前三方核查，记录离室时间，打印安全核查记录。

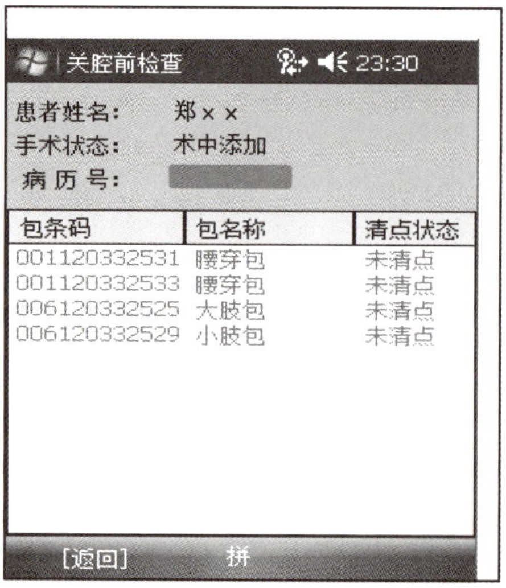

图 3-6-12　术中添加无菌包

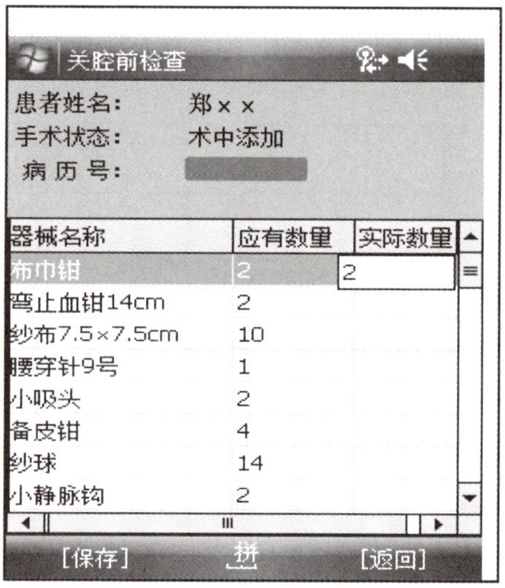

图 3-6-13　术中添加器械

Step 7　回病房身份核查

手术结束，患者返回病房，病房护士与手术护士完成患者交接。点击“腕带扫描”，选择“手术”，扫描患者腕带，完成身份核对，提示“核对成功”（图 3-6-14，图 3-6-15，图 3-6-16）记录患者回病房时间，自动在护理记录中记录“手术结束，患者到达病房”。

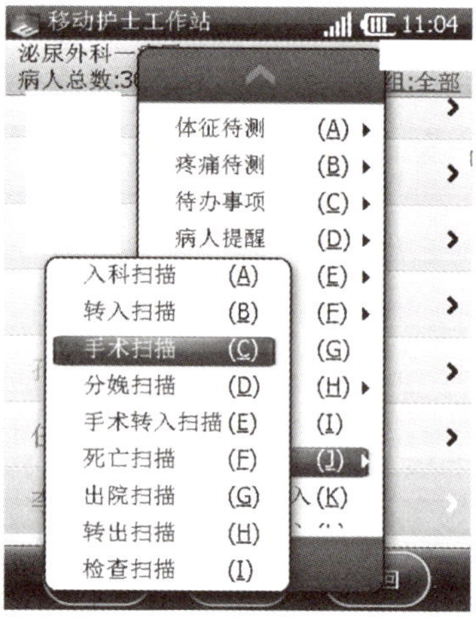

图 3-6-14　进入手术扫描界面

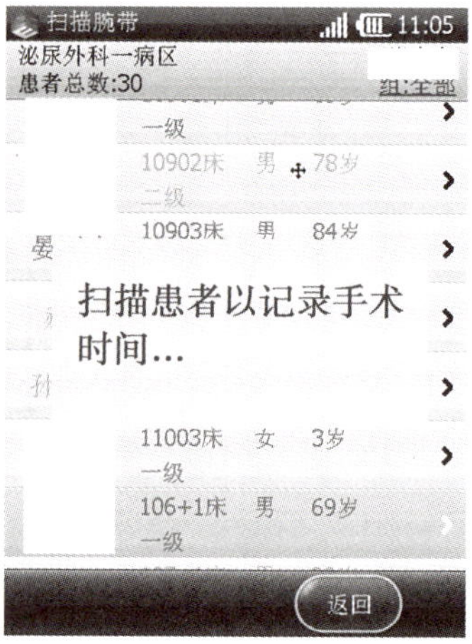

图 3-6-15　扫描患者腕带

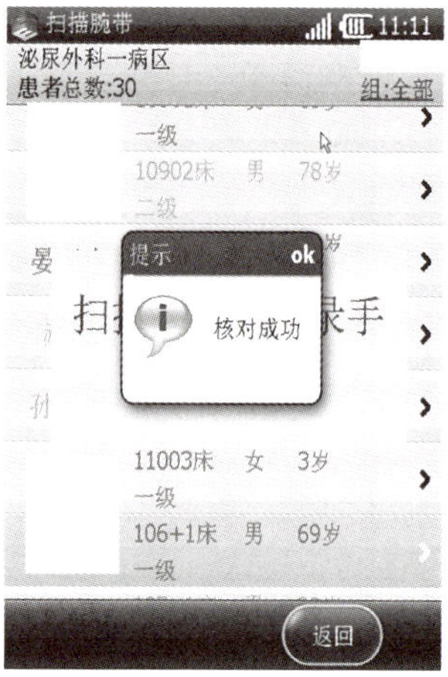

图 3-6-16　核对成功

在手术室信息系统，如果出现核对错误，系统会提醒，拦截不良事件的发生。在无菌物品使用环节，如果清点数量与系统自动计算数量不一致，保存时系统会拦截（图 3-6-17），将无法保存。手术患者任一环节身份核查不正确，系统均会拦截。

Step 8　术中环节与医嘱

病房护士了解术中生命体征异常情况、术中出血量、患者回到病房神志情况、有无压疮、手术中输液量等，见第二节的评估与记录和医嘱闭环管理。

【重点及难点】

手术室信息系统属于重要的临床业务系统，应用从手术医嘱的开出、不同护士对医嘱的确认、手术患者身份核对、术中无菌物品追溯等多环节全程监控，多系统联合应用，通过各系统间数据共享、相互约束、条码化核对等方式实现了给药全流程信息跟踪与闭环管理，实时记录，方便查询，实现了粗放型管理向患者精细化管理的转变，其重点及难点主要包括：

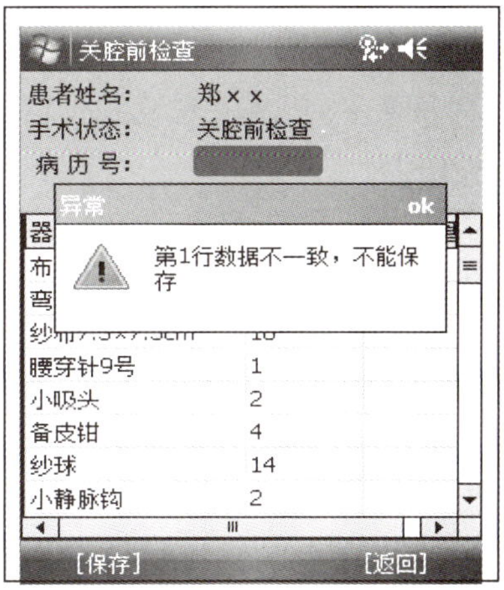

图 3-6-17　数据不正确时界面

1．全流程闭环管理保障患者安全　手术室信息系统的全流程闭环管理需要病区护士、麻醉医生、手术医生、手术室护士共同完成，环节之间相互制约，整个过程中所有错误提示均为系统拦截，信息不正确无法进行下一环节操作。特殊环节扫描条码完成身份识别，融入信息技术保障患者安全，减少不良事件的发生。

2．全流程信息跟踪促进手术室精细化管理　手术室信息系统采用实时录入、扫描后自动记录的方式，为管理者的有效管理提供信息支持。例如，缩短首台手术在手术室的等待时间是一个高效率的手术室应有的特性，同时也是影响手术室利用率的重要因素，更是有效利用手术室人力物力资源、降低成本、减少浪费的基础。信息系统上线使用后，可以从系统中直接调取相关数据有针对性地督导科室工作。针对重要事件、重点环节可实时查看，把科室工作考核的重点指标作为系统自动质控的项目，方便了实施者的查看，同时为管理者的精细化管理提供依据，可以有效地提高手术相关管理的整体水平。

3．手术状态实时监控为人员的合理利用提供依据　手术室信息系统提供手术状态的实时监控功能。系统按已安排台次顺序显示每台手术的具体情况，包括手术患者、手术名称、麻醉方式、手术医师、护士、麻醉医师，各个手术关键时间点，管理部门通过登录特定网站即可实时查看。这其中包括医院当天共提交多少手术申请（包括门诊患者、急诊患者、住院患者）、手术室已安排多少手术、目前已完成多少手术和有多少手术还在等待中等。同时，管理人员还可点击进入各个手术间，查看手术具体情况，可一目了然地看到每台手术当前进行状态，为人员的合理利用提供了有效的依据。

手术室信息系统利用局域网与计算机技术，从手术医嘱的开出、不同角色护士对医嘱的确认、手术患者身份核对、术中无菌物品追溯等多环节全程监控，多系统联合应用，各系统间数据共享、相互校验、条码化核对等方式实现了全流程信息跟踪与闭环管理。实现了实时记录，随时查询，围术期患者安全与质量采用自动环节质控，辅以管理者在线实时监控。及时采集、储存、分析、处理手术各环节监控数据，迅速反馈到各执行操作部门，为发现问题、解决问题，排查隐患提供可靠依据，促进手术质量的持续改进。保障患者安全的同时，实现了粗放型管理向患者精细化管理的转变，同时节约了大量的人力、物力，提高了工作效率，使手术室资源得到了最优分配与最大利用效率。

（韩斌如）

参考文献

[1] 池艳宇 . PDA 在移动护理信息系统中的应用研究进展 [J]. 中国护理管理，2012，12（10）：16-18.

[2] 姜安丽 . 新编护理学基础 . 北京 : 人民卫生出版社，2012.

[3] 黄人健，李秀华 . 内科护理学高级教程 . 北京 : 人民军医出版社，2011，135-140.

[4] 王明时 . 医院信息系统 . 北京：中国科学技术出版社，2008.

[4] 李小华 . 医院信息化技术与应用 . 北京：人民卫生出版社，2014.

[6] 曹世华 . 护理信息学 . 杭州：浙江大学出版社，2012.

[7] 杨富华 . 数字化医院信息系统教程 . 北京：中国科学技术出版社，2014.

[8]Cohen MZ，Easley MK，Ellis C et al. Cancer pain management and the JCAHO's pain standards：an institutional challenge[J]. J Pain Symptom Manage，2003，25（6）：519-527.

[9]Hutton JL，Smith DF，Sandemann D et al. Development of prognostic index for primary supratentorial intracerebral tumours[J]. J Neurol Neurosurg Psychiatry，1992，55（4）：271-274.

[10]Merskey H，Bufduk N. Classification of Chronic Pain. Description of Chronic Pain Syndromes and Definition of Pain Terms. 2nd ed. Seattle，WA：IASP Press，1994.

[11] 张叶宁，张海伟，宋丽莉等 . 心理痛苦温度计在中国癌症患者心理痛苦筛查中的应用 . 中国心理卫生杂志，2010，24（12）：897-902.

[12] 郑儒君，李俊英 . 肿瘤患者心理痛苦评估与治疗研究进展 . 华西医学，2011，8：1264-1267.

[13] 王泉清，蒋英，刘璐 . 血液净化治疗中心智能管理系统设计 . 中国医学装备，2012，12：48-50.

[14] 向杨，王云燕，李云姝，等 . 血液净化中心信息化管理系统在我院的应用 . 中国医学装备，2015，2：133-134.

[15] 童思木，钦煜，申刚磊，等 . 血液净化临床信息系统的构建与应用实践 . 中国数字医学，2014，6：46-48.

[16] 张皑频，杨德兰，杨艳，等 . 重庆市老年公寓 65 岁及以上老人认知功能初步筛查 . 重庆医科大学学报，2008，33（4）：457-461.

[17] 刘学员，赵蕾，李水晴，等 . 军队离退休老干部日常生活能力调查 . 中国临床保健杂志，2009，12（1）：54-56.

[18] 蒲虹杉，赵冬青，董碧蓉 . 微型营养评估简易法预测老年住院患者临床预后的研究 . 华西医学，2013，28（6）：898-901.

[19] 龙纳，胡秀英 . 功能独立能力评估量表的研究与应用进展 . 护理学报，2012，19（2A）：9-10.

[20] 刘祚燕，吴琳娜，胡秀英 . 老年住院患者日常生活活动能力影响因素研究 . 四川大学学报（医学版）.2015，46（2）：311-314.

[21] 蒲丽辉，刘祚燕，胡秀英 . 老年虚弱综合征评估工具研究进展 . 中国实用护理杂志，2015，31（9）：89-92.

[22] 刘祚燕，龙纳，胡秀英 . 老年综合征评价量表的性能实测分析 . 护理研究，2013，27（6）：1653-1655.

[23] 胡秀英，龙纳，吴琳娜，等 . 中国老年人健康综合功能评价量表的研制 . 四川大学学报（医学版），2013，44（4）：610-613.

[24] 刘祚燕，王英，胡秀英等 . 跌倒危险因素评估量表在住院老年患者安全管理中的应用 [J]. 护理学报，2013，20（9B）：7-9.

[25] 刘祚燕，胡秀，英 . 老年综合征评价指标体系的初步构建 . 中国实用护理杂志,2012,28(34)：61-64.

[26] 刘祚燕，胡秀英，龙纳 . 老年综合征及其评估工具的研究现状 . 护士进修杂志,2012,27(16)：1456-1458.

[27] 颜巧元 . 护理信息管理. 北京：人民军医出版社，2013.

[28] 罗爱静 . 卫生信息管理学. 北京：人民卫生出版社，2009.

[29] 李小寒 . 基础护理学. 北京：人民卫生出版社，2012.

[30] 唐秀梅，汤娅红. 手机移动终端应用于门诊预约挂号服务系统的时间与分析 . 中国护理管理，2015，15（8）：985-987.

[31] 曹世华 . 护理信息学. 杭州：浙江大学出版社，2012.

[32] 戴萌，陈清. 健康体检质量管理模式的建立与实施 . 中国医院管理，2008，28（10）:48-49.

[33]International Mdical Information Association-Nursing Informatics（IMIA-NI). 2010. http://dlthede.net/Informatics/Chap01Overview/NIDefinitions.html.Accessed February 19，2011.

[34] 许燕 . 国内外护理信息化实践现状 [J]. 中国护理管理、2010，10（5）：11-14.

[35] 王明时 . 医院信息系统 . 北京：中国科学技术出版社，2008.

[36] 李小华 . 医院信息化技术与应用 . 北京：人民卫生出版社，2014.

[37] 曹世华 . 护理信息学 . 杭州：浙江大学出版社，2012.

[38] 杨富华 . 数字化医院信息系统教程]. 北京：中国科学技术出版社，2014.

[39]Cohen MZ，Easley MK，Ellis C et al. Cancer pain management and the JCAHO's pain standards：an institutional challenge. J Pain Symptom Manage，2003，25（6）：519-527.

[40]Hutton JL，Smith DF，Sandemann D et al. Development of prognostic index for primary supratentorial intracerebral tumours. J Neurol Neurosurg Psychiatry，1992，55（4）：271-274.

[41]Merskey H，Bufduk N. Classification of Chronic Pain. Description of Chronic Pain Syndromes and Definition of Pain Terms. 2nd ed. Seattle，WA：IASP Press; 1994.

[42] 张叶宁，张海伟，宋丽莉，等 . 心理痛苦温度计在中国癌症病人心理痛苦筛查中的应用 . 中国心理卫生杂志，2010，24（12）：897-902.

[43] 郑儒君，李俊英 . 肿瘤病人心理痛苦评估与治疗研究进展 . 华西医学，2011，8：1264-1267.

[44] 王泉清，蒋英，刘璐 . 血液净化治疗中心智能管理系统设计 . 中国医学装备，2012，12：48-50.

[45] 向杨，王云燕，李云姝，等 . 血液净化中心信息化管理系统在我院的应用 . 中国医学装备，2015，2：133-134.

[46] 童思木，钦煜，申刚磊，等 . 血液净化临床信息系统的构建与应用实践 . 中国数字医学，2014，6：46-48.

[47] 张皑频，杨德兰，杨艳，等 . 重庆市老年公寓 65 岁及以上老人认知功能初步筛查 . 重庆医科大学学报，2008，33（4）：457-461.

[48] 刘学员，赵蕾，李水晴，等 . 军队离退休老干部日常生活能力调查 . 中国临床保健杂志，2009，12（1）：54-56.

[49] 蒲虹杉，赵冬青，董碧蓉 . 微型营养评估简易法预测老年住院病人临床预后的研究 . 华西医

学，2013，28（6）：898-901.
[50] 龙纳，胡秀英 . 功能独立能力评估量表的研究与应用进展 . 护理学报，2012，19（2A）：9-10.
[51] 刘祚燕，吴琳娜，胡秀英 . 老年住院患者日常生活活动能力影响因素研究 . 四川大学学报（医学版）.2015，46（2）：311-314.
[52] 蒲丽辉，刘祚燕，胡秀英 . 老年虚弱综合征评估工具研究进展 . 中国实用护理杂志，2015，31（9）：89-92.
[53] 刘祚燕，龙纳，胡秀英 . 老年综合征评价量表的性能实测分析 . 护理研究，2013，27（6）：1653-1655.
[54] 胡秀英，龙纳，吴琳娜，等 . 中国老年人健康综合功能评价量表的研制 . 四川大学学报（医学版），2013，44（4）：610-613.
[55] 刘祚燕，王英，胡秀英，等 . 跌到危险因素评估量表在住院老年患者安全管理中的应用 . 护理学报，2013，20（9B）：7-9.
[56] 胡秀英，龙纳，吴琳娜 . 中国老年人健康综合功能评价量表的研制 . 四川大学学报（医学版），2013，44（4）：610-613.
[57] 刘祚燕，胡秀英 . 老年综合征评价指标体系的初步构建 . 中国实用护理杂志，2012，28（34）：61-64.
[58] 刘祚燕，胡秀英，龙纳 . 老年综合征及其评估工具的研究现状 . 护士进修杂志，2012，27（16）：1456-1458.
[59] 卫生部．三级综合医院评审标准实施细则（2011 年版）．2011.
[60] 卫生部办公厅 . 手术安全核查制度 .2010.
[61] 卫生部办公厅 . 三级综合医院医疗质量管理与控制标准（2011 年版）的通知 .2011.

第四章　护理管理系统

第一节　护理人力资源管理

通过护理管理信息系统实现对护理人员档案的电子化管理以及护士排班、护士调配等，规范和方便了护理部对全院护士的管理。

护理人员按照科室、大科进行分类，可按照工号、姓名查询，如图 4-1-1。

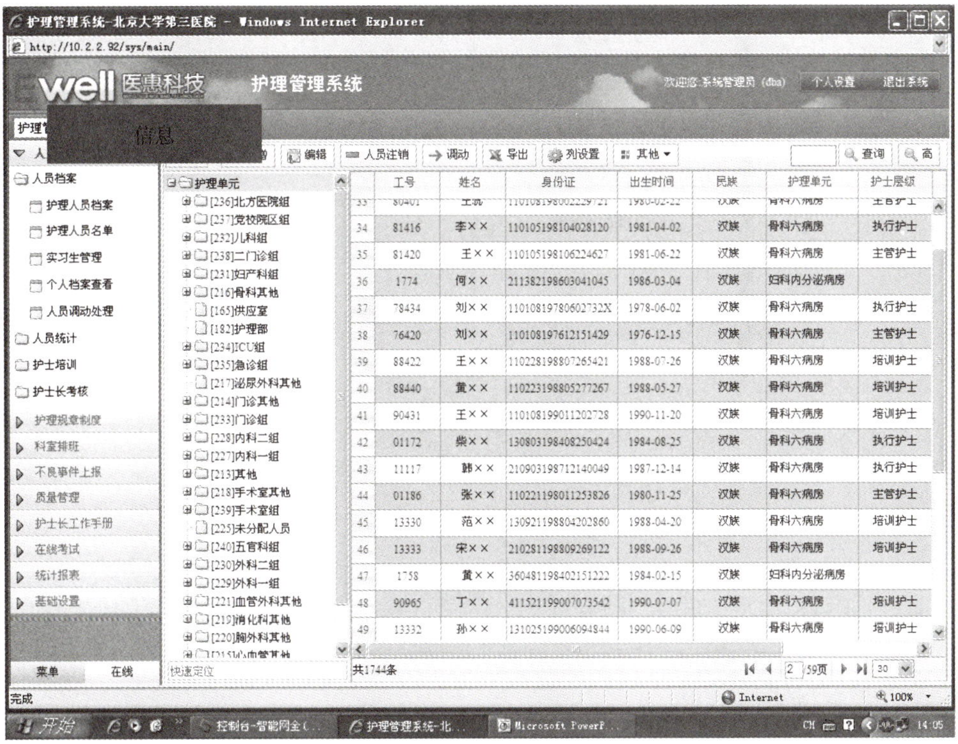

图 4-1-1　护理人员档案

一、护理部对人力资源的动态管理档案系统

护理人力资源管理模块的人员动态管理档案系统包含基本信息、人员不同类别统计、护士总数的增或减、人员变动、岗位配置数以及查看各护士层级数量，包括职称、学历、岗位能力培训、护士考核等。依据需求查看各种信息系统的交互功能、生成功能和自动显示功能，方便各级管理者实现查询、调动和人力分派的决策。人力资源信息档案的动态管理系统操作如下。

【操作步骤】

步骤 Step 1 ~ 4 为查看的操作，Step5 ~ 6 为调动的操作。

Step 1　结构目录

按照人员管理所需设置栏目，双击所需的模块，出现下级栏目。

双击“人员档案栏”，出现护理人员档案，护理人员名单，实习生管理，个人档案查看，人员调动处理，如图 4-1-2。

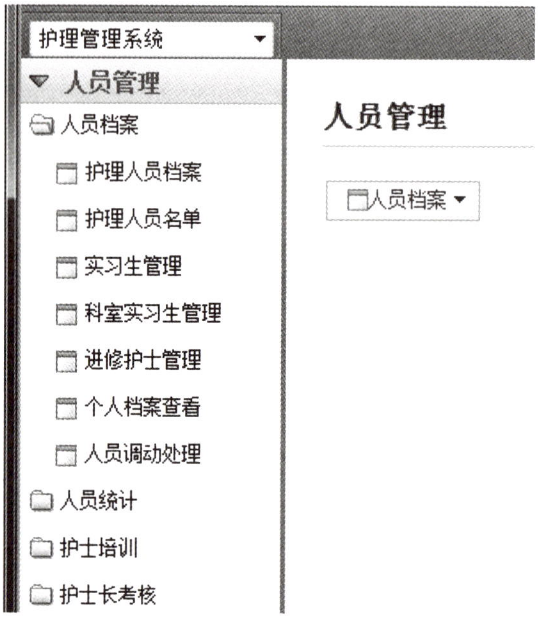

图 4-1-2　护理人力资源管理

双击“人员统计”栏目，就可查看护理人员的各种分类，如图 4-1-3。

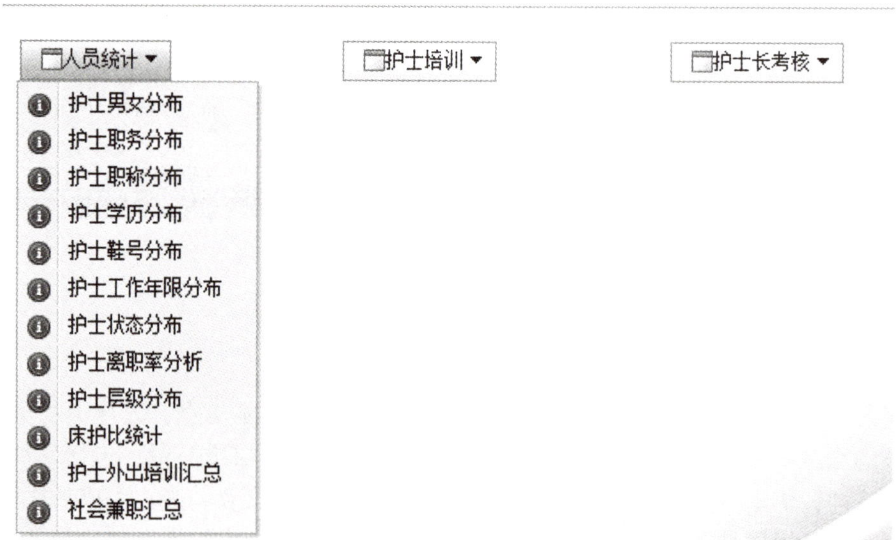

图 4-1-3　人员统计栏下一级结构目录

双击“人员统计”栏目的各个次级栏目，即可查看护理人员的各种分类的具体数据，如图 4-1-4 ～图 4-1-10。

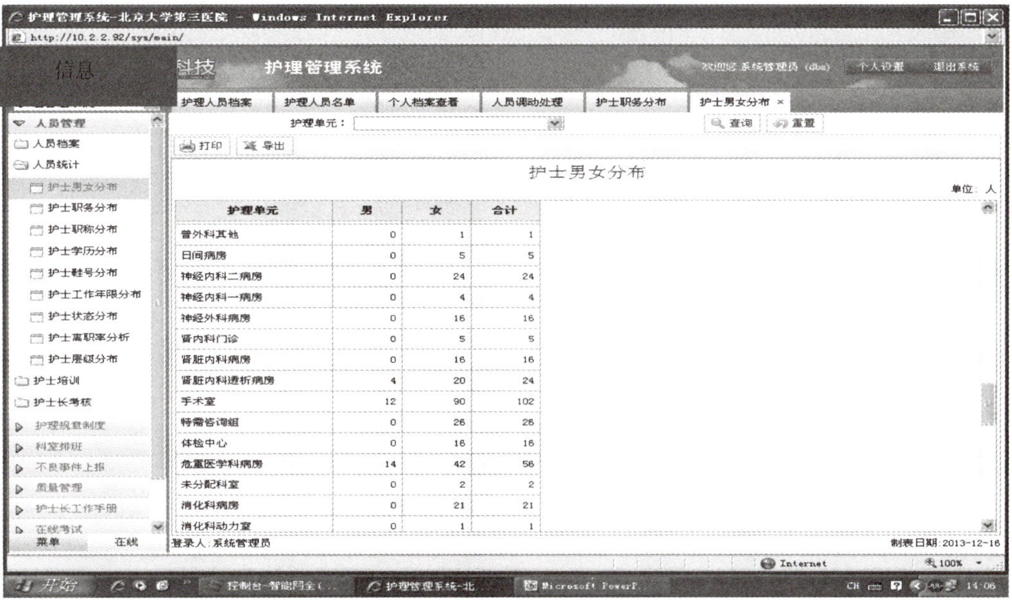

图 4-1-4　按照性别分布进行统计

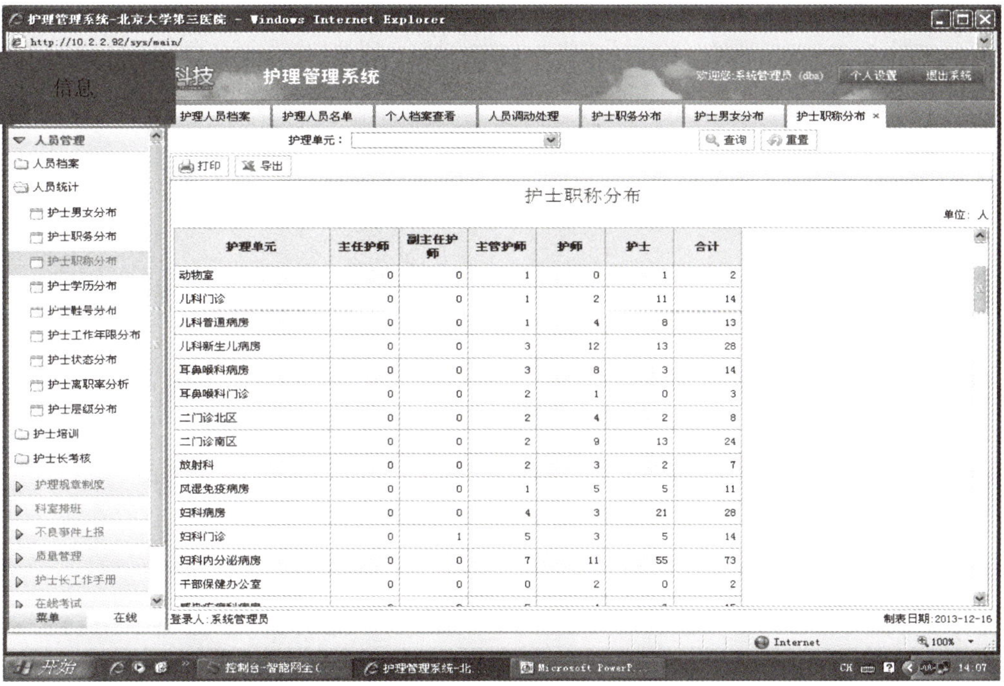

图 4-1-5　按照职称分布进行统计

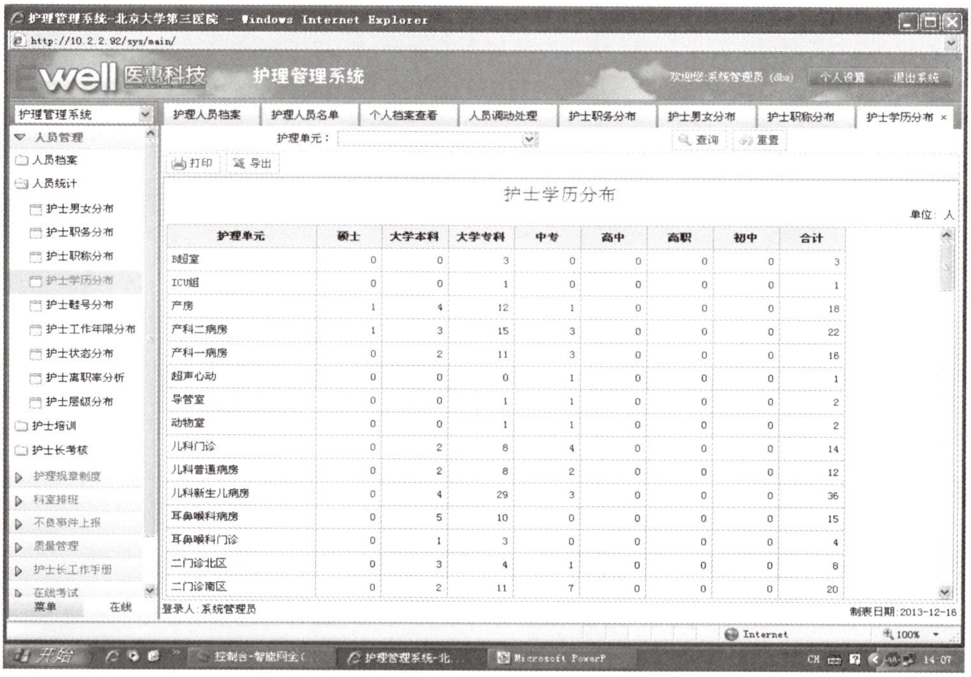

图 4-1-6　按照学历分布进行统计

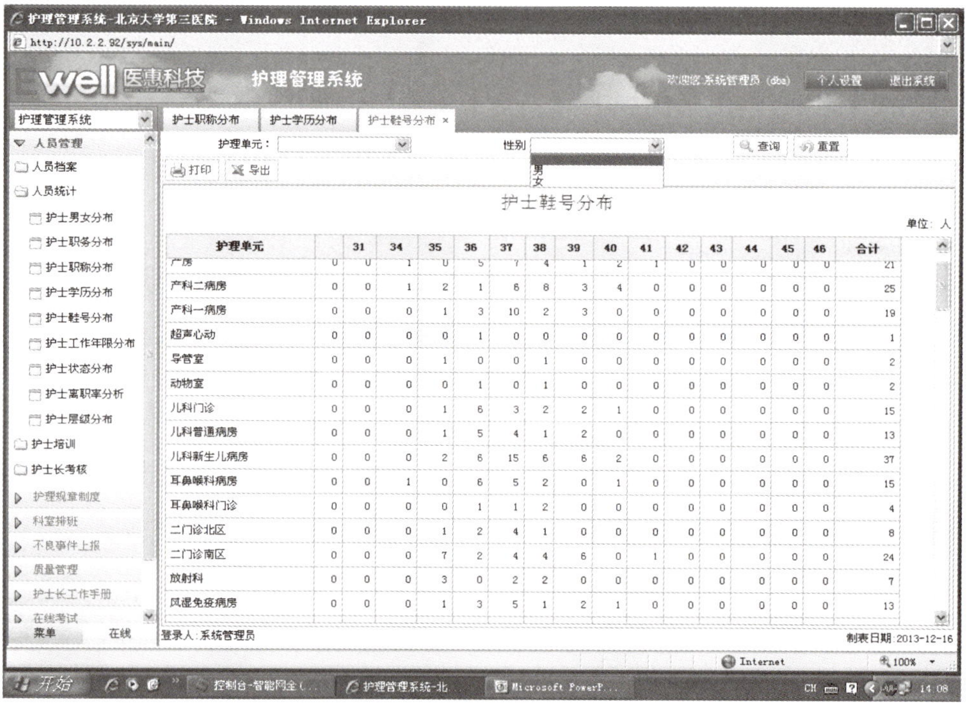

图 4-1-7　按照鞋号统计分布

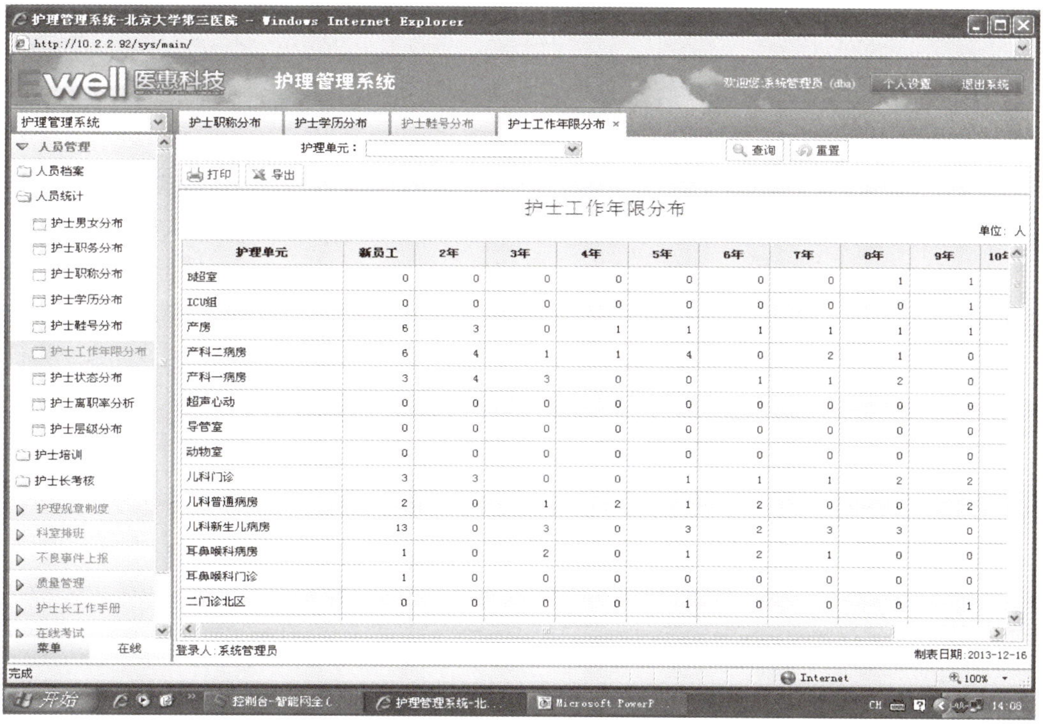

图 4-1-8　按照工作年限进行统计

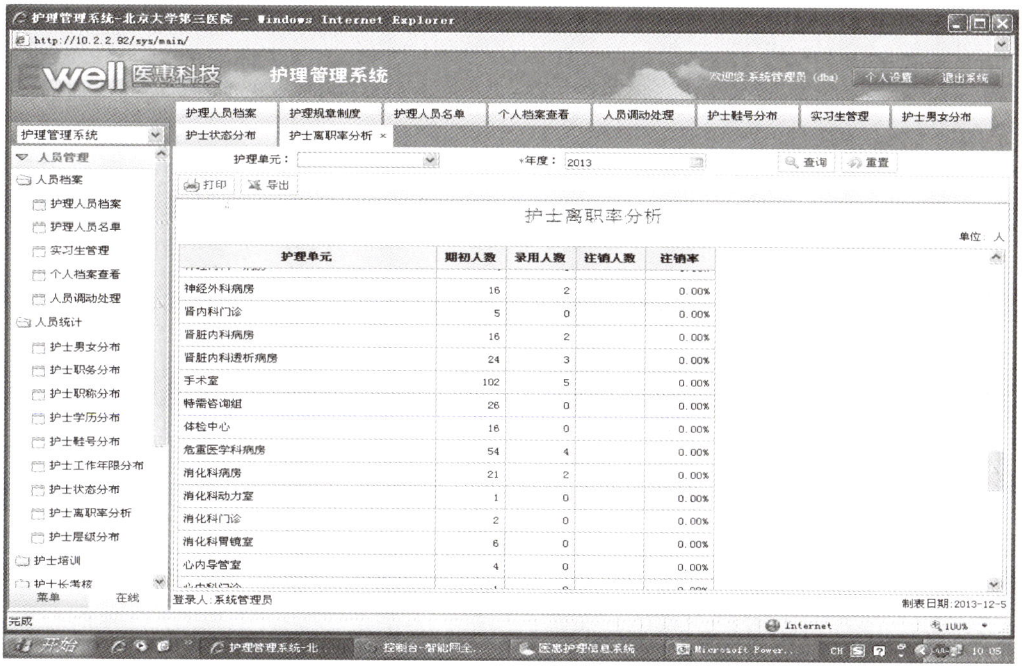

图 4-1-9　护士离职率分析

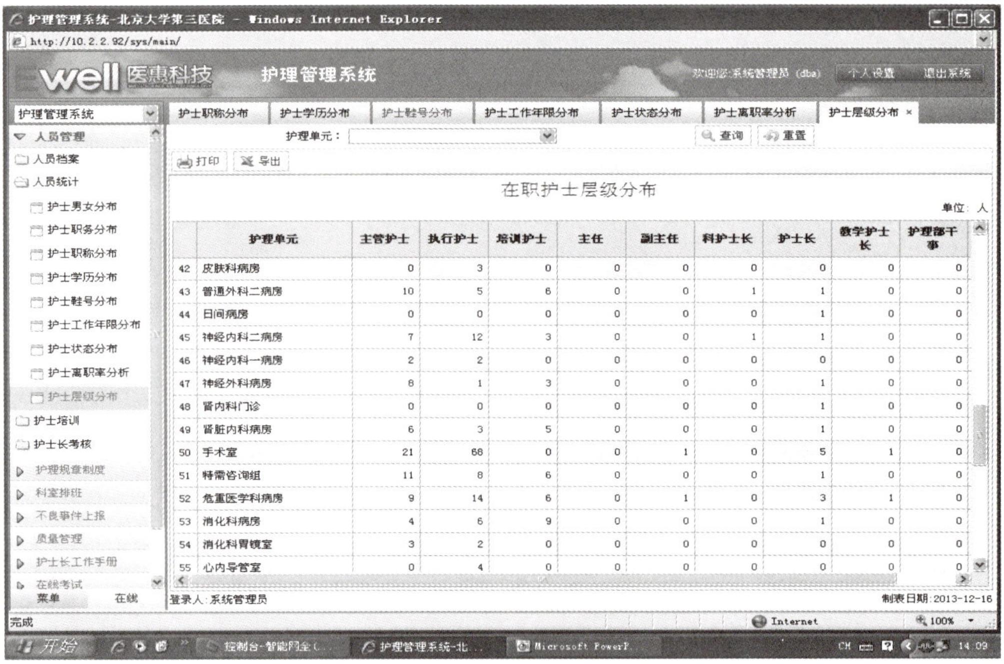
护理管理系统-北京大学第三医院 - Windows Internet Explorer
http://10.2.2.92/sys/main/
护理管理系统
护理管理系统
人员管理
人员档案
人员统计
护士男女分布
护士职务分布
护士职称分布
护士学历分布
护士鞋号分布
护士工作年限分布
护士状态分布
护士离职率分析
护士层级分布
护士培训
护士长考核
护理规章制度
科室排班
不良事件上报
质量管理
护士长工作手册
护士职称分布
护士学历分布
护士鞋号分布
护士工作年限分布
护士状态分布
护士离职率分析
护士层级分布
护理单元：
查询
重置
打印
导出
在职护士层级分布
单位：人
护理单元 主管护士 执行护士 培训护士 主任 副主任 科护士长 护士长 教学护士长 护理部干事
42 皮肤科病房 0 3 0 0 0 0 0 0 0
43 普通外科二病房 10 5 6 0 0 1 1 0 0
44 日间病房 0 0 0 0 0 0 1 0 0
45 神经内科二病房 7 12 3 0 0 1 1 0 0
46 神经内科一病房 2 2 0 0 0 0 0 0 0
47 神经外科病房 8 1 3 0 0 0 1 0 0
48 肾内科门诊 0 0 0 0 0 0 1 0 0
49 肾脏内科病房 6 3 5 0 0 0 1 0 0
50 手术室 21 68 0 0 1 0 5 1 0
51 特需咨询组 11 8 6 0 0 0 1 0 0
52 危重医学科病房 9 14 6 0 1 0 3 1 0
53 消化科病房 4 6 9 0 0 0 1 0 0
54 消化科胃镜室 3 2 0 0 0 0 0 0 0
55 心内导管室 0 4 0 0 0 0 0 0 0
登录人：系统管理员
制表日期：2013-12-16
完成
Internet
100%

图 4-1-10　按照护士层级分布进行统计

Step 2　查看系统

人力资源系统涉及全院护士人力资源的信息管理系统，该系统根据用户不同身份，权限设置不同。权限可分为“系统管理员”“护理管理用户”“普通护士用户”，不同科室和层级的护理人员在查看、修改、录入等操作上，设置权限不同。

系统管理员的权限包括：用户管理，人员变动，如增加、删除，人员级别变更后修改等权限。管理员权限可进行用户管理，各层人员上级权限覆盖下级权限。具体权限设置详见图 4-1-11。

护士长和科护士长可以查看该辖区的护士基本资料，同时可以根据系统设置修改变更的内容，如护士的联系方式、政治面貌、专业考核等栏目。

护理部管理人员在护士个人提交资料齐全的情况下，查核全院护士的职称、学历、专科护士资质、社会兼职等变更的资料和数据确认；关于增加护理人员名单、护士填写辞职、退休、脱队等信息栏目。护士可以查看本人的全部基本资料（图 4-1-12，图 4-1-13）。

信息系统有强大的查询功能，具体操作如下：在“查询”框中，录入要查询人员的工资号，如：87435，或者查询人员姓名的首字母，如要查询护士“李阳明”可录入“lym”。然后，点击“回车键”或者“查询”即可显示该护士的资料。

需要说明的是，因为“工资号”是该护士的标示号码，具备唯一性，因此用工资号查询，仅可以查询出该名护士的信息；但如果用姓名的首字母查询，因为有重名或者首字母相同的情况，查询出可能不止一名护士的信息，如用：“LL”查询，姓名中包含“李丽、丽丽、刘丽、李林”等读音的所有护士的信息都将被查询出，需要再次点击选择所查询护士的条目。

该部分包括续签合同时间、质控检查、违规违纪、不良事件上报、排班系统等项目，其维护权限设置在护理部，续签合同的统计可方便护理部随时查阅近期需要续签合同的护士名单。其他项目的维护权限设置在护士长，护士长可以根据实际情况，填写护士的外出培训、发表论文等情况（图 4-1-13）。

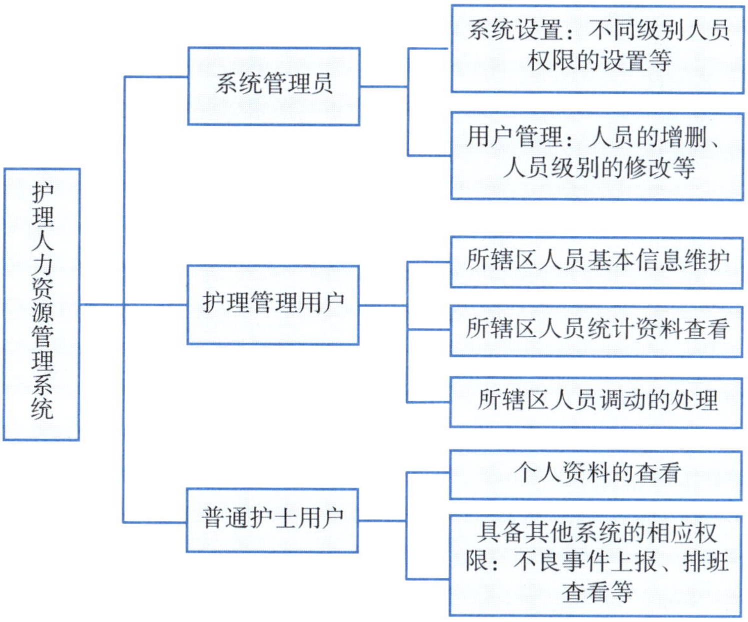

图 4-1-11　系统不同用户权限设置

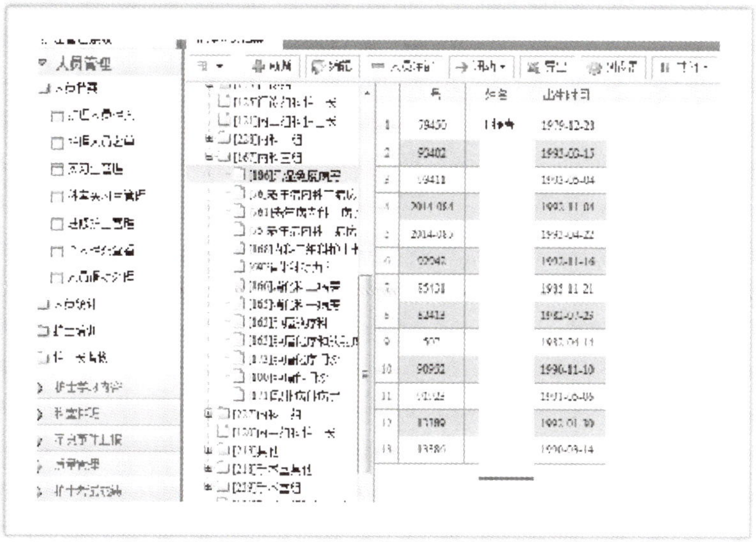

图 4-1-12　护士查看界面

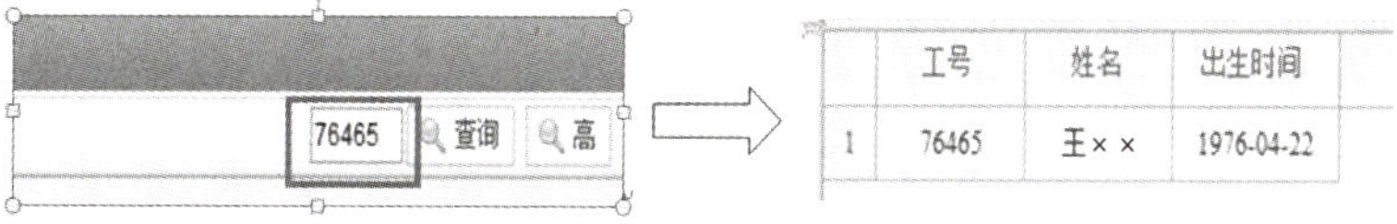

图 4-1-13　护士查看个人资料

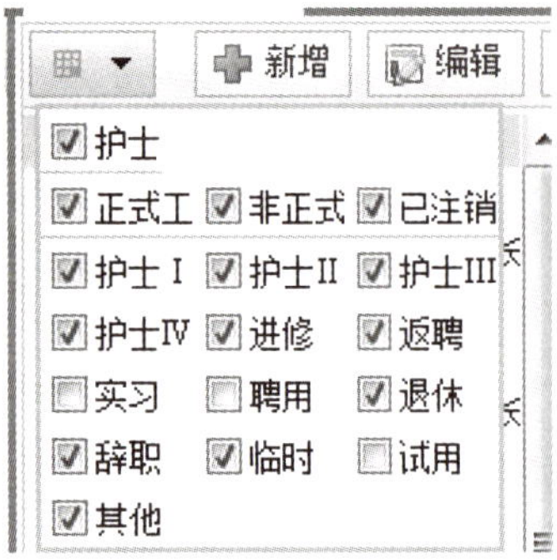

图 4-1-14　人员录用栏

Step 3　基本人员信息

本部分内容包括护理人员基本信息的录入，可在护士分类中选取打“✓”确认，护士录用、护士在编、护士级别等。

如图 4-1-14，可以选择需要查看的护士范围，比如“护士”岗位级别 1 ～ 4，“进修护士”“返聘护士”“实习”等，选择不同身份的护士进行查看，打勾确认即可。

护士新增资料：点击“新增”，即可添加新护士的资料。其中可设置颜色背景作为提示项目，在第一次填写必须完成，护士出生日期、来医院时间，所在科室、从事本专业时间、晋升职称、晋升时间、参加专业培训、考核、表彰等信息录入、内容修改等，均在系统管理员和护理管理用户的权限范围。提交“系统管理员权限”，其人员才能进行此查对并点击变更栏目，若有疑问可以由病房护士长补充完成。

Step 4　查看的操作步骤

1．选择查看的人员名单范围：在所要查看的人员类型前的方框上打勾选择，就可以显示出相应的护理人员类别的名单（图 4-1-15）。

2．选择显示的字段：点击“列—设置”，在所需要显示的段打勾，点击中间右向箭头，选择到右侧列即可。

3．查看个人信息：双击所显示员工姓名，即出现每名护士的具体信息，该信息为护士的完整信息（图 4-1-16）。

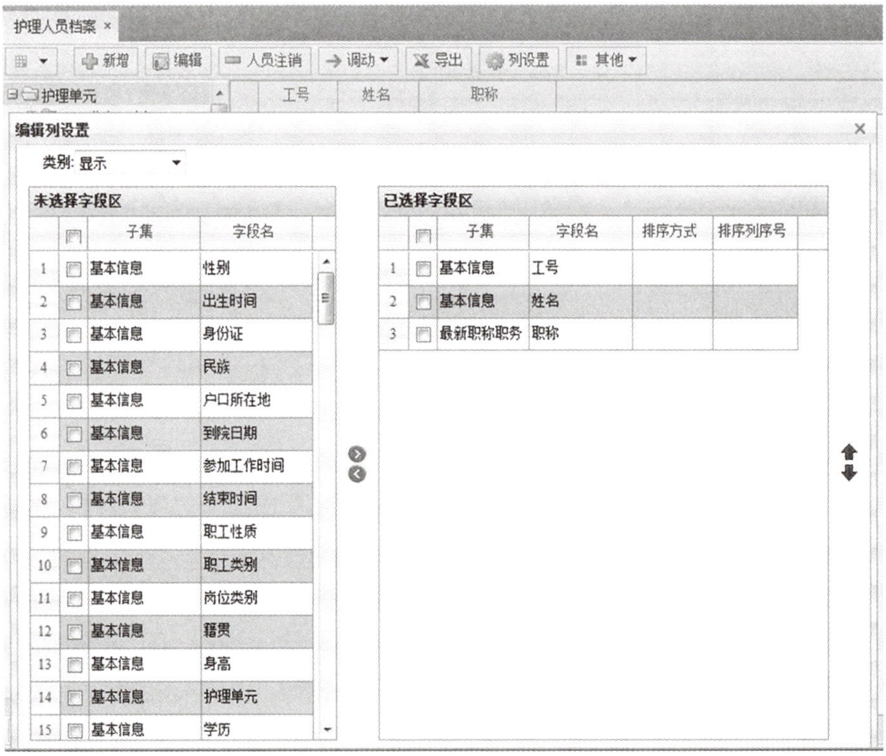

图 4-1-15　护理人员类别的名单

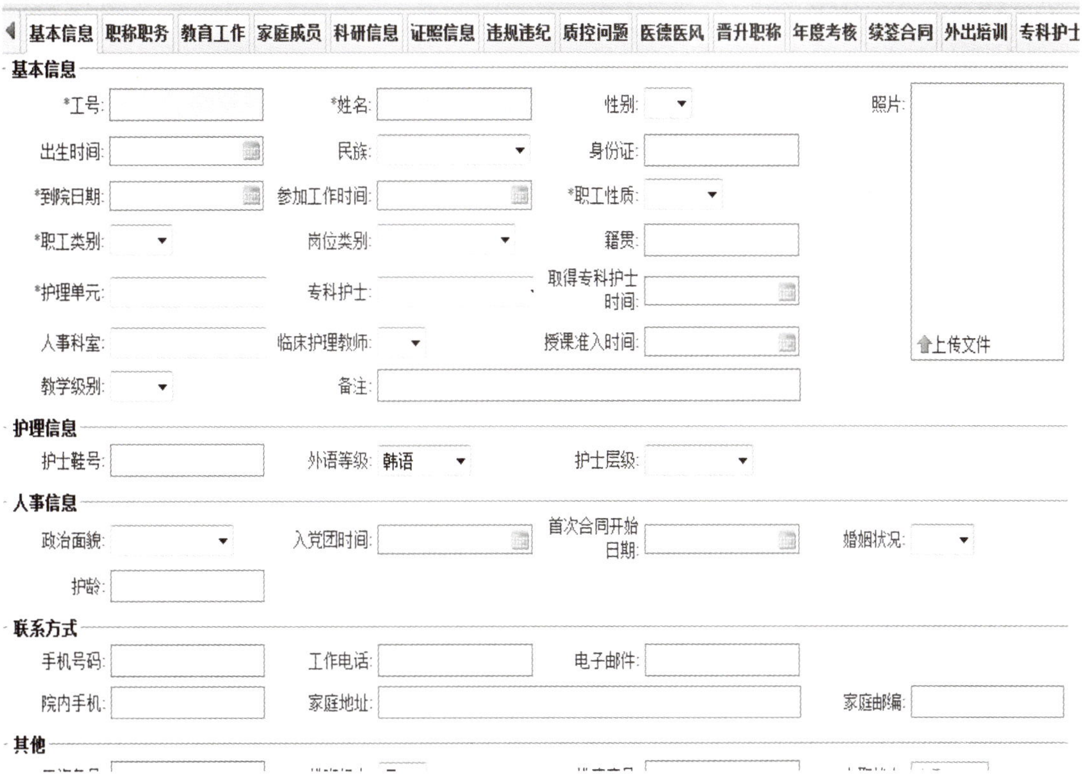

图 4-1-16　护士的具体信息

Step 5　人员调动操作

护理人员调动操作将提供“护士基础数据”“护士变动数据”“护理人员管理数据”。具备护士长以上权限的人员，可以调动所辖区内的护理单元，具体操作步骤如下：

1．根据需求进行基本条件的输入。

2．菜单自动显示相关的人员，选择所要调动护士的名字，如图 4-1-17 所示。

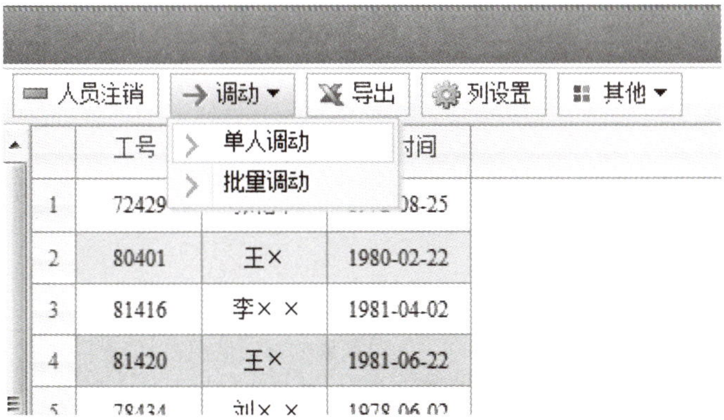

图 4-1-17　人员调动栏

3．选择“调动人”（图 4-1-18）。

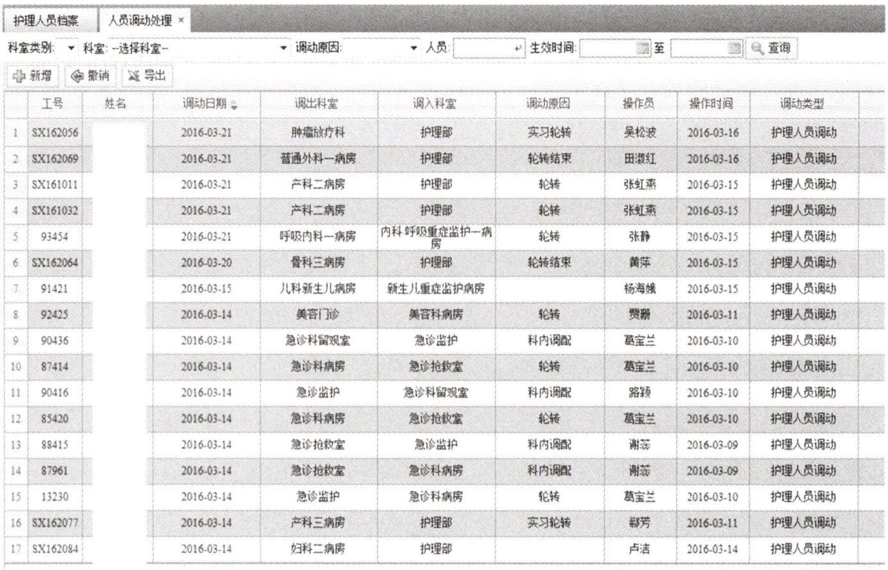

	工号	姓名	调动日期	调出科室	调入科室	调动原因	操作员	操作时间	调动类型
1	SX162056		2016-03-21	肿瘤放疗科	护理部	实习轮转	吴松波	2016-03-16	护理人员调动
2	SX162069		2016-03-21	普通外科一病房	护理部	轮转结束	田淑红	2016-03-16	护理人员调动
3	SX161011		2016-03-21	产科二病房	护理部	轮转	张虹燕	2016-03-15	护理人员调动
4	SX161032		2016-03-21	产科二病房	护理部	轮转	张虹燕	2016-03-15	护理人员调动
5	93454		2016-03-21	呼吸内科一病房	内科 呼吸重症监护一病房	轮转	张静	2016-03-15	护理人员调动
6	SX162064		2016-03-20	骨科三病房	护理部	轮转结束	黄萍	2016-03-15	护理人员调动
7	91421		2016-03-15	儿科新生儿病房	新生儿重症监护病房		杨海娥	2016-03-15	护理人员调动
8	92425		2016-03-14	美容门诊	美容科病房	轮转	贾丽	2016-03-11	护理人员调动
9	90436		2016-03-14	急诊科留观室	急诊监护	科内调配	葛宝兰	2016-03-10	护理人员调动
10	87414		2016-03-14	急诊科病房	急诊抢救室	轮转	葛宝兰	2016-03-10	护理人员调动
11	90416		2016-03-14	急诊监护	急诊科留观室	科内调配	路颖	2016-03-10	护理人员调动
12	85420		2016-03-14	急诊科病房	急诊抢救室	轮转	葛宝兰	2016-03-10	护理人员调动
13	88415		2016-03-14	急诊抢救室	急诊监护	科内调配	谢蕊	2016-03-09	护理人员调动
14	87961		2016-03-14	急诊抢救室	急诊科病房	科内调配	谢蕊	2016-03-09	护理人员调动
15	13230		2016-03-14	急诊监护	急诊科病房	轮转	葛宝兰	2016-03-10	护理人员调动
16	SX162077		2016-03-14	产科三病房	护理部	实习轮转	郗芳	2016-03-11	护理人员调动
17	SX162084		2016-03-14	妇科二病房	护理部		卢洁	2016-03-14	护理人员调动

图 4-1-18　人员调动记录

4．选择“调动日期”“调入科室”和“调动原因”，如有需要可以填写“调动备注”。需要注意的是“调动日期”指的是护士离开科室、到达新科室的日期，而不是护理管理者进行该操作的日期。如图 4-1-19 所示。

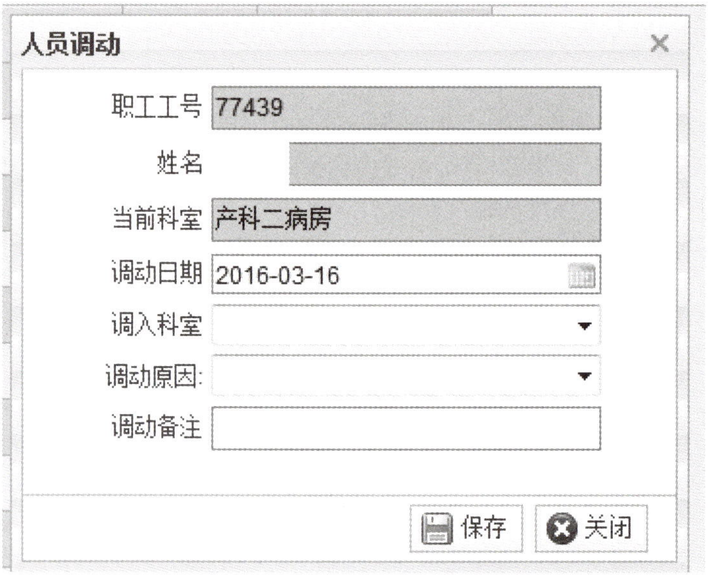

图 4-1-19　人员调动的个人信息

5．调动人员填写调动登记表　填表说明：“调动日期”“调入科室”和“调动原因”，如有需要可以填写“调动备注”，如图 4-1-20。

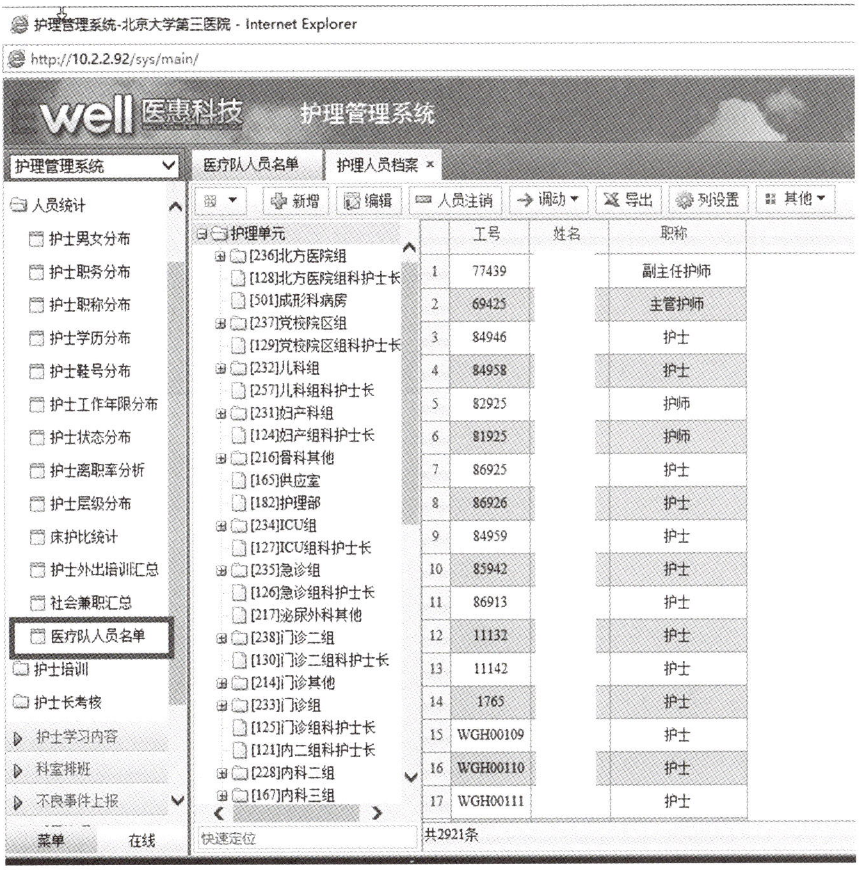

图 4-1-20　医疗队人员名单统计界面

点击上面信息，转化为医疗队派出名单信息，再确认上报（图 4-1-21）。

****年**月**日医疗队——护理

科室	姓名	性别	出生日期	政治面貌	身份证	工作时间	职称	鞋号	身高（cm）	体重（Kg）	手机号
普外科		女	1979/04/10	党员		1999/08/02	护师	36	166	70	138*********/******29
骨科		女	1975/5/12	党员		2004/8/2	护师	37	168	62	183*********/******48
CCU		男	1988/11/07	党员		2009/08/01	护师	40（男）	172	60	180**********
急诊科		女	1978/02/20	党员		1996/07/10	主管护师	35	158	56	138**********/******29
手术室		女	1978/12/24	团员		1999/07/22	护师	38	160	59	137*********/
ICU		男	1984/06/01	团员		2007-07-01	主管护师	44（男）	175	78	136*********/18*********
血透室		男	1984/11/30	团员		2010/08/01	护士	43（男）	178	87	137*******0

图 4-1-21　医疗队派出护士名单表

Step 6　资料数据转换功能

护士基础数据是指与护士自身密切相关而且相对不变的信息，具有基准性、标识性和稳定性，在本系统中，基础数据包括护士的工号、姓名、身份证、出生日期、民族、性别、参加工作时间、到院日期、职工性质、籍贯、鞋号等内容。系统用工号作为唯一的标示码，避免护士因重名造成信息混淆，并具备系统批量上传护士照片的功能。

护士的变动数据在本系统中指的是护士在工作中更新的职称、学历、专科护士资质、社会兼职、联系方式、政治面貌、外语等级、护龄等方面的可变动资料。该部分的数据增加、修改、删除等权限按照层级进行设置，避免信息延误和不准确，如图 4-1-22。

变动信息栏目的作用：①随时有学历的更改，参加相关专科培训，职称的变动。②根据任务的需求，如突发公共卫生事件，我们可以打开信息系统，在变动信息栏目中，查找符合条件的护理人员，显示的名单提供给管理者参考，分派任务。

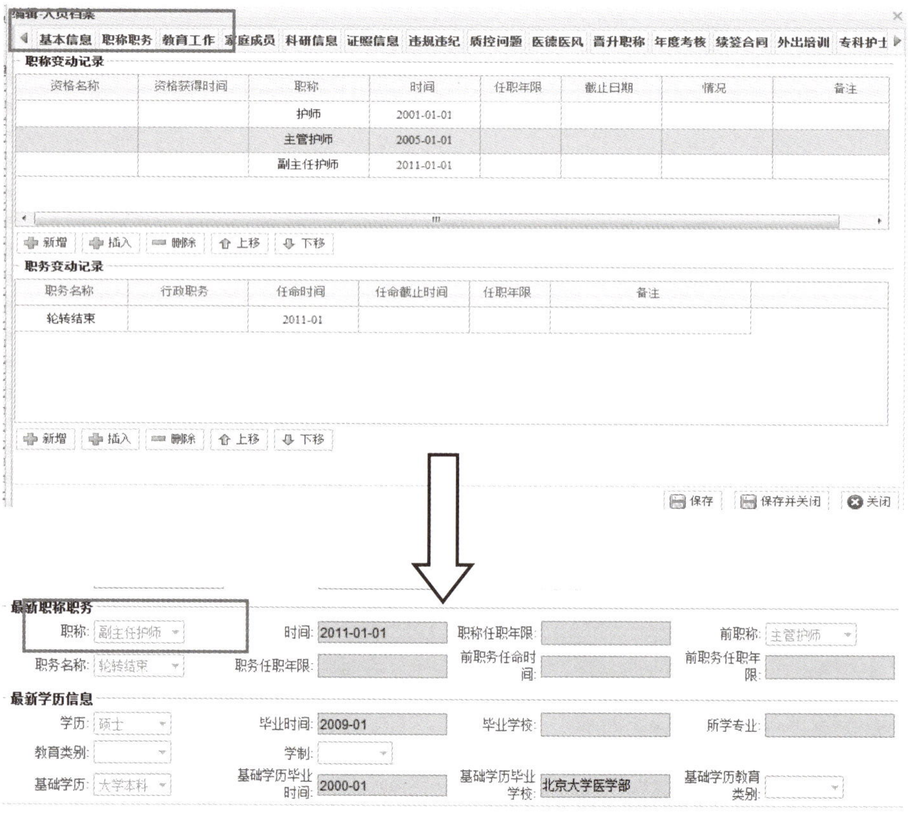

图 4-1-22　护士信息变动

【案例应用】

案例 1　护理管理人员信息管理系统

为了更好地促进人员动态管理在医院护理管理中实现常态，实现可视的状态，随时提取人员信息，如护理管理者的人数、职称等，实施科学管理，提高护理管理质量。

具体步骤：

Step 1　制作护理管理者信息总表

为了方便护理管理者信息数据的存储、查询与修改，可将所有护理管理者的信息保存于一个常规的数据表格中，也就是“信息总表”，如图 4-1-23。

Step 2　录入每位护理管理者信息

为使信息录入的过程更加方便，数据显示更加清晰，防止在大量数据的表格中直接录入数据导致不必要的一些错误，可单独创建一个“人员信息表”录入管理者信息，如图 4-1-24。

Step 3　通过人员统计栏目，查看护理管理者统计信息

如各级护理管理者人数：护理部正副主任人数、科护士长人数、病区护士长人数、护理部干事人数；护理管理者本科及以上占百分比、大专学历占百分比、中专学历占百分比；护理管理者职称情况，主任护师占百分比、副主任护师占百分比、主管护师占百分比、护师占百分比等。如图 4-1-25。

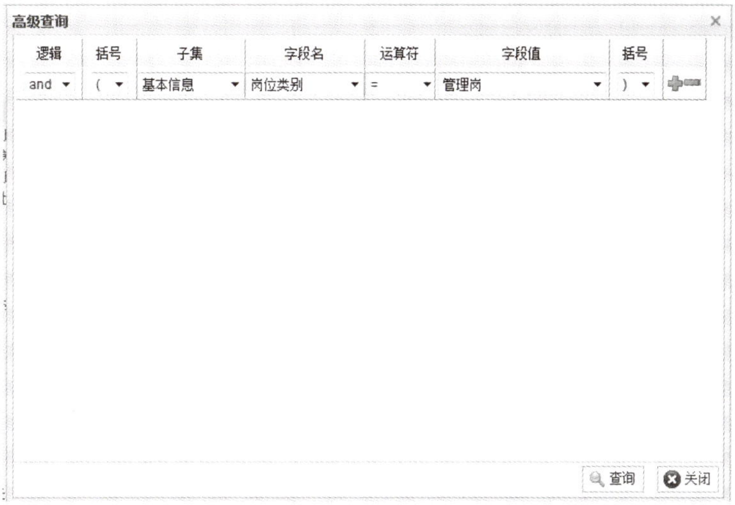

图 4-1-23　护理管理者信息表

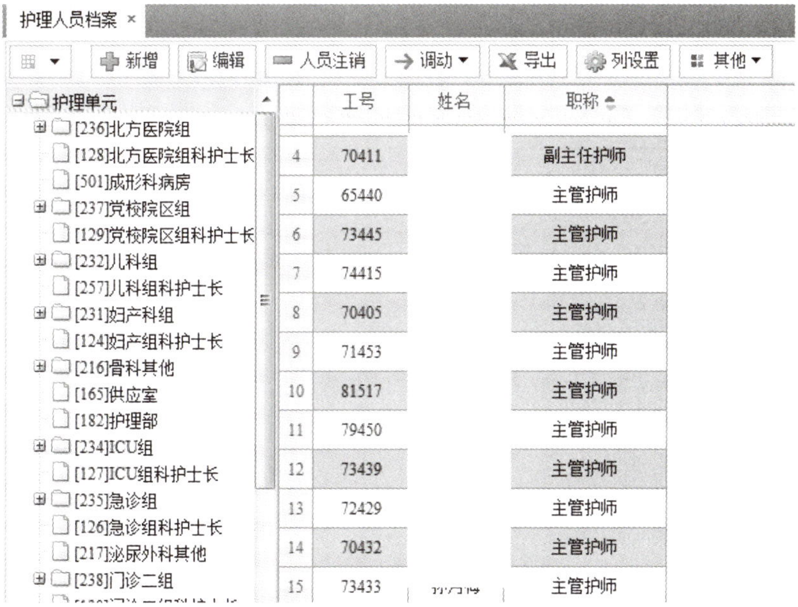

图 4-1-24　护理管理者职称表

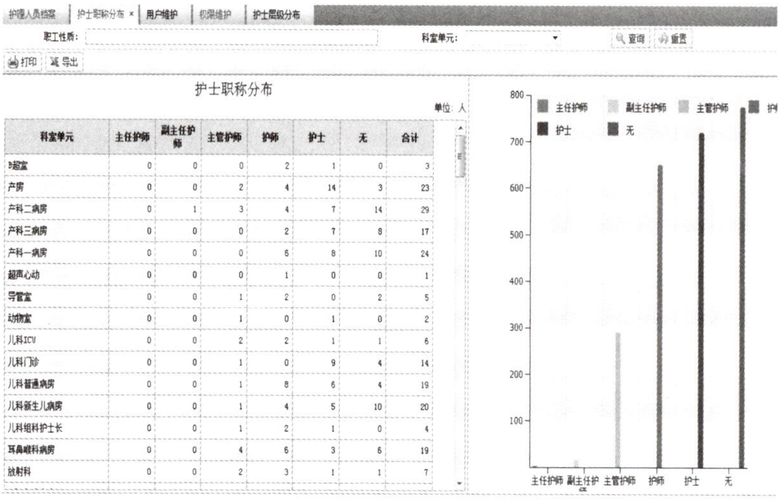

护士职称分布

单位：人

科室单元	主任护师	副主任护师	主管护师	护师	护士	无	合计
B超室	0	0	0	2	1	0	3
产房	0	0	2	4	14	3	23
产科二病房	0	1	3	4	7	14	29
产科三病房	0	0	0	2	7	8	17
产科一病房	0	0	0	6	8	10	24
超声心动	0	0	0	1	0	0	1
导管室	0	0	1	2	0	2	5
动物室	0	0	1	0	1	0	2
儿科ICU	0	0	2	2	1	1	6
儿科门诊	0	0	1	0	9	4	14
儿科普通病房	0	0	1	8	6	4	19
儿科新生儿病房	0	0	1	4	5	10	20
儿科组科护士长	0	0	1	2	1	0	4
耳鼻喉科病房	0	0	4	6	3	6	19
放射科	0	0	2	3	1	1	7

图 4-1-25　护士职称分布

案例 2　为完善临床护士配置、调配机制，并动态管理护理人员，充分保证临床一线护士配备，以及对公共卫生事件护理人员的分派执行，为人力资源调配提供快捷准确的资料。

【具体步骤】

Step 1　完善临床护士配置及调配机制，充分保证临床一线护士配备

临床护士配置是保证临床一线护士的基础，护理部在保证国家要求的护理人力配置的前提下，根据医院各科室收治患者实际情况将危重病房分为 A、B 两类，普通病房分为 A、B、C 三类，不同类型病房给予不同的护理人力配置。普通病房分类配置情况，如表 4-1-1。

表4-1-1　病房分类人员配置表

病房类别	床护比要求	具体病房举例
A 类	≥ 1 ∶ 0.5	胸外科、神经外科
B 类	≥ 1 ∶ 0.45	普通外科
C 类	≥ 1 ∶ 0.4	五官科

Step 2　护理人员动态管理数据信息栏目

内容有护士的绩效考核、岗位职称晋升、受过相关培训、工作经历、政治面貌、专业技术、评优获奖等方面信息（图 4-1-26）。

Step 3　护理人员调配流程

为了充分保证临床一线护士配置，在护理部机动护理人员库的基础上，各大科也建立了本辖区的机动护理人员库，并完善了从大科到护理部的二级护理人员调配机制，建立调配流程。如图 4-1-27。

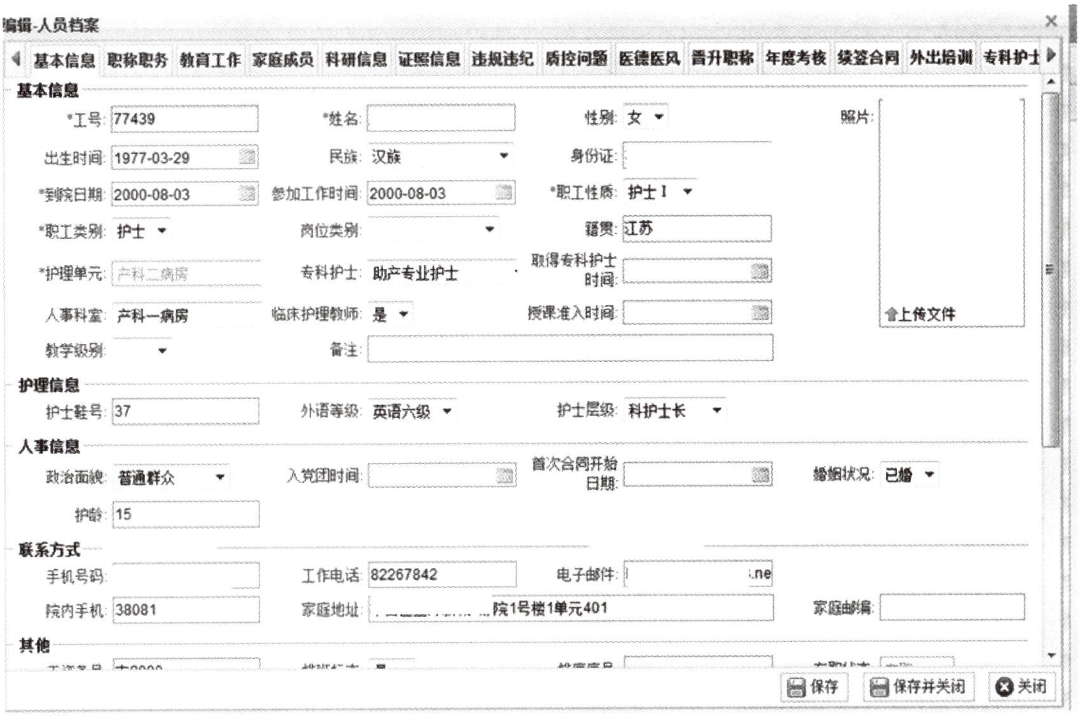

图 4-1-26　护士个人信息

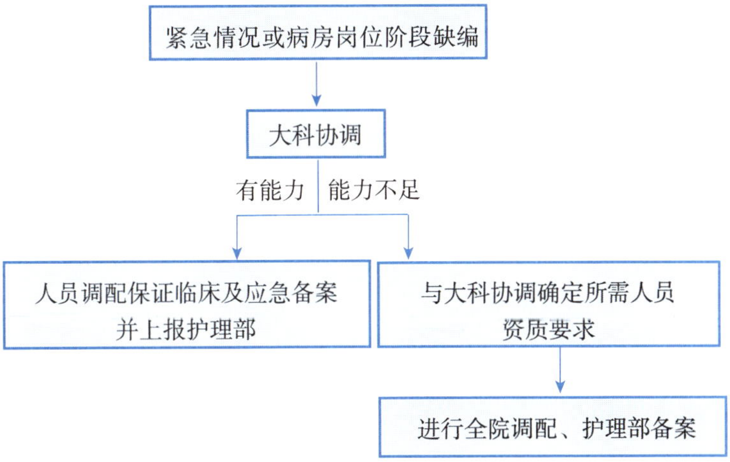

图 4-1-27　护理人员调配流程

二、护理排班系统

护理排班的概念：是护士长依据病区内患者数量及患者病情要求，遵循以患者为中心的原则，确保 24 小时持续的护理工作，对辖区内护士、学生、进修护士进行夜班轮转与白班工作岗位分配的人力资源安排；人力安排应保证衔接，避免工作相互干扰重叠以确保护理质量；根据护士层级及患者护理级别落实责任分区；根据病房医疗护理工作进行人员调配；护理责任能落实，护士带教责任可查询的书面方案。

【排班管理思维】

1．人员配置　首先护士排班系统的要求是基本人数量，也是管理的结构化要素，人数是按照目前床护比的要求，同时考虑患者病情轻重、护士年度休假人数进行配置，其公式见图 4-1-28。

· 参考公式

S ＝（G+H × 0.5）+R

S 为病房需配置的护士人数

G 为普通患者需配置的患护比 1 ∶ 0.4 人数

H 为年度的月危重患者均数

R 为每日休假护士总数≤ 15 人的 +1 人

staffing 人员配置　Heaw patlent 危重患者　Generic Patient 普通患者 rest 休息

图 4-1-28　人力资源配置参考公式

另有文献报道关于护理人力资源的配置公式 2：

（1）护士人数 =（定编床位数 × 床位使用率 × 每位患者平均护理工时数 / 每名护士每日工作时间）× 机动系数。

（2）每位患者平均护理工时数 = 每位患者直接护理工时 + 每位患者间接护理工时 + 每位患者其他工时。

2．护士层级分布　见图 4-1-29。

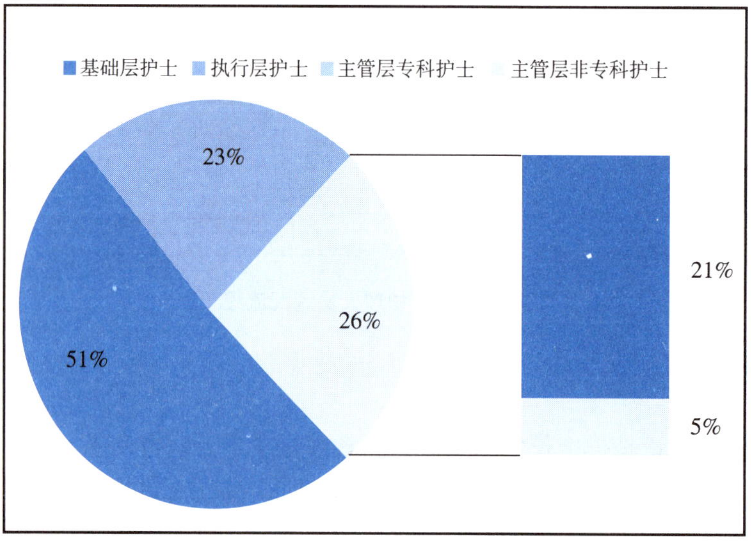

图 4-1-29　护士层级分布比例图

3．护理排班的意义

（1）利用护理管理信息系统的护理排班可以呈现病区内护士、学生、进修护士的班次情况；以表格形式呈现每周排班模式院级内部统一。

（2）护士长可以根据病房工作需要应用班次设计。

（3）护理排班系统人员排序可以反映出护士新老搭配在岗的原则。

（4）护士长排班可以体现兼顾病房工作与个人需要。

（5）护士长排班过程可以呈现月排班 - 日调整的原则。

4．排班的内容　日期、班次时间、夜班及下夜班、白班（责任分区、办公班、治疗班）、休息（本周休、补休、寒暑假、婚假、丧假等）、备班。

5．排班的原则

（1）排班的原则是遵循以患者为中心的原则。

（2）排班的方案是以病房工作需求为主，采用新老护士搭配的方案。

（3）人员配置的标准是按照《医院等级评审》的要求，一名护士最多管理 8 名患者为标准。

（4）人员资质的管理是无护士执照人员不能单独值班及分管患者。

（5）责任分区的设置是根据护士层级及患者护理级别落实责任分区。

（6）采取月排班、日调整的方法进行护理人员调配。

（7）质量管理监控是根据病房情况，节假日每天应有 1 名主管护士或护士长在岗来实现。

（8）突发事件处理是通过病房内每天均需安排备班，应对抢救等突发事件的人力调动。

（9）人性化管理护士体现在保证护士的轮休及参考护士意愿，有计划统筹安排护士各类假期。

【护理排班系统】

1．排班的准备

排班原则见图 4-1-30。

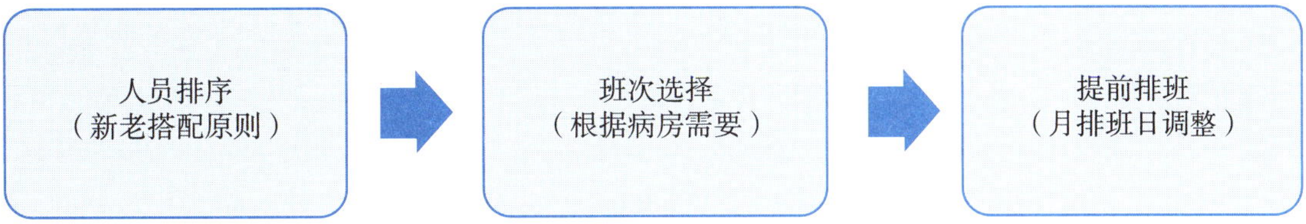

图 4-1-30　排班原则图

2．排班的方法　见图 4-1-31。

3．护士岗位设置及使用

（1）岗位设置：各科室护士岗位设置按照护理管理岗、临床岗位和其他岗。管理岗位分为护理部和科护士长；临床岗位分为护士长岗，主管护士岗、执行护士岗、培训护士岗；其他岗位为非直接护理患者的岗位，以执行岗为主体。

岗位设置管理中突出了关键岗、重点岗位设置。关键岗是护士长岗，每个护理单元设 1 名护士长，急诊、ICU、手术室等重点科室设 5 ～ 6 名护士长，保证每班都有一名护士长在

医院护理责任制排班表

护理单元：骨科3病房责任制排班				2011年5月16日星期一		5月17日星期二		5月18日星期三		5月19日星期四		5月20日星期五		5月21日星期六		5月22日星期日	
序号	岗位名称	姓名	专业方向	班次	负责床号	班次	负责床号	班次	负责床号	班次	负责床号	班次	负责床号	班次	负责床号	班次	负责床号
一组																	
1	主管	XX	四肢创伤	休		主管		主管		主管		主管		白负责	12-14、抢救间	休	
2	护士	XX		护	1房间	12—8P	4房间	2—10P	4房间	补休		休		休		休	
3	护士	XX		8—4	4房间	护	1房间	护	1房间	护	1房间	护	1房间	护	1、2房间	休	
进修	6.13	XX		护	2、3房间	护	2、3房间	护	2、3房间	护	2、3房间	护	2、3房间	休		休	
二组																	
4	主管	XX	关节置换	主管		主管		主管		主管		主管		休		休	
5	护士	XX		8—3	5、6房间	8—3	5、6房间	8—3	5、6房间	8—3	5、6房间	8—3	5、6房间	休		休	
6	护士	XX		护	7、8房间	休		护	7、8房间	护	7、8房间	2—10P	5、6房间	6—2	7、8房间	休	
7	护士	XX		护	5、6房间	护	5、6房间	护	5、6房间	2—10P	5、6房间	护	7、8房间	休		8—4	1—8
进修	6.13	XX		护	9房间	护	9房间	护	9房间	护	9房间	护	9房间	休		护戴	27—33
三组																	
8	主管	XX	脊柱创伤	暑假		暑假		暑假		暑假		暑假		休		休	
9	护士	XX		主管		主管		主管		主管		休		休		白负责	34—401+

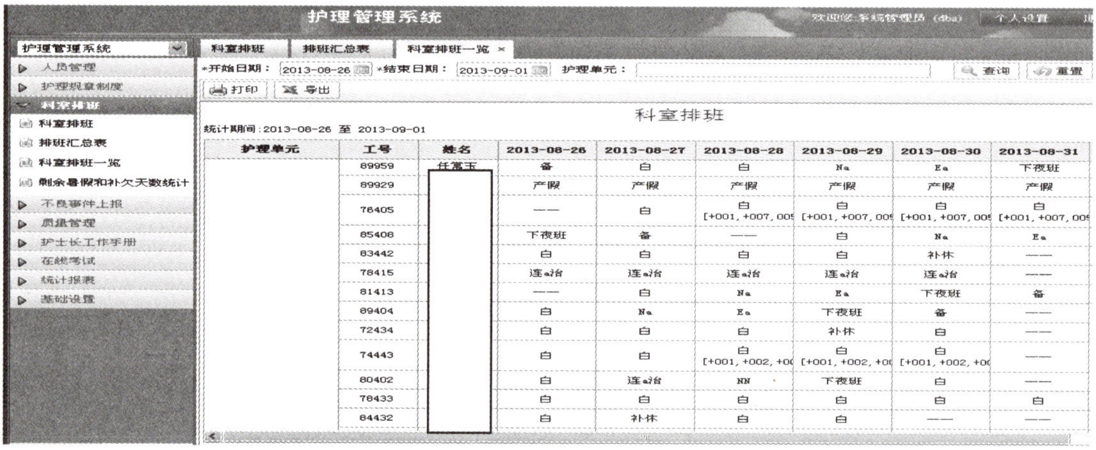

护理单元	工号	姓名	2013-08-26	2013-08-27	2013-08-28	2013-08-29	2013-08-30	2013-08-31
	89959	任常玉	备	白	白	Na	Ea	下夜班
	89929		产假	产假	产假	产假	产假	产假
	78405		——	白	白 [+001, +007, 00	白 [+001, +007, 00	白 [+001, +007, 00	白 [+001, +007, 00
	85408		下夜班	备	——	白	Na	Ea
	83442		白	白	白	白	补休	——
	78415		连a治	连a治	连a治	连a治	连a治	——
	81413		——	白	Na	Ea	下夜班	备
	89404		白	Na	Ea	下夜班	备	——
	72434		白	白	白	补休	白	——
	74443		白	白	白 [+001, +002, +0	白 [+001, +002, +0	白 [+001, +002, +0	——
	80402		白	连a治	NN	下夜班	白	——
	78433		白	白	白	白	白	白
	84432		白	补休	白	白	——	——

图 4-1-31　电子排班的转换

岗。重点岗是主管护士岗，平均每病房 3 ～ 6 人主要负责重患者管理、夜班和节假日值班时患者的安全与质量，同时协助完成教学及其他相关协调工作。副高及以上职称护士还承担医院护理质量管理和全院危重患者访视工作。

（2）实行重点岗位准入制度：主管护士竞聘上岗，竞聘内容包括同行评价、综合能力、身体评估、岗位认识、授课评估。每 2 年考核 1 次，包括民意测验、综合能力考核。

【操作步骤】

Step 1 ～ 3 为查看排班，Step4 ～ 6 为人员调动排班，Step7 ～ 10 为排班。

Step 1　进入系统

在功能界面“简卡模式”界面点击“护理管理”选项，输入对应工号和密码登录护理管理系统（图 4-1-32）→登录护理管理系统后出现界面，科室排班系统里有四个列表（图 4-1-33）。

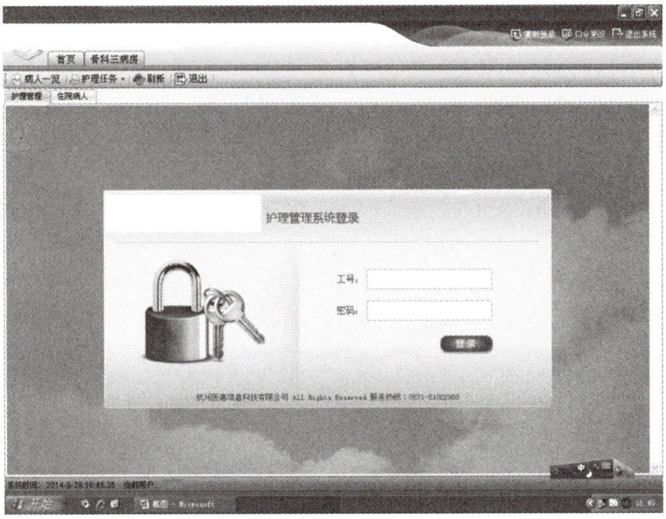

图 4-1-32　系统登录界面

科室排班 ×

科室: C_产科二病房　时间:2016-03-14 -2016-03-20　查询　上周

班次: 探亲假　应用　删除▼　复制　粘贴　导出▼　打印

	工号	姓名	层级	3-14 周一	3-15 周二	3-16 周三	3-17 周四	3-18 周五	3-19 周六	3-20 周日
1	77439		科护士长	白	白	白	白	白	——	——
2	72449		护士长	连a治	婴护	白	白	——	——/备	——
3	85406		主管护士	病假	病假	病假	病假	病假	病假	病假
4	87403		主管护士	婴主班	婴主班	——	婴主班	婴主班	婴主班	——
5	90422		执行护士	办公班	办公班	——	办公班	办公班	——	办公班
6	H20151			——	连a治	连a治	连a治	连a治	连a治	——
7	83412		主管护士	——	责1	责1	责1	责1	——	白
8	87427		执行护士	连c护1	护1	——	护1	护1	白2a	——
9	73424		主管护士	责2	责2	责2	责2	——	白	——
10	90703		执行护士	护2	护2	——	连c护2	护2	——	白2a
11	92443		培训护士	护2	连c护2	护2	护2	——	——	连白
12	H2016-06			连a婴宣	连a婴宣	连c护1	——	连a婴宣	连a婴宣	——
13	90939		执行护士	护2/备	护2	NN	下夜班	——	办公班	NN

图 4-1-33　科室排班系统

Step 2 浏览排班

进入“科室排班”我们可以在“科室排班一览”（图 4-1-34）中预览已经排好的班，可以选择时间后进行浏览。浏览是以周为单页界面浏览的，可以通过翻看“上一周”或“下一周”来完成浏览功能。

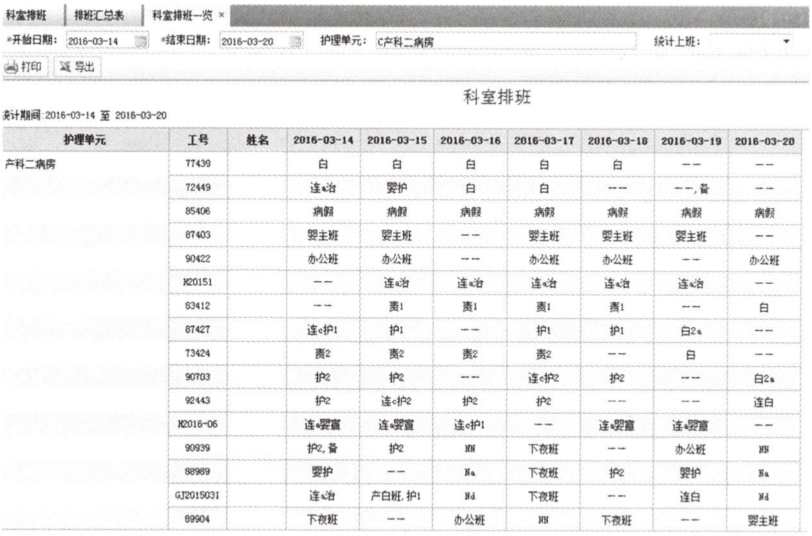
科室排班 | 排班汇总表 | 科室排班一览 ×

*开始日期：2016-03-14 *结束日期：2016-03-20 护理单元：C产科二病房 统计上班：

打印 导出

科室排班

统计期间:2016-03-14 至 2016-03-20

护理单元	工号	姓名	2016-03-14	2016-03-15	2016-03-16	2016-03-17	2016-03-18	2016-03-19	2016-03-20
产科二病房	77439		白	白	白	白	白	--	--
	72449		连a治	婴护	白	白	--	--，备	--
	85406		病假	病假	病假	病假	病假	病假	病假
	87403		婴主班	婴主班	--	婴主班	婴主班	婴主班	--
	90422		办公班	办公班	--	办公班	办公班	--	办公班
	N20151		--	连a治	连a治	连a治	连a治	连a治	--
	83412		--	责1	责1	责1	责1	--	白
	87427		连c护1	护1	--	护1	护1	白2a	--
	73424		责2	责2	责2	责2	--	白	--
	90703		护2	护2	--	连c护2	护2	--	白2a
	92443		护2	连c护2	护2	护2	--	--	连白
	N2016-06		连a婴宣	连a婴宣	连c护1	--	连a婴宣	连a婴宣	--
	90939		护2，备	护2	NN	下夜班	--	办公班	NN
	88989		婴护	--	Na	下夜班	护2	婴护	Na
	GJ2015031		连a治	产白班，护1	Nd	下夜班	--	连白	Nd
	89904		下夜班	--	办公班	NN	下夜班	--	婴主班

图 4-1-34 排班查看界面

Step 3 班次选择

我们可以在“科室排班”中进行排班操作，单击“班次”（图 4-1-35），可以出现本科室事先选定好的班次，点击其中一项，对应点击所需的班次。

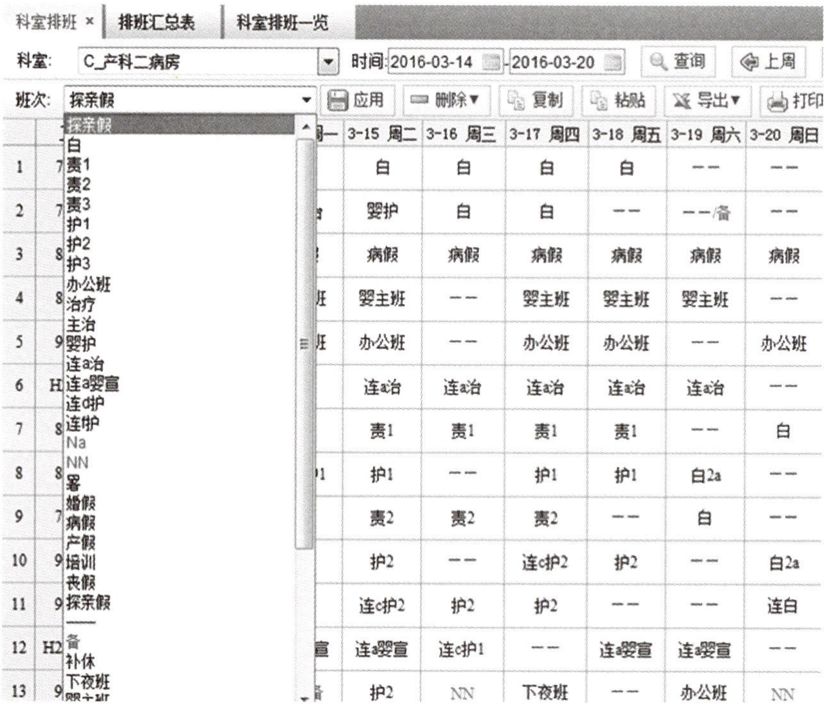

图 4-1-35 排班操作界面

Step 4　其他操作

如图 4-1-36 右侧“其他操作”中会有如下几项其他操作，包括：人员调出、人员批量调出、人员顺序调整、班次设置、人员调动情况等多项常用项目。详见本章第一节。

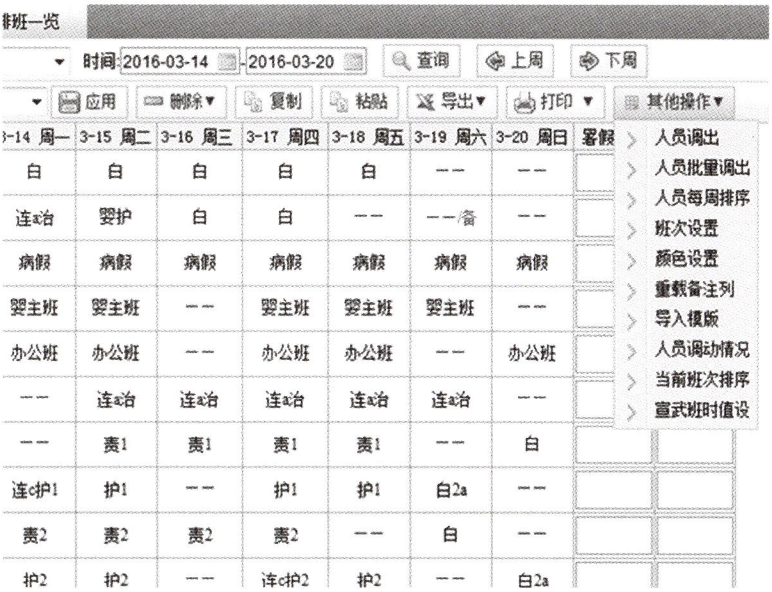

图 4-1-36　排班中人员顺序调整

Step 5　班次设置

点击“班次设置”中有全院所有的班次种类，我们可以从中选择本科室需要的常用的班次种类放到已选班次中，满足本科室排班模板的需要（图 4-1-37）。

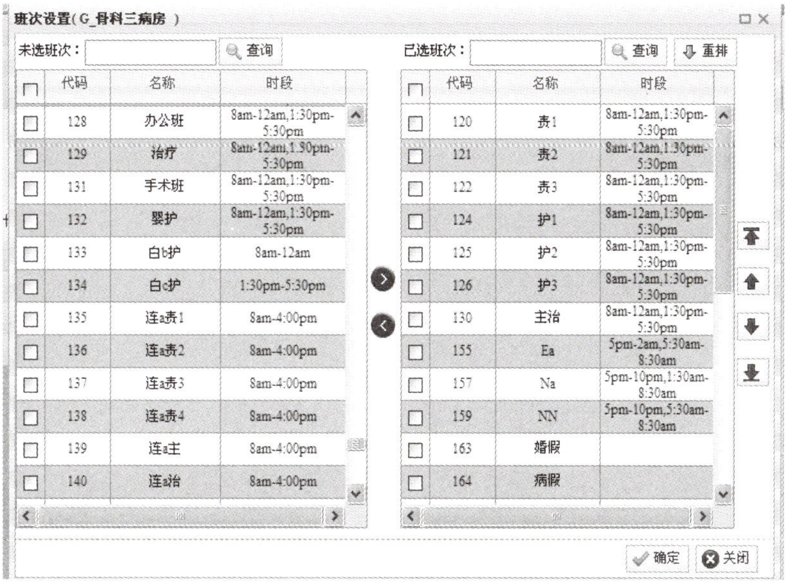

图 4-1-37　选择本科室所需班次

Step 6　人员调动后排班

完成调动后排班表内及表格下方会提示人员调动情况（图 4-1-38）。

11	89990		培训护士	Ea/责3	下夜班	连c护3	连c护3	连c护3	——/备	——/备	0/2
12	2014-048		培训护士	Na/责2	Ea/责2	下夜班	连c护2	连c护2	——	——	3/1.4
13	89433		执行护士	护1	Na/责3	Ea/责3	下夜班	护1	——	——	5/1.2
14	89958		执行护士	连c护3	连c护3	Na/责2	Ea/责2	下夜班	——	——	/1.6
15	89434		培训护士	连c护2	连c护2	连c护2	Na/责3	Ea/责3	下夜班	——	8/2.2

对应科室中不在本病区排班人员：[86411] [73427] ,[72451] ,[89414 [89425] [78435] [91410 ,[91403 [86971]

在编人数：22

图 4-1-38　排班界面显示人员调动情况栏

Step 7　完成排班

通过在人员姓名后空白处双击功能可以完成病房内的排班工作（图 4-1-39），系统会自动保存。

护理人员档案　科室排班一览　科室排班 ×

科室：C_产科三病房　时间：2016-03-14 -2016-03-20　查询　上周

班次：责2　应用　删除▼　复制　粘贴　导出▼　打印

	工号	姓名	层级	3-14 周一	3-15 周二	3-16 周三	3-17 周四	3-18 周五	3-19 周六	3-20 周日
1	88929		主管护士	责1	责1	——	责1	责1	白	——
2	90429		执行护士	连a主治	连a主治	——	连a主治	连a主治	——	Na
3	89949		执行护士	——	——	Na	下夜班	——	婴主班	连/白
4	90735		培训护士	——	责2	Na	下夜班	——	连/白	Na
5	93901		执行护士	下夜班	婴主班	——	Na	下夜班	——	白
6	92417		培训护士	下夜班	——	婴主班	Na	下夜班	——	婴主班
7	1777		主管护士	Na	下夜班	责1	婴主班	Na	下夜班	——
8	86704		培训护士	Na	下夜班	责2	责2	Na	下夜班	——/备
9	90949		执行护士	责2	Na	下夜班	——	婴主班	Na	下夜班
10	88466		培训护士	婴主班	Na	下夜班	——	责2	Na	下夜班
11	79405		护士长	婴护	白	连a主治	婴护	婴护	——/备	——
12	89915		执行护士	护1	护1	护1	护1	护1	——	——

图 4-1-39　排班完成显示界面

【难点及重点】

1．护理信息化排班系统操作便捷，使得繁琐的排班变得有规律，简洁易行；包括人员顺序选择和班次选择都可以方便快捷地选取与应用；提高了护士长人员管理排班工作效率。

2．护理信息化排班系统便于修改，相比纸质的排班省去许多反复涂改与抄写工作，使修改排班变得简单快捷。

3．护理信息化排班系统是同步传输，排班完成包括护士、护士长、科护士长及护理部管理人员可以同步查阅排班情况。

4．护理信息化排班系统是规范统一，统一规范的排班与班次名称使各科室应用规范的名词命名排班；打印出的排班表格式统一、班次规范、表格清晰、班次明确。

三、绩效与管理系统

本节内容为护理人力资源管理模块的绩效与管理系统，含护理操作项目赋分、赋分与收费链接、工作量总分查询、工作量分数明细查询、护理部层面绩效分配、护理单元层面绩效分配。基于垂直管理，积极探索护士岗位管理，建立护士能级激励机制的科学分配体系。护理绩效津贴分配原则是要符合按劳取酬，体现护理劳动强度、技术含量、风险责任、技术职称、受教育程度、工作岗位等。将护理绩效管理与信息化有机结合，使护理管理更加科学、高效，最大限度地调动护理人员的积极性，努力使患者达到满意的就医感受。

坚持按劳分配、多劳多得和优绩优酬的原则，护理绩效考核坚持基础工作量、岗位工作性质（工作风险程度、工作技术含量）、患者满意度等内容的绩效考核标准，综合考核职业规范和业务水平，考核结果与护理人员的收入分配、奖励、评先评优、职称评聘和职务晋升等挂钩，因此，考核的公平和公正需要信息系统支持。信息系统的绩效结构来自于综合性资料与数据，包括一定人员的配置，完成相应的工作，分别由个人工作量整合为单元工作量；而且可形成数字对比，形成统计的图或统计表。

【思维导图】

关于绩效管理的设计思路，以患者满意为中心绩效分配，在信息系统中建立其相关要素，对要素进行整合，最终形成护理单元和个人绩效分配，如图 4-1-40。

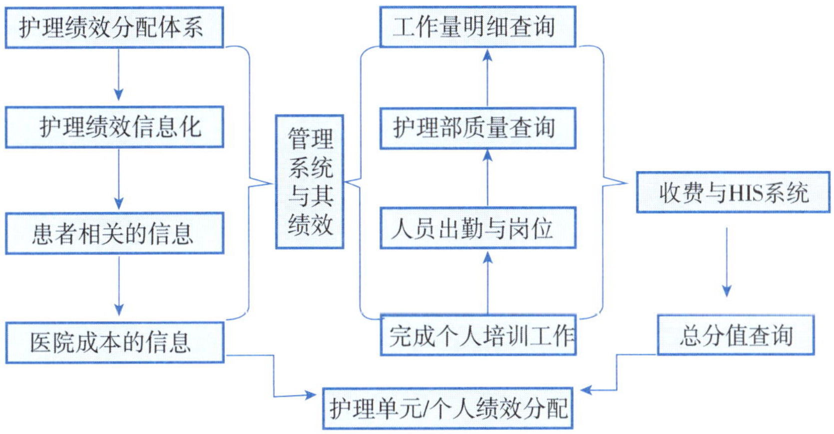

图 4-1-40　护理单元和个人绩效要素

【案例】

作为护理管理者，在绩效管理的过程中，常常遇到的困惑就是护士长或护士对于绩效分配合理性产生疑问，如：为什么我们科护理工作又忙又累，可是绩效奖金却低呢？为什么我负责的患者病情重且数量多，可是绩效津贴却不高呢？如何公平、公正地分配？以护士的岗位绩效津贴为例，因为绩效津贴关系到每一名护士的切身利益，充分发挥好绩效激励作用利于最大限度调动护理人员的积极性，提升护士满意度的同时提升患者满意度。绩效分配体系的构建需要护理管理者深入思考，科学地分配方案、高效地分配体系如何实现，挖掘信息的潜力，如建立岗位津贴绩效总评价的护理操作绩效，如表 4-1-2。

表4-1-2　岗位津贴绩效的总评价

年　月

序号	时间：月、季度、年	人员姓名	基本绩效				技术与工作强度绩效					质量考核				完成月培训	讲座/讲课	合计值
			出勤天数	责任制班	其他班次	加班/支援（被调动次数）	危重病护理	一级护理	入院人次	手术人次	静脉输液	基础护理项	患者满意度	质量检查：合格1分/不合格-0.5、1分	操作考核达标			

【操作步骤】

Step 1　查看工作量

科室绩效来自统计量表，来自于HIS日报表汇总，涵盖床位数、患者总数、出院、转/出院、入院、转/入院、手术、特级护理、一级护理、二级护理、三级护理等，岗位工作量是科室绩效的重要部分。如图4-1-41。

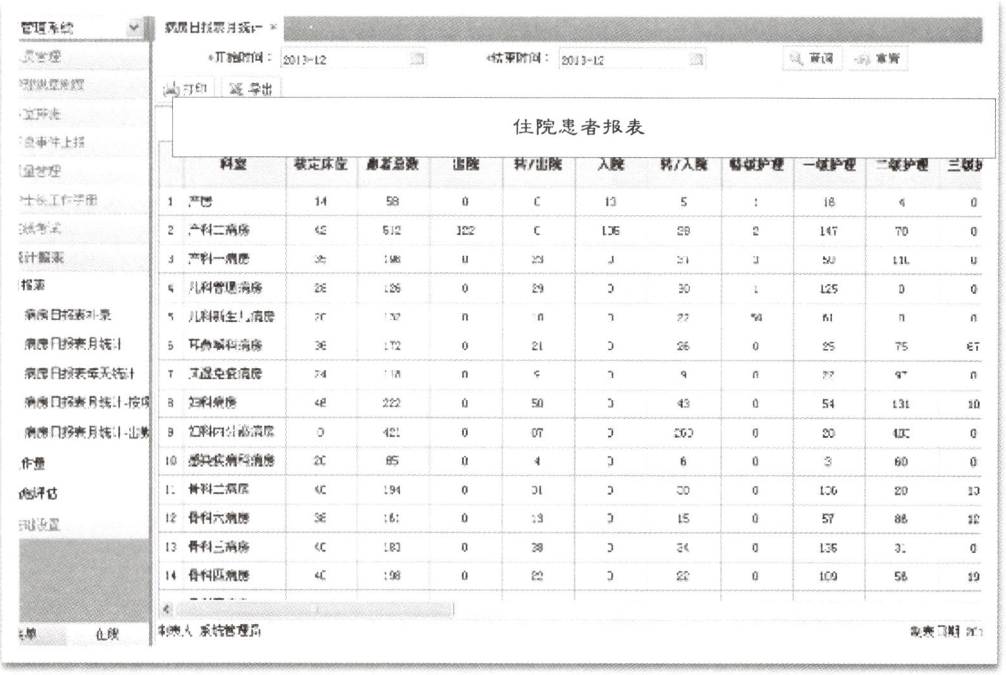

图4-1-41　岗位工作量

科室绩效来自统计报表，其下拉菜单有日住院患者报表、工作量、危重病患者的评估与护理，点击护理工作量，如图 4-1-42。

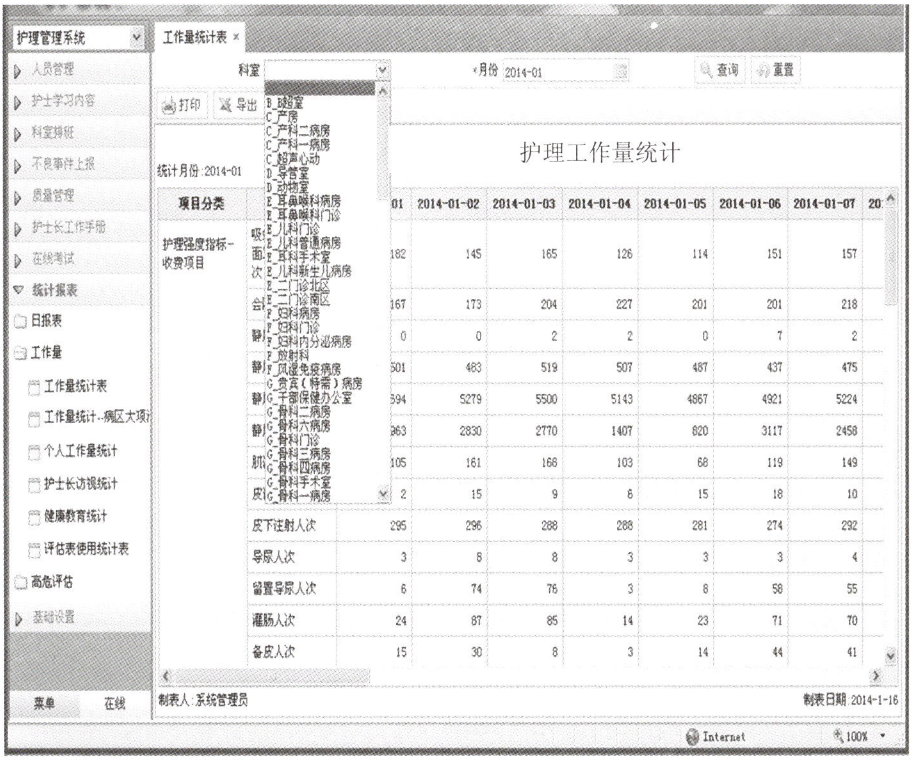

图 4-1-42　科室工作量统计

Step 2　操作赋分

赋予各临床护理操作项目权重分值，分值测算是科研过程取得的成果，综合了工时测定、技术含量、劳动风险等因素（图 4-1-43）。

	名称	拼音码	五笔码	系数	单位
1	血浆置换术	XJZHS	TULRS	12.6000	每次
2	重症监护	CZJH	TUJR	10.0000	每日
3	新生儿换血术	XS3HXS	UTQRTS	8.4000	每次
4	血液灌流	XYGL	TIII	8.4000	每次
5	特级护理	TJHL	TXRG	8.0000	每日
6	大抢救	DQJ	DRF	6.0000	每日
7	肉毒素注射	RDSZS	MGGIT	5.7000	每次
8	中心静脉穿刺置管术	ZXJMCCZGS	KNGEPGLTS	4.2000	每次
9	血液透析	XYTX	TITS	3.7000	每次
10	一级护理	YJHL	GXRG	3.0000	每日
11	气管切开护理	QGQKHL	RTAGRG	2.9000	每日
12	尸体料理	STLL	NWOG	2.9000	每次
13	中抢救	ZQJ	KRF	2.1000	每日
14	腹膜透析换液	FMTXHY	EETSRI	2.1000	每次
15	洗胃	XW	IL	2.1000	每次

图 4-1-43　护理操作项目与权重值

Step 3　链接收费

将赋分的临床护理操作项目与 HIS 系统中的收费项目设立对照，实现自动链接，各项护理操作频次由医院信息系统中的收费模块生成（图 4-1-44）。

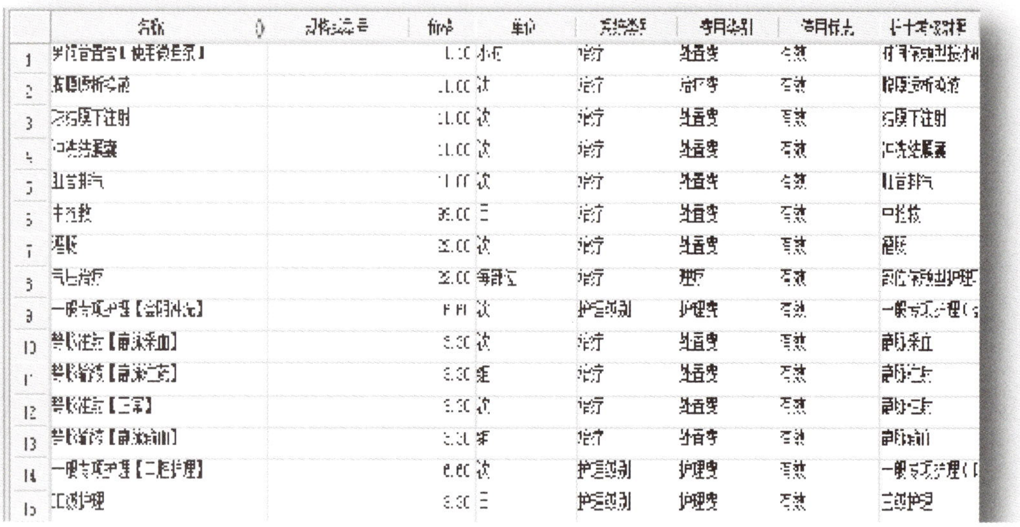

图 4-1-44　护理操作与收费项目

Step 4　分数明细查询

点击各护理单元查询到的总分可查询明细，查看工作量得分具体包含哪些护理工作内容及数量（图 4-1-45）。

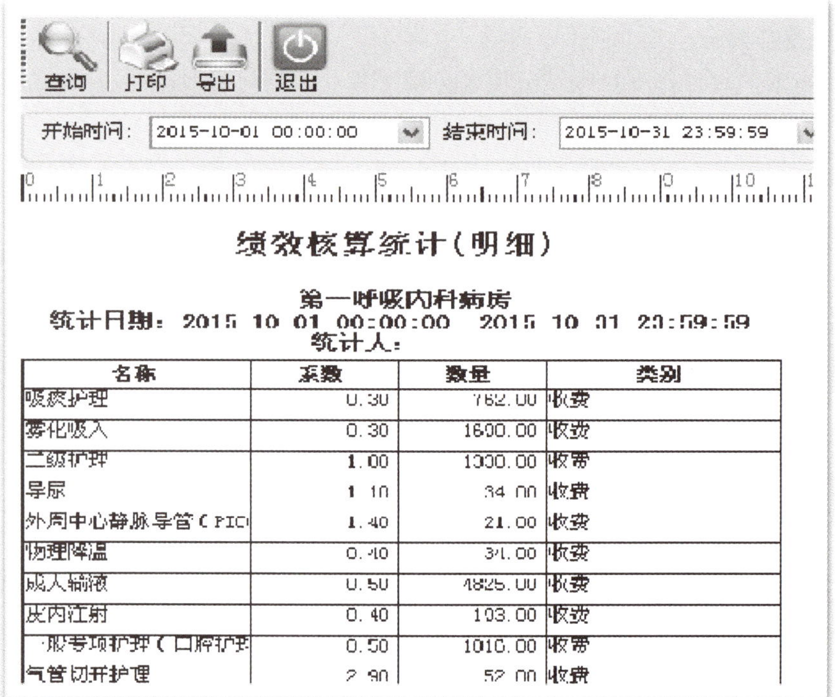

绩效核算统计（明细）

第一呼吸内科病房

统计日期：2015 10 01 00:00:00　2015 10 31 23:59:59

统计人：

名称	系数	数量	类别
吸痰护理	0.30	762.00	收费
雾化吸入	0.30	1600.00	收费
二级护理	1.00	1300.00	收费
导尿	1.10	34.00	收费
外周中心静脉导管（PIC	1.40	21.00	收费
物理降温	0.40	34.00	收费
成人输液	0.50	4825.00	收费
皮内注射	0.40	103.00	收费
一般专项护理（口腔护理	0.50	1010.00	收费
气管切开护理	2.90	52.00	收费

图 4-1-45　月护理操作项与数量

Step 5　工作量总分查询

所有护理操作权重与频次的乘积之和即为该科室的工作量，可输入查询时间段来查询任意时间段内各个护理单元的工作量（图 4-1-46）。

查询　打印　导出　退出

开始时间：2015-10-01 00.00.00　结束时间：2015-10-31 23.59.59

绩效核算统计（住院）

统计日期：2015-10-01 00:00:00--2015-10-31 23:59:59　　统计人：

护理单位名	得分
第一呼吸内科病房	11694.12
第二呼吸内科病房	[illegible]
第一心血管内科病房	[illegible]
第二心血管内科病房	5348.05
第四心血管内科病房	5317.63
第一消化内科病房	6623.68
第二消化内科病房	6893.17
第一肾脏内科病房	6817.58
第二肾脏内科病房	3890.68
第一血液内科病房	6084.39
第二血液内科病房	7030.20
第一内分泌内科病房	[illegible]
第二内分泌内科病房	[illegible]

图 4-1-46　单元绩效统计得分

Step 6　护理部层面绩效分配

1．各护理单元护理绩效津贴分配公式

护理单元绩效津贴总额 =60% 工作量 +30% 科室绩效 +10% 护理质量

2．利用 EXCEL 软件，将各护理单元工作量（利用自行研制的护理工作量统计软件查询得出）、科室绩效（院绩效负责部门提供参考值）、护理质量得分（实际检查结果）输入其中，计算出各护理单元绩效津贴总额。

3．护理单元绩效总额 EXCEL 计算举例（数据均为模拟数据）（图 4-1-47）。

	2015年09月护理绩效津贴分配				
1					
2	201509科室	工作量	科室绩效	质量得分	科室实发
3	第一呼吸	18648	61894	100.0	213310
4	第一心内	7295	74146	99.5	105842
5	第一消化	9999	82008	99.0	135160
6	第一肾内	8606	56193	99.0	111436
7	第一内分泌	5929	57290	99.5	86502
8	第一血液	7054	50982	99.5	95364
9	第一风湿免疫	8384	47325	100.0	107213
10	第一神内	7499	[illegible]	100.0	111417

图 4-1-47　科室绩效分配

Step 7 个人绩效

1．护理人员个人绩效津贴 = 人均绩效 × 岗位系数 × 年资职称系数 × 出勤天数 + 奖罚

2．建立护士能级与岗位职责、岗位系数、职称晋升相适应的激励机制，其中临床护理岗位根据自行设计的综合测评表得分情况划分为 N0 ～ N4 五个能级，与责任制护理紧密结合，提升护士满意度的同时提升患者满意度（表 4-1-3，表 4-1-4）。

表4-1-3 岗位系数

护士能级	N4	N3	N2	N1	N0	总务护士	夜班	晚早班
岗位系数	1.15	1.1	1.05	1.0	0.9	1.0	1.2	1.0

表4-1-4 年资职称系数

年资与职称	3 个月 ～ 1 年	1 ～ 2 年	2 ～ 3 年	3 ～ 4 年	4 ～ 5 年	护师 年资≥ 5 年	主管护师
系数	0.3	0.4	0.5	0.7	0.9	1.0	1.1

3．利用 EXCEL 软件，将人均绩效、岗位系数、年资职称系数、出勤天数及奖罚输入其中，计算出护理人员的个人绩效津贴数（图 4-1-48，图 4-1-49）。

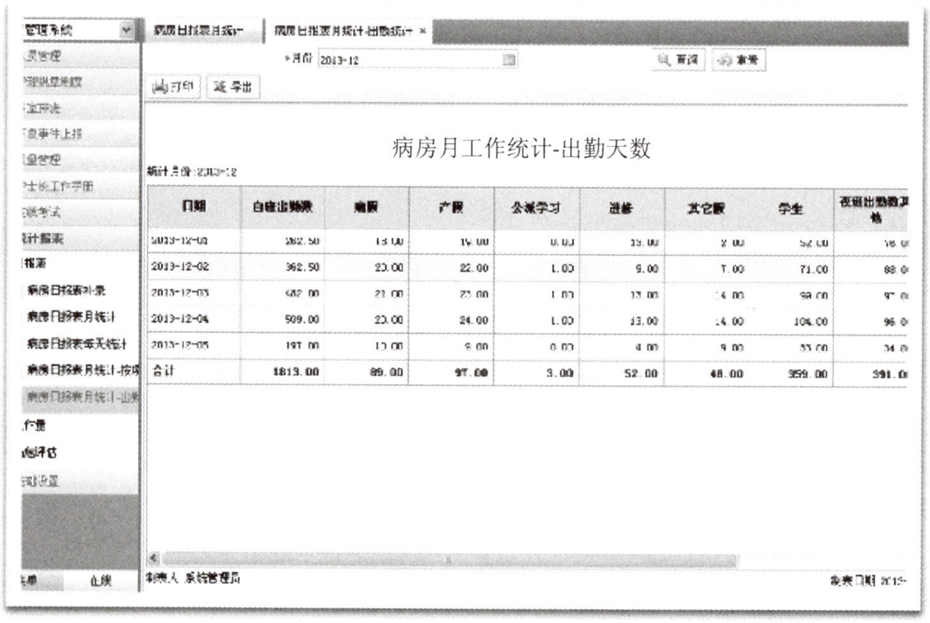

图 4-1-48 出勤统计

4．护理人员个人绩效津贴 EXCEL 计算举例（数据均为模拟数据）（图 4-1-50）。

有关绩效的要素一定是考虑结局，把结局要素设计到信息框架中；且确立岗位与绩效的对应关系：

（1）以岗（position）定津贴。

（2）以能力（capability）定岗位：竞聘岗位。

（3）以业绩（performance）定薪：质量考评达标。

（4）护理岗位管理绩效其最主要参考项为结局要素：

①危重患者管理质量的监测；②对入院时高风险压疮患者的评估率，患者压疮发生率监测；③对入院时高风险跌倒患者的评估率，患者跌倒发生率监测；④对配合缩短术前平均住院日的监测（以保证缩短平均住院日的效率）；⑤患者满意度评价。

新护士考试成绩　在职护士成绩管理　病房日报表月统计-按项目　工作量统计表　工作量统计--病区大项汇总

科室　　*月份 2013-10　查询

打印　导出

个人工作量统计

统计月份：2013-10

	姓名	出入量和记录	灌肠人次	肌注人次	静脉输液人次	静脉小壶人次	静脉注射人次
70		0	3	2	53	9	0
71		262	0	2	60	21	0
72		9	0	0	90	20	0
73		0	2	2	191	44	0
74		0	1	1	149	12	0
75		241	0	0	48	23	0
76		14	4	2	159	8	0
77		0	0	2	32	4	0
78		0	7	0	263	23	0
79		145	0	0	34	8	0
80		104	0	0	89	22	0
81		0	1	8	130	52	0
82		0	10	0	191	14	0

图 4-1-49　个人工作量统计

2015年09月某护理单元护理绩效津贴分配

	护士序号	资职系数	岗位系数	责护天数	夜班天数	晚早天数	总务天数	总天数（系数校正）	奖罚	总金额
3	1	1.1					20	22.00	50	5110
4	2	1.1	1.15	12			8	23.98	-20	5495
5	3	1	1.15	17		2		21.55	80	5037
6	4	0.9	1.1	15		2	2	18.45	60	4304
7	5	0.9	1.1	8	10	3		21.42	-40	4887
8	6	0.9	1.1	20				19.80	-20	4534
9	7	0.7	1.1	6	12	2		16.10	30	3733
10	8	0.7	1.1	10	8	3		16.52	50	3850

图 4-1-50　个人绩效分配

【难点及重点】

在等级医院评价的中，建立基于护理工作量、质量、患者满意度并结合护理难度、技术要求等要素的绩效考核制度，并将考核结果与护理人员的评优、晋升、薪酬分配相结合，实现优劳优得，多劳多得，调动护理人员积极性。绩效与管理系统的重点是建立科学、高效的护理绩效垂直分配体系，以客观数据为依据，充分体现公平、公正。绩效与管理系统的难点是将护理绩效管理与信息化有机结合，依托信息化平台使护理管理更加科学、高效。

（王攀峰　张洪君　肖适崎）

第二节　护士长无纸化办公系统

护士长是医院的基层管理者，护士长的管理工作是医院管理的重要组成部分，在传统的护理管理模式下，护士长涉及的管理内容需要形成大量的护理文书，文书的保存和数据资料统计、管理信息的上传下达都比较困难。通过信息系统实现护士长办公无纸化，可以提高护理工作效率和护理工作质量，涉及护士长日常事务工作中的护理制度建设、人力资源管理、护理质量控制、人员绩效考核、出院患者管理、科研教育管理、信息交流平台等模块，覆盖护理管理各要素，彼此之间纵横交错，互为因果，能够连续、系统、准确地采集、储存、传递、处理相关的信息。无纸化办公系统方便护士长全面实施本科室护理管理工作、生成的管理数据能及时上传下达、方便资料保存和有效再利用。

一、制度管理和落实

保证护理质量的前提是全体护理人员能够遵章循事，严格执行各种规章制度流程，虽然医院有各种宏观的制度和流程，但是由于各科室工作任务和内容不同，对制度的执行有一定的细节性要求和具体流程的规定，只有使临床护士能方便地查阅各种工作标准要求，才能保持护理质量的同质化。无纸化办公跟传统的方式相比，修改的内容能及时更新到制度文档库中，对护士的制度学习和阅览过程能追踪评价。

【案例】

某院护理部根据工作需求，新增护理管理制度，在医院内网公示后导入护理部文档库中，护士长敦促本科室护士学习并执行，为了能更好地执行护理部的制度，护士长召开科务会议制定了本科室执行细则。

【流程图】

该步骤在护理管理系统和医院 OA 系统中完成（图 4-2-1）：

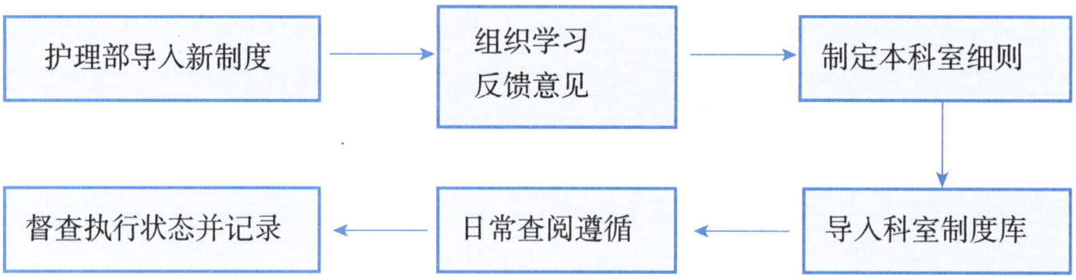

图 4-2-1　新增护理管理制度流程图

【具体步骤】

Step 1　导入新制度

见图 4-2-2。

Step 2　科室制度管理

根据工作需求建立有关工作职责、科室质控细则、护理常规等分类文件夹方便查找（图 4-2-3）。

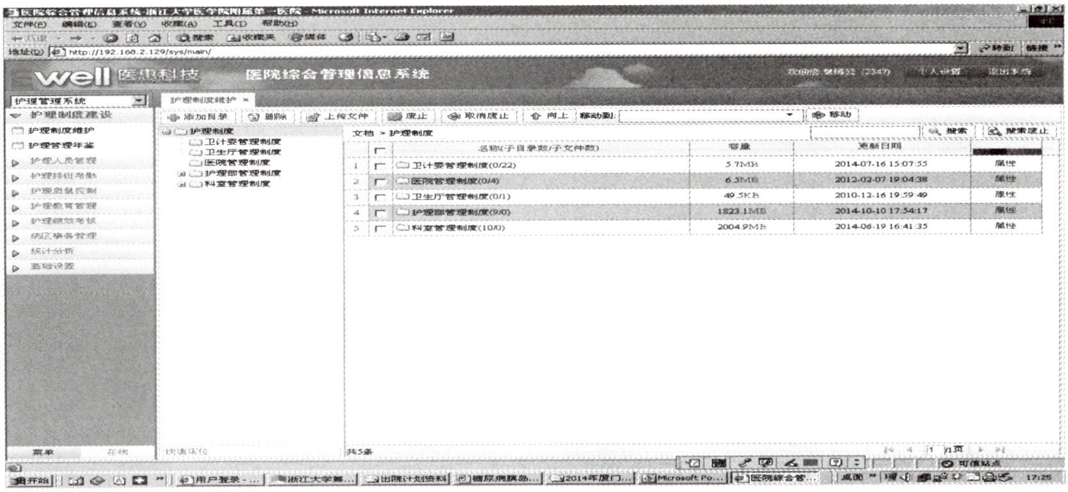

图 4-2-2　导入新制度

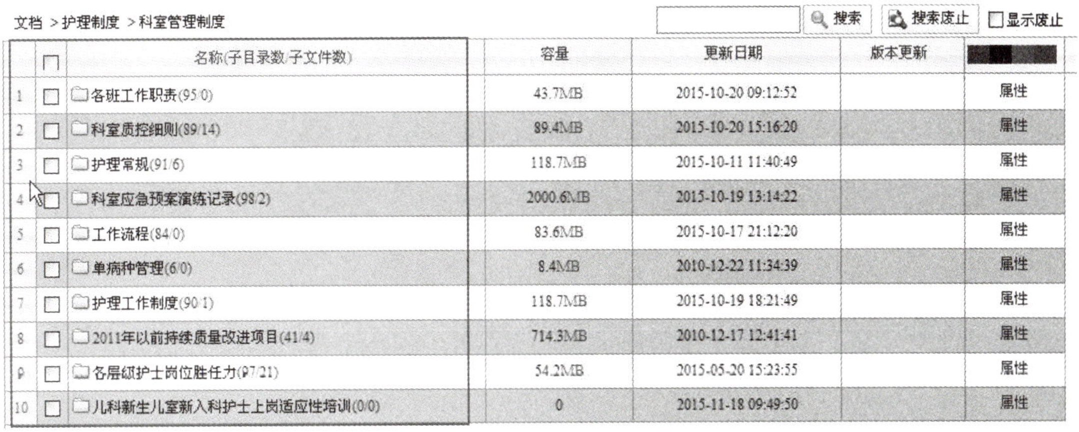

文档 >护理制度 >科室管理制度

		名称(子目录数/子文件数)	容量	更新日期	版本更新	
1	□	各班工作职责(95/0)	43.7MB	2015-10-20 09:12:52		属性
2	□	科室质控细则(89/14)	89.4MB	2015-10-20 15:16:20		属性
3	□	护理常规(91/6)	118.7MB	2015-10-11 11:40:49		属性
4	□	科室应急预案演练记录(98/2)	2000.6MB	2015-10-19 13:14:22		属性
5	□	工作流程(84/0)	83.6MB	2015-10-17 21:12:20		属性
6	□	单病种管理(6/0)	8.4MB	2010-12-22 11:34:39		属性
7	□	护理工作制度(90/1)	118.7MB	2015-10-19 18:21:49		属性
8	□	2011年以前持续质量改进项目(41/4)	714.3MB	2010-12-17 12:41:41		属性
9	□	各层级护士岗位胜任力(97/21)	54.2MB	2015-05-20 15:23:55		属性
10	□	儿科新生儿室新入科护士上岗适应性培训(0/0)	0	2015-11-18 09:49:50		属性

图 4-2-3　科室制度管理

Step 3　上传本科室工作标准

根据工作任务要求制定确实可执行的有关制度、流程、执行细则，上传到对应的文件夹，根据主题词可以查询（图 4-2-4）。

Step 4　组织培训和学习

护士长对全体护士培训，在文档库中可以查询自学，如果有新的内容没有学习，文档后面显示“未读”。

Step 5　查看访问记录

护士长在每一条新的制度或其他文档的属性中可以查看是否全体成员参加了学习，查看访问记录知晓相关内容（图 4-2-5）。

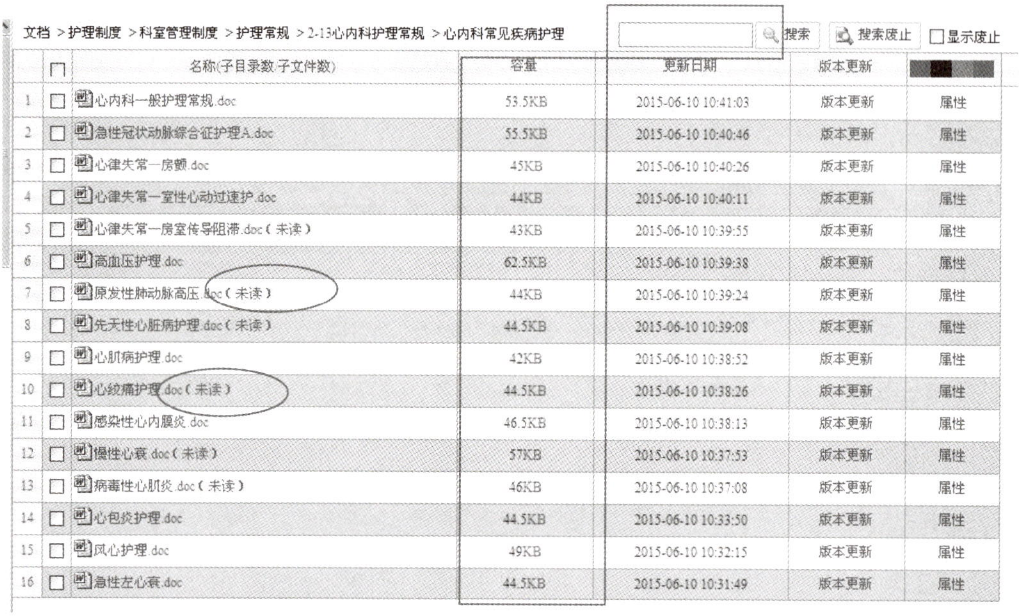

图 4-2-4 上传本科室工作标准

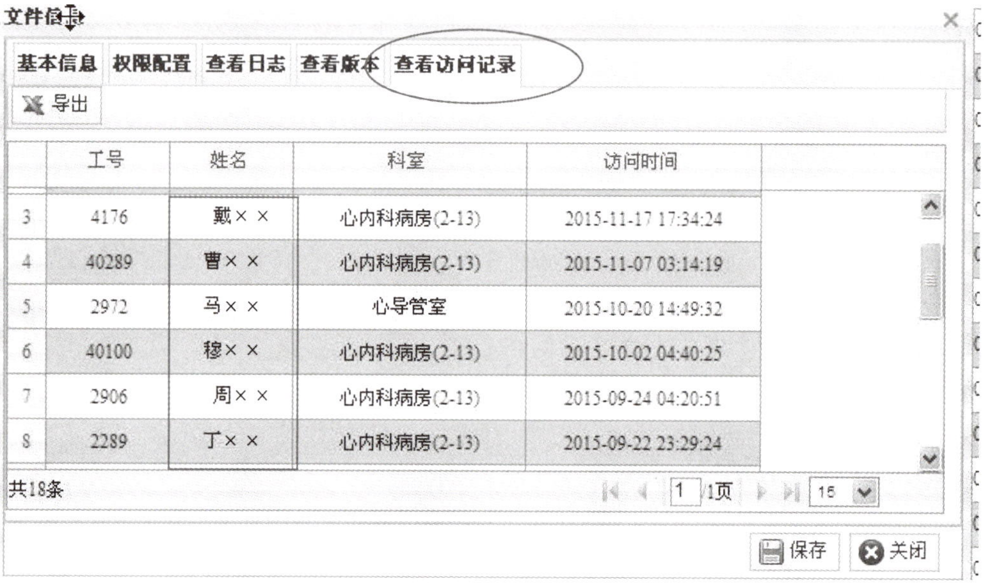

图 4-2-5 查看访问记录

二、病区事务管理

护士长填写月计划、周目标，有关日常工作事务、科室存在问题的分析、解决方法等相关内容，方便护士长自我经验总结，上级管理者了解护士长工作动态、存在的主要问题，为决策提供理论依据。同时，提供了一个管理经验共享的平台。

Step 1 护士长病区事务管理模块

打开病区事务管理模块 ，呈现护士长病区事务管理的主要内容：病房质量检查标准、行政查房相关内容、科务会记录、每周护理隐患讨论、持续质量改进项目、业务学习登记、各类工作计划等。根据预设的时间表没有完成的内容呈现“铃铛”（图 4-2-6）。

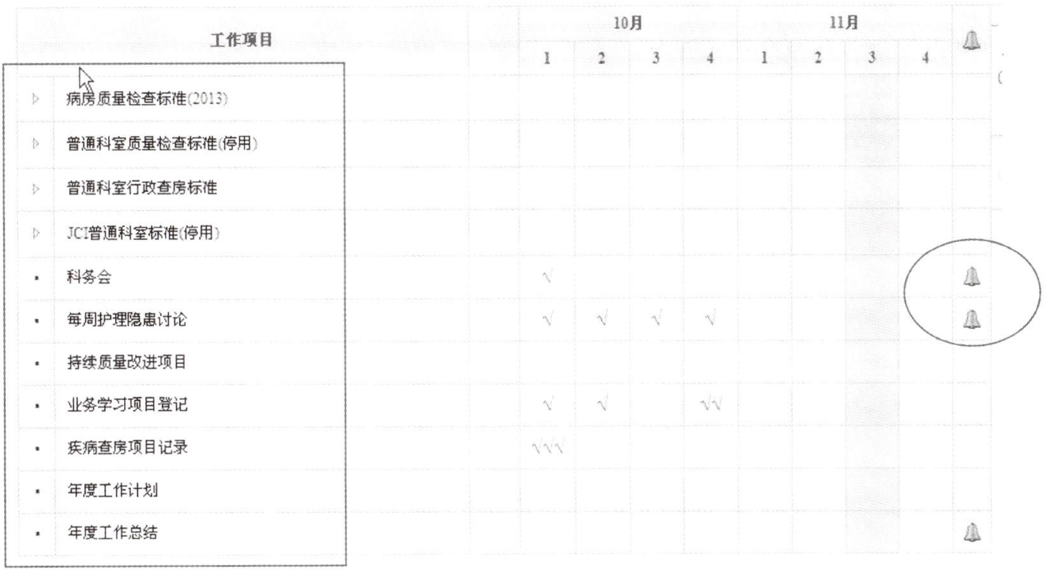

图 4-2-6　护士长病区事务管理模块

Step 2　病房质量重点督查内容

打开病房质量检查标准。呈现临床护理质量管理的所有关键维度和条目，方便护士长有重点地进行督察（图 4-2-7）。

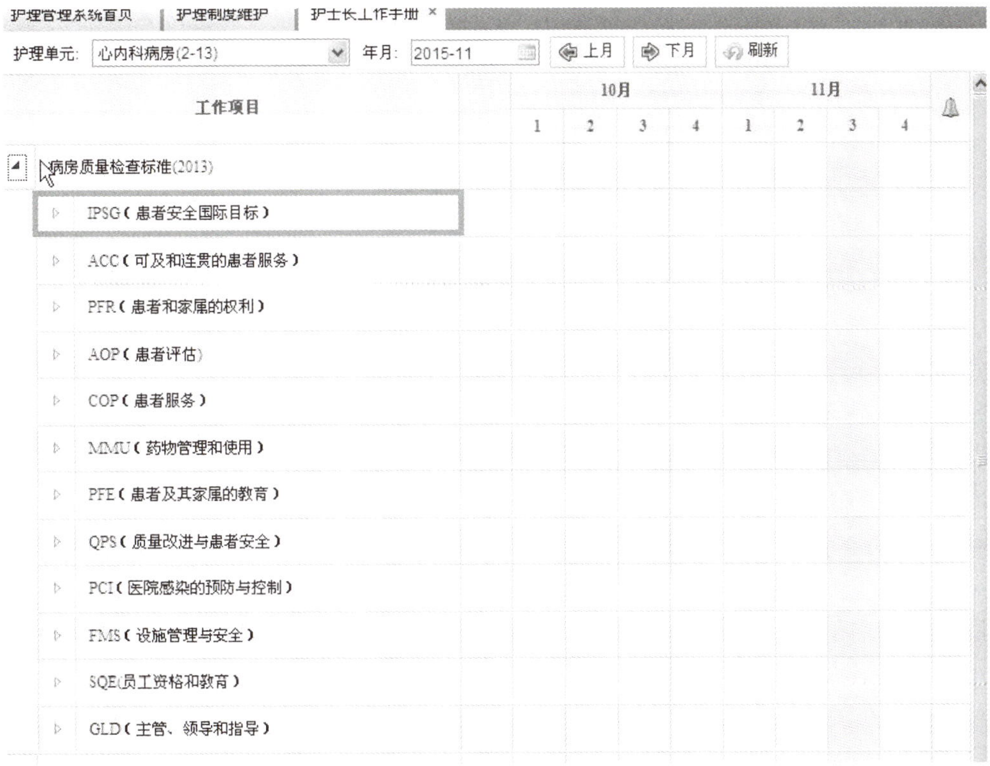
护理管理系统首页
护理制度维护
护士长工作手册
护理单元:
心内科病房(2-13)
年月:
2015-11
上月
下月
刷新
工作项目
10月
11月
1
2
3
4
1
2
3
4
病房质量检查标准(2013)
IPSG（患者安全国际目标）
ACC（可及和连贯的患者服务）
PFR（患者和家属的权利）
AOP（患者评估）
COP（患者服务）
MMU（药物管理和使用）
PFE（患者及其家属的教育）
QPS（质量改进与患者安全）
PCI（医院感染的预防与控制）
FMS（设施管理与安全）
SQE(员工资格和教育）
GLD（主管、领导和指导）

图 4-2-7　病房质量重点督查内容

Step 3　质量标准条目

逐级打开每一维度下的检查标准，呈现具体的质量要求条目（图 4-2-8）。

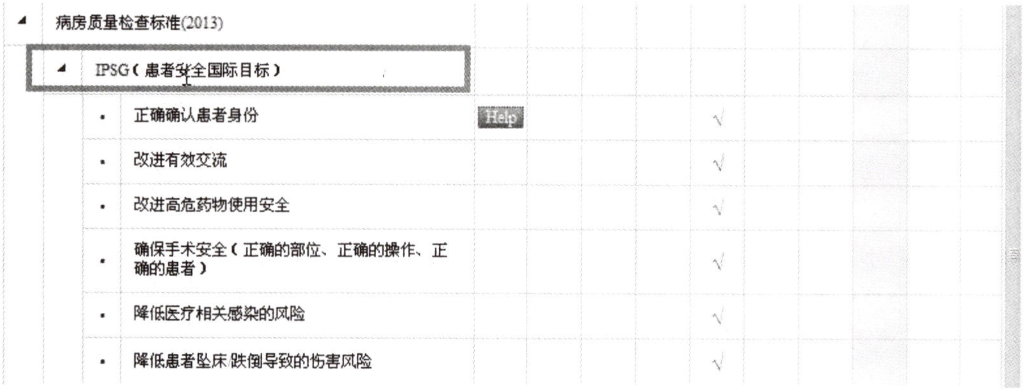

图 4-2-8　质量标准条目

Step 4　查看质量问题

护士长根据护理部预设的督查频率，记录督察结果。质量符合要求的打勾，不符合要求的出现彩色五角星，点击呈现质量问题收集表格（图 4-2-9，图 4-2-10）。

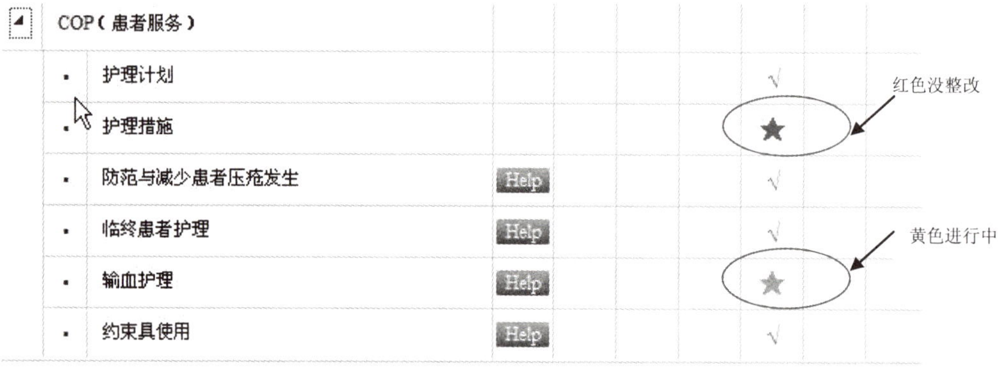

图 4-2-9　查看质量问题（1）

Step 5　护士阅读确认电子签名

有问题的项目强制要求改进（图 4-2-11）。

Step 6　质量问题汇总报表

护士长质量督察结果系统自动统计汇总，并分析形成各种统计报表，上级管理者可以实施查看（图 4-2-12 至图 4-2-16）。

Step 7　质量持续改进

督查结果对照护理部目标值要求，进行持续质量改进（图 4-2-17）。

Step 8　护士阅读后电子签名

对每周存在的风险隐患进行讨论，提出整改措施进行落实，形成的记录护士阅读形成电子签名。

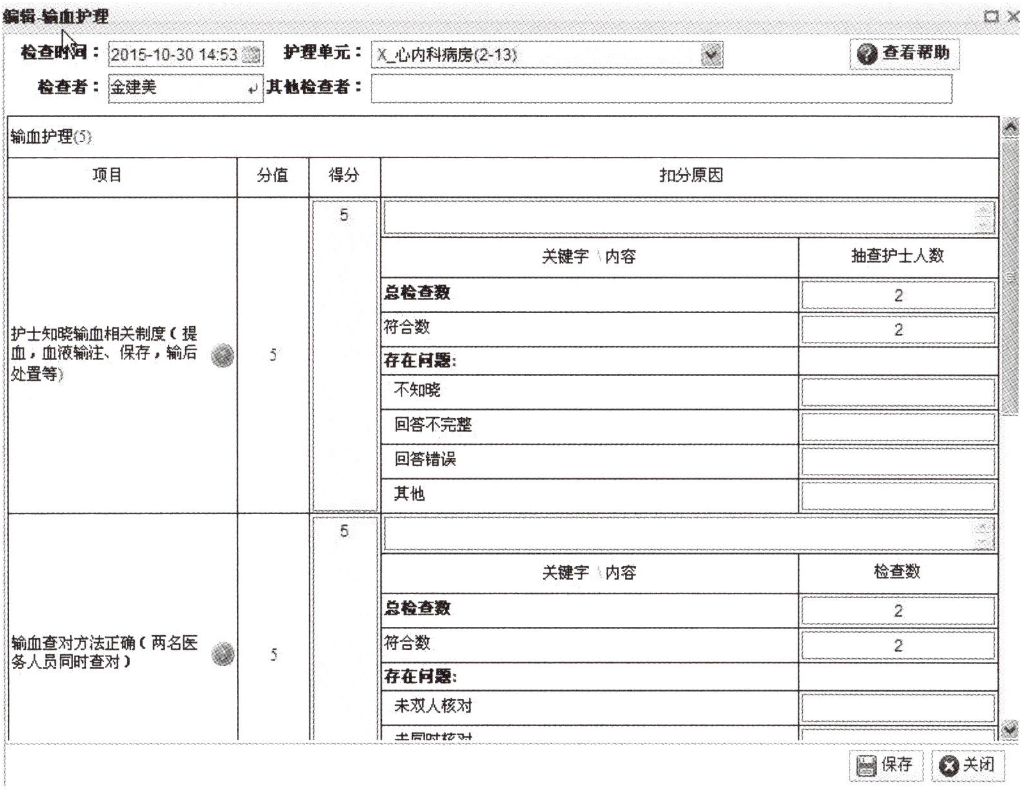

图 4-2-10　查看质量问题（2）

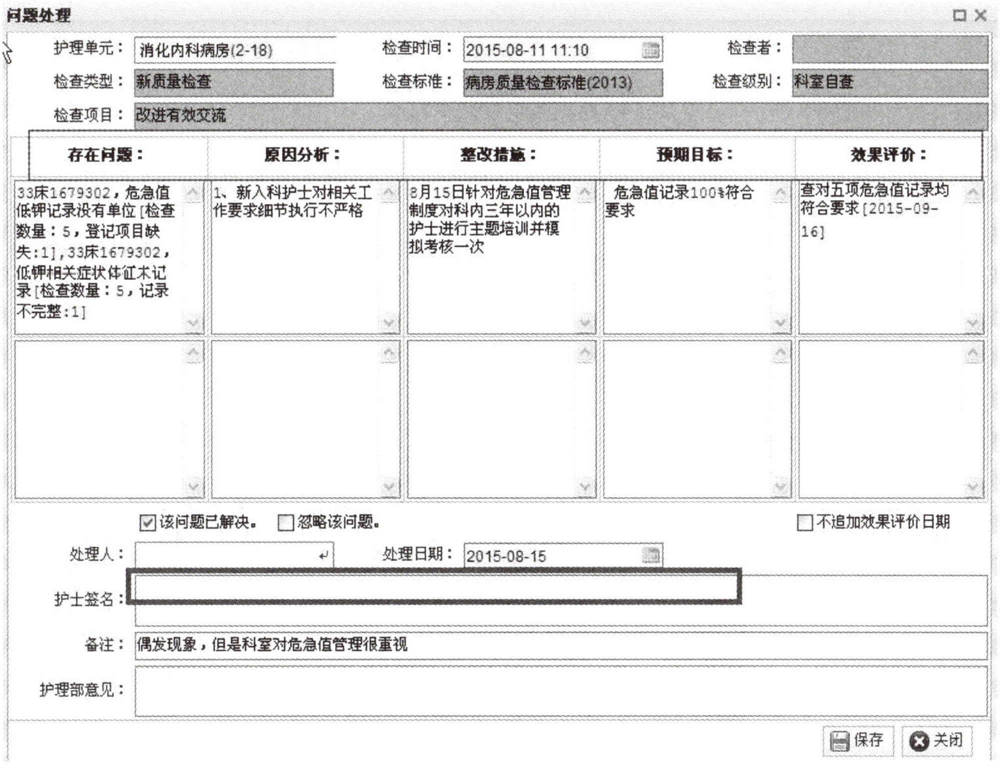

图 4-2-11　护士阅读确认电子签名

护理单元：肾病病房(6B-9)　发生日期：2015-01-01 - 2015-11-30　状态：　来源类型：质量检查

检查类型：新质量检查　检查标准：病房质量检查标准(2013)　检查级别：科室自查　指标：

导出　打印　查询

科室	发生时间	存在问题	原因分析	整改措施	预期目标	效果评价	护理部意见
肾病病房(6B-9)	2015-01-16	金晓萍、陈淑婷病情了解不够	1.责任护士不固定，管病人时间不多 2.责任护士没有养成习惯，早晨上班前看一下自己所管患者的情况 3.患者重，护士人手不够，每个人管的患者较多，病房忙，治疗多 4.平时问六知道不多	1.责任护士要养成习惯上班前查看自己的重患者病情 2.排班时尽量有连续性 3、合理排班分配工作，有更多的时间深入病房了解病情 4、护士长责任组长加强六知道的提问	护士能对自己所管患者病情了解	该问题已整改[2015-02-05] [保存]	
肾病病房(6B-9)	2015-01-26	5床坠床跌倒评分不正确[检查病例数(检查数：5，符合数：4)；],20床无告知书	1、责任护士没有详细了解患者病情 2、评估好后没有仔细检查 3、工作忙，电脑少，评估途中容易被打断做治疗 4、忘记打印告知书，宣教时没有习惯拿纸宣教	1、个别护士调整工作方式，合理安排时间 2、评估时要认真仔细 3、必须床边看过患者后再评估 4、加强质控检查	跌倒坠床评分正确告知书每次打印并落实发放	该问题已经整改解决[2015-02-05] [保存]	
肾病病房(6B-9)	2015-01-29	2床床单位脏,2、6指甲长[检查数量：5，指甲长、不清洁:2]	1、早班护士未落实，也没有和白班责任护士交班 2、意识不够，依赖家属 3、责任护士白天未检查 4、护工基础护理落实不够 5、责任护士未督促护工完成剪指甲等事情 6、带教老师没有督促实习生完成。	1、早班负责晨基础护理，如来不及要与责任护士交班。 2、责任护士早上要负责检查基础护理落实情况。 3、同学进病房后，做好带教，一起完成基础护理。做好相应带教查检表格。 4、护工要明确自己职责，责任护士督促落实。	基础护理落实满意	该患者的基础护理落实[2015-02-05] [保存]	
肾病病房(6B-9)	2015-01-29	周文君 李莉回答不全,黄凡芝回答不全,黄凡芝回答不全	1、危急值内容有段时间没有提问，有遗忘。 2、危急值的表格无。 3、安全质控员没有提问。	1、将危急值高低限的表格夹在危急值登记本中，方便大家查看。并发到微信群里让大家保存。 2、加强查检和提问。 3、每月考试里加进题目。	有关危急值的内容大家能掌握。	该问题已经解决。[2015-02-05] [保存]	
肾病病房(6B-9)	2015-01-30	39床口服去痛片复评时间不对[检查数量：2，消化道给药1小时后未评估记录:1]	1、护士对疼痛相关处理流程不熟悉 2、工作忙忘及时复评 3、疼痛知识掌握不够	1、加强疼痛知识再学习 2、对该护士进行提问考核 3、组长质控员加强检查 4、将疼痛知识编入考试卷	预期目标：疼痛知识掌握	效果评价：已整改落实[2015-02-06] [保存]	
		余巧琴胰岛素笔上没有贴	1、责任护士高危意识无。	1、科务会上再次强调高危		该问题已整改。	

图 4-2-12　根据问题汇总

护理质量检查分析表(新)

日期：2015-01-01 至 2015-11-30

	护理单元	IPGS(患者安全国际目标)		ACC(可及和连贯的患者服务)		PFR(患者和家属的权利)		AOP(患者评估)		COP(患者服务)		MMU(药物管理和使用)		PFE(患者及其家属的教育)		QPS(质量改进与患者安全)		PCI(医院感染的预防与控制)		FMS(设施与安全	
		检查项目数	平均分	检查项目数	平均分	检查项目数	平均分	检查项目数	平均分	检查项目数	平均分	检查项目数	平均分	检查项目数	平均分	检查项目数	平均分	检查项目数	平均分	检查项目数	平
1	病病房(6B-9)	54	4.88	13	4.90	8	4.94	51	4.96	60	4.92	12	4.97	9	4.81	6	5.00	9	4.93	20	4

图 4-2-13　根据分数汇总

质量检查项目得分统计

日期：2015-01-01 至 2015-11-30

	护理单元	项目	目标分值	实际分值	扣分率
1	肾病病房(6B-9)	所有患者佩戴腕带	5	4.62	7.60%
2	肾病病房(6B-9)	使用两种方法识别患者(姓名、住院号)	5	5	0.00%
3	肾病病房(6B-9)	护士知晓常见危急值	5	4.67	6.60%
4	肾病病房(6B-9)	护士知晓危急值接获流程	5	4.92	1.60%
5	肾病病房(6B-9)	危急值登记本记录完整	5	4.42	11.60%
6	肾病病房(6B-9)	危急值患者相应护理记录	5	4.92	1.60%
7	肾病病房(6B-9)	护士知晓什么情况下执行口头医嘱	5	4.92	1.60%
8	肾病病房(6B-9)	口头医嘱执行正确	5	5	0.00%
9	肾病病房(6B-9)	高危药物帐物相符	5	5	0.00%
10	肾病病房(6B-9)	每支有警示标识	5	4.83	3.40%
11	肾病病房(6B-9)	单独存放，贮存温度、湿度、避光符合药物要求	5	5	0.00%
12	肾病病房(6B-9)	护士知晓瓶签上高危药物的标识	5	5	0.00%
13	肾病病房(6B-9)	配置和使用时双人核对	5	4.83	3.40%
14	肾病病房(6B-9)	护士知晓部门需time out的操作	5	5	0.00%
15	肾病病房(6B-9)	送手术前检查患者手术部位标记	5	5	0.00%
16	肾病病房(6B-9)	手术交接记录单填写完整正确	5	4.64	7.20%
17	肾病病房(6B-9)	护士知晓洗手时机	5	5	0.00%
18	肾病病房(6B-9)	手卫生设施齐全	5	5	0.00%
19	肾病病房(6B-9)	适时洗手或手消毒	5	5	0.00%
20	肾病病房(6B-9)	洗手方法正确	5	5	0.00%

图 4-2-14　根据具体条目汇总

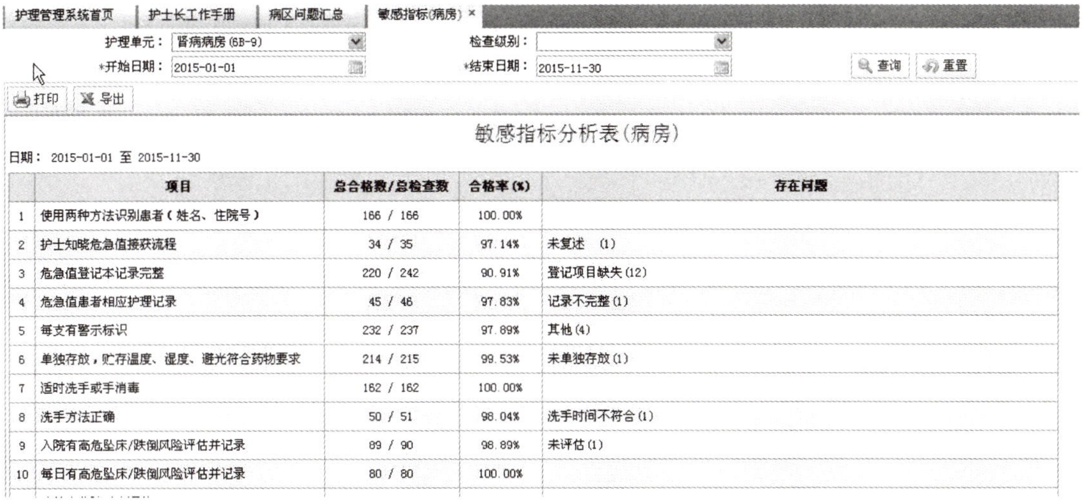

护理管理系统首页 | 护士长工作手册 | 病区问题汇总 | 敏感指标(病房) ×

护理单元：肾病病房(6B-9)　检查级别：

*开始日期：2015-01-01　*结束日期：2015-11-30　查询　重置

打印　导出

敏感指标分析表(病房)

日期：2015-01-01 至 2015-11-30

	项目	总合格数/总检查数	合格率(%)	存在问题
1	使用两种方法识别患者（姓名、住院号）	166 / 166	100.00%	
2	护士知晓危急值接获流程	34 / 35	97.14%	未复述　(1)
3	危急值登记本记录完整	220 / 242	90.91%	登记项目缺失(12)
4	危急值患者相应护理记录	45 / 46	97.83%	记录不完整(1)
5	每支有警示标识	232 / 237	97.89%	其他(4)
6	单独存放，贮存温度、湿度、避光符合药物要求	214 / 215	99.53%	未单独存放(1)
7	适时洗手或手消毒	162 / 162	100.00%	
8	洗手方法正确	50 / 51	98.04%	洗手时间不符合(1)
9	入院有高危坠床/跌倒风险评估并记录	89 / 90	98.89%	未评估(1)
10	每日有高危坠床/跌倒风险评估并记录	80 / 80	100.00%	

图 4-2-15　根据指标符合率汇总

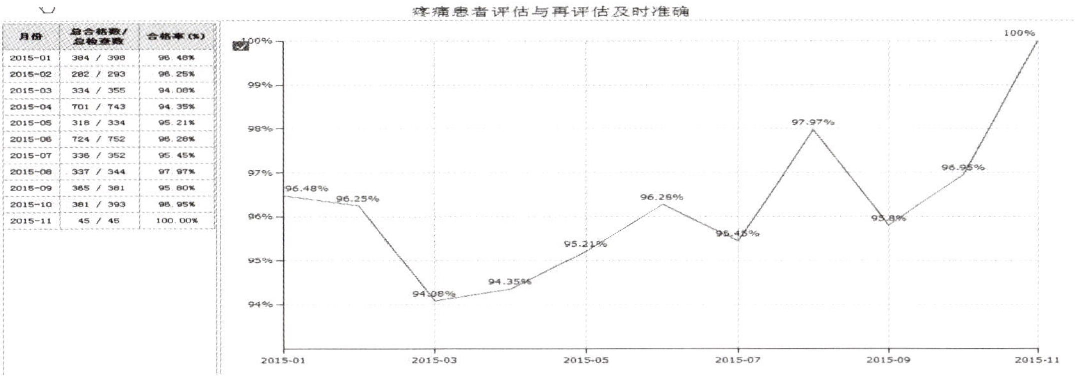

月份	总合格数/总检查数	合格率(%)
2015-01	384 / 398	96.48%
2015-02	282 / 293	96.25%
2015-03	334 / 355	94.08%
2015-04	701 / 743	94.35%
2015-05	318 / 334	95.21%
2015-06	724 / 752	96.28%
2015-07	336 / 352	95.45%
2015-08	337 / 344	97.97%
2015-09	365 / 381	95.80%
2015-10	381 / 393	96.95%
2015-11	45 / 45	100.00%

图 4-2-16　根据统计图呈现

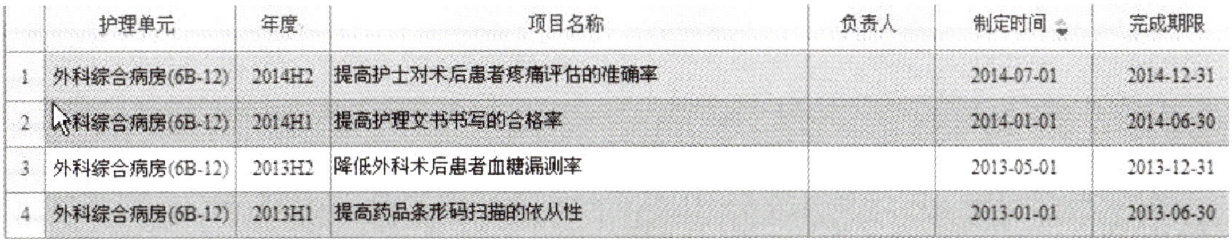

	护理单元	年度	项目名称	负责人	制定时间	完成期限
1	外科综合病房(6B-12)	2014H2	提高护士对术后患者疼痛评估的准确率		2014-07-01	2014-12-31
2	外科综合病房(6B-12)	2014H1	提高护理文书书写的合格率		2014-01-01	2014-06-30
3	外科综合病房(6B-12)	2013H2	降低外科术后患者血糖漏测率		2013-05-01	2013-12-31
4	外科综合病房(6B-12)	2013H1	提高药品条形码扫描的依从性		2013-01-01	2013-06-30

图 4-2-17　持续改进界面

Step 9　会议纪要存档

各类会议纪要包括计划和总结在管理系统中存档（keep in the archives），方便各级管理者和护士在线审核或阅读了解（图 4-2-18）。

Step 10　科室业务学习记录

科室业务学习项目记录：可以新增、编辑、删除、提交业务学习项目记录（图 4-2-19，图 4-2-20）。

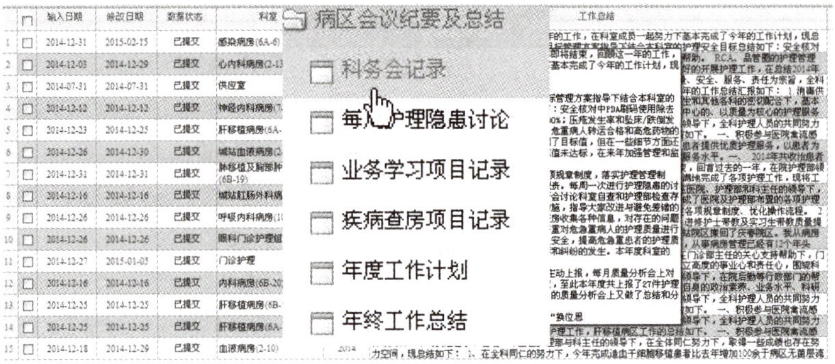

图 4-2-18 会议纪要存档

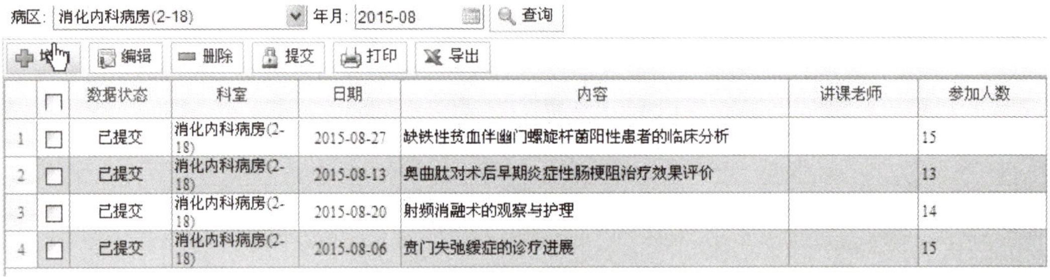

图 4-2-19 科室业务学习记录

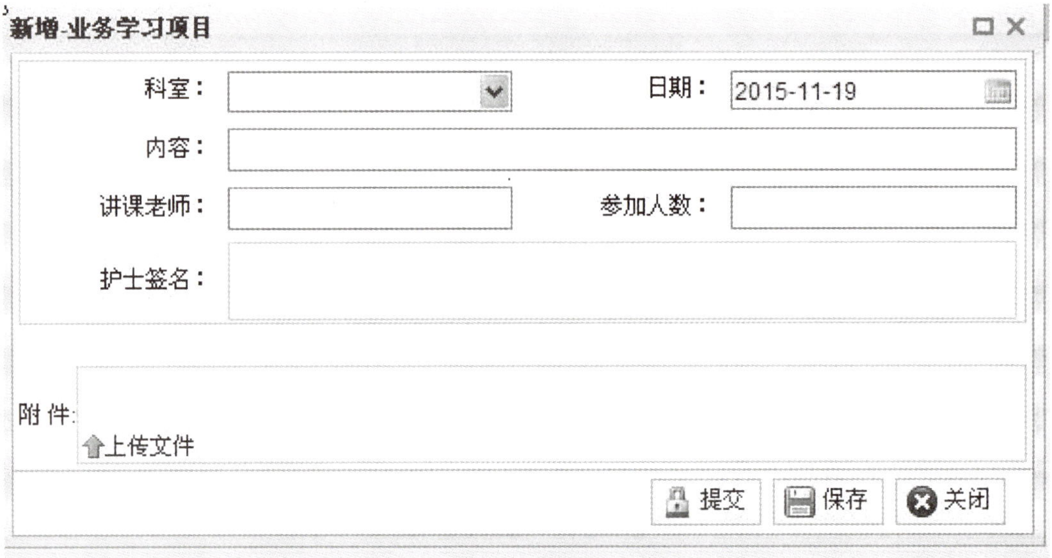

图 4-2-20 新增业务学习界面

Step 11 管理结果提交

护士长管理形成的结果必须在线提交，由各级管理者包括科护士长、护理部主任根据分管的内容在线检查和评价，实现管理的时点性和帮助的功能（图 4-2-21）。

Step 12 护士阅读确认

护士可以对本单元内的会议记录、隐患讨论记录、问题改进过程等文书进行阅读并留下痕迹（图 4-2-22）。

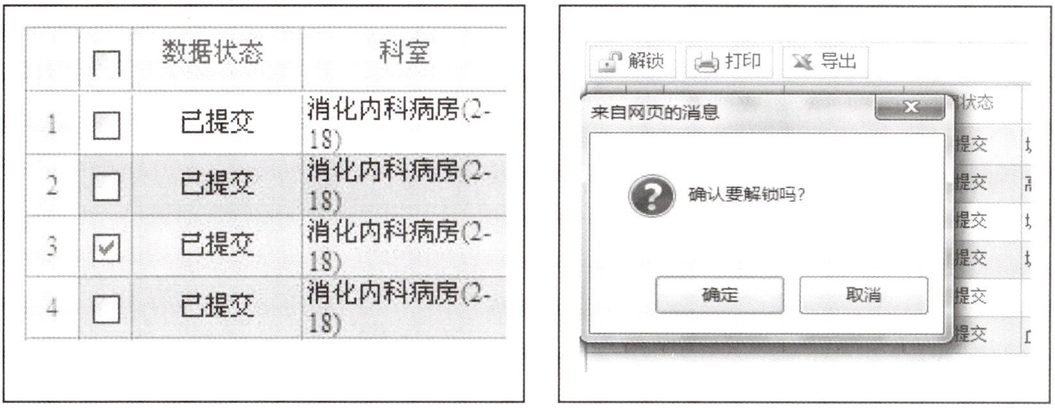

图 4-2-21　提交状态和解锁功能

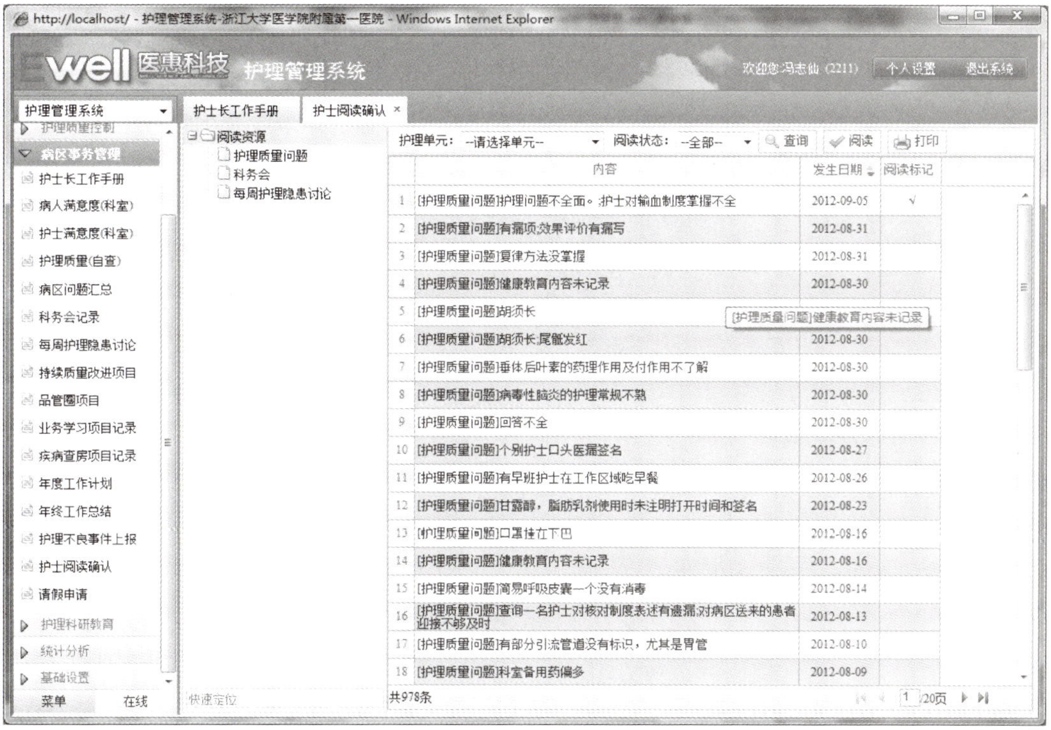
http://localhost/ - 护理管理系统-浙江大学医学院附属第一医院 - Windows Internet Explorer
well 医惠科技 护理管理系统
欢迎您冯志仙 (2211)
个人设置
退出系统
护理管理系统
护士长工作手册
护士阅读确认
护理质量控制
病区事务管理
护士长工作手册
病人满意度(科室)
护士满意度(科室)
护理质量(自查)
病区问题汇总
科务会记录
每周护理隐患讨论
持续质量改进项目
品管圈项目
业务学习项目记录
疾病查房项目记录
年度工作计划
年终工作总结
护理不良事件上报
护士阅读确认
请假申请
护理科研教育
统计分析
基础设置
菜单
在线
阅读资源
护理质量问题
科务会
每周护理隐患讨论
快速定位
护理单元:
--请选择单元--
阅读状态:
--全部--
查询
阅读
打印
内容
发生日期
阅读标记
1 [护理质量问题]护理问题不全面。护士对输血制度掌握不全 2012-09-05 √
2 [护理质量问题]有漏项效果评价有漏写 2012-08-31
3 [护理质量问题]夏律方法没掌握 2012-08-31
4 [护理质量问题]健康教育内容未记录 2012-08-30
5 [护理质量问题]胡须长
[护理质量问题]健康教育内容未记录
6 [护理质量问题]胡须长,尾骶发红 2012-08-30
7 [护理质量问题]垂体后叶素的药理作用及付作用不了解 2012-08-30
8 [护理质量问题]病毒性脑炎的护理常规不熟 2012-08-30
9 [护理质量问题]回答不全 2012-08-30
10 [护理质量问题]个别护士口头医嘱签名 2012-08-27
11 [护理质量问题]有早班护士在工作区域吃早餐 2012-08-26
12 [护理质量问题]甘露醇，脂肪乳剂使用时未注明打开时间和签名 2012-08-23
13 [护理质量问题]口罩挂在下巴 2012-08-16
14 [护理质量问题]健康教育内容未记录 2012-08-16
15 [护理质量问题]简易呼吸皮囊一个没有消毒 2012-08-14
16 [护理质量问题]查询一名护士对核对制度表述有遗漏对病区送来的患者迎接不够及时 2012-08-13
17 [护理质量问题]有部分引流管道没有标识，尤其是胃管 2012-08-10
18 [护理质量问题]科室备用药偏多 2012-08-09
共978条
1 /20页

图 4-2-22　护士阅读确认

三、本科室护理人员管理

护士长应该掌握全科护士的专业技术档案，方便正确培养和工作安排。

Step 1　护理人员管理模块

建立护理人员管理需求模块（图 4-2-23）。

Step 2　员工信息

根据字段显示或者导出员工信息（图 4-2-24）。

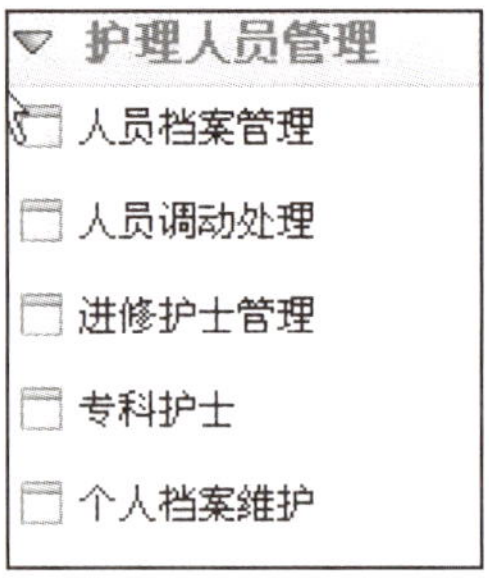

图 4-2-23　护理人员管理模块

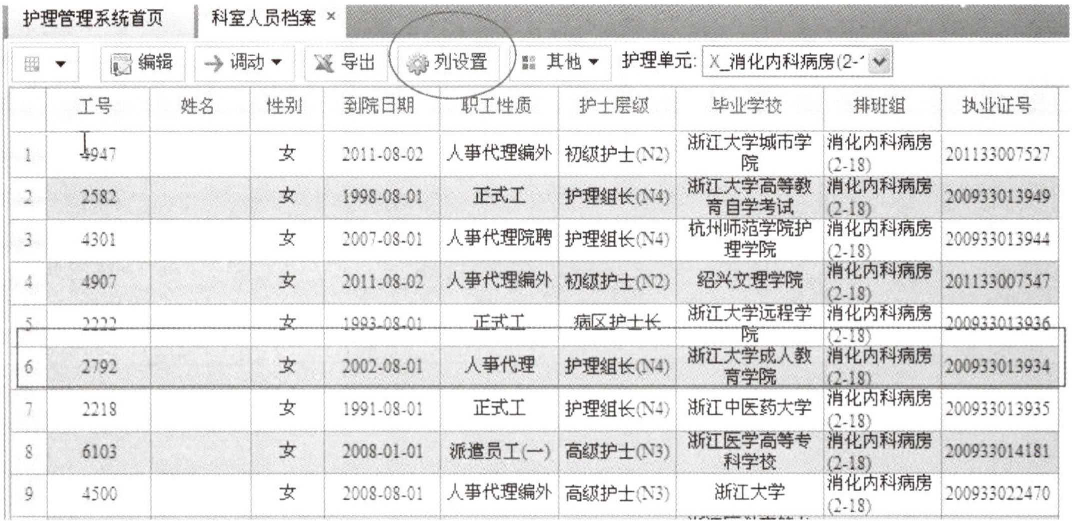

	工号	姓名	性别	到院日期	职工性质	护士层级	毕业学校	排班组	执业证号
1	4947		女	2011-08-02	人事代理编外	初级护士(N2)	浙江大学城市学院	消化内科病房(2-18)	201133007527
2	2582		女	1998-08-01	正式工	护理组长(N4)	浙江大学高等教育自学考试	消化内科病房(2-18)	200933013949
3	4301		女	2007-08-01	人事代理院聘	护理组长(N4)	杭州师范学院护理学院	消化内科病房(2-18)	200933013944
4	4907		女	2011-08-02	人事代理编外	初级护士(N2)	绍兴文理学院	消化内科病房(2-18)	201133007547
5	2222		女	1993-08-01	正式工	病区护士长	浙江大学远程学院	消化内科病房(2-18)	200933013936
6	2792		女	2002-08-01	人事代理	护理组长(N4)	浙江大学成人教育学院	消化内科病房(2-18)	200933013934
7	2218		女	1991-08-01	正式工	护理组长(N4)	浙江中医药大学	消化内科病房(2-18)	200933013935
8	6103		女	2008-01-01	派遣员工(一)	高级护士(N3)	浙江医学高等专科学校	消化内科病房(2-18)	200933014181
9	4500		女	2008-08-01	人事代理编外	高级护士(N3)	浙江大学	消化内科病房(2-18)	200933022470

图 4-2-24　员工信息列表

Step 3　个人详细信息

双击打开任何护士文档，护士的基本信息，职业发展过程记录完整（图 4-2-25）。

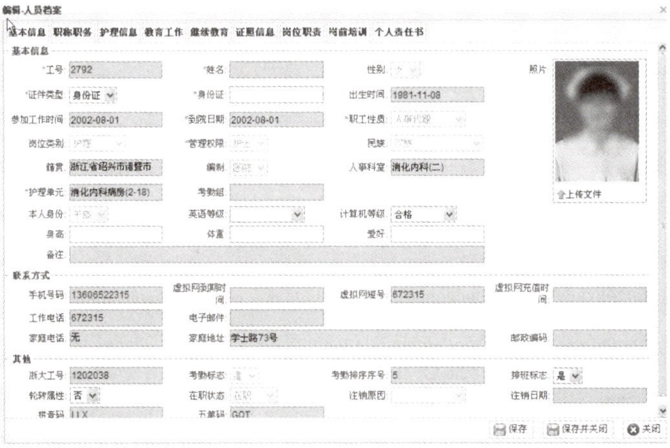

图 4-2-25　个人详细信息

（冯志仙）

第三节　护理质量管理系统

本节内容为护理管理信息系统模块的护理质量管理系统，包含基础护理质量管理系统和专科护理质量管理系统（图 4-3-1）。

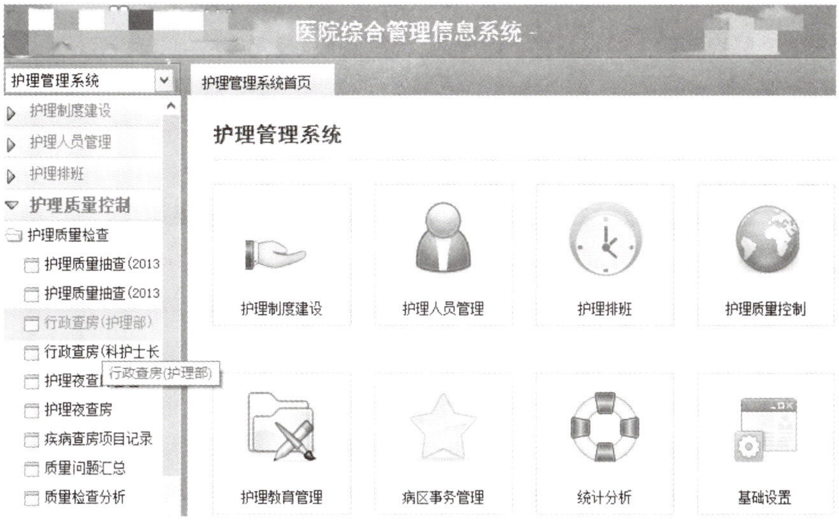

图 4-3-1　护理管理系统界面

一、基础护理质量管理系统

包含每日工作量查询系统、每日工作质量查询。

Step 1　每日工作量查询

双击护理管理系统中工作量统计，统计出护士每天完成的工作量。图 4-3-2 列举的是护士每日工量完成情况的统计。

护士护理工作量统计

护士	输液执行	输液巡视	检验执行	注射类	口服药类	喷喉雾化类	护理巡视	总计
	29	12	0	26	7	31	46	151
	8	17	20	17	21	15	60	158
	61	28	32	30	22	13	55	241
	8	8	0	30	6	6	29	87
	2	2	0	0	30	14	20	68
	79	27	3	39	34	27	91	300
	71	41	10	62	20	1	54	259
	83	10	11	43	9	32	106	294
	23	60	16	56	42	27	32	256
	46	23	22	57	16	16	33	213
	29	11	0	23	8	1	4	76
	45	15	0	6	11	2	88	167
	51	13	5	22	17	19	51	178
	20	75	40	10	19	5	132	301
	83	8	21	76	14	17	122	341
	41	22	13	50	20	14	63	223
总计	679	372	193	547	296	240	986	3313

图 4-3-2　护士每日工作量统计图

Step 2　每日工作质量查询（护士长科室自查）

点击护理质量管理中的护理质量抽查，科室护士长可查询统计本科室护士护理工作质量，并进行评分和处理。图 4-3-3 列举的是科室护士长查询本科室护理质量的信息。

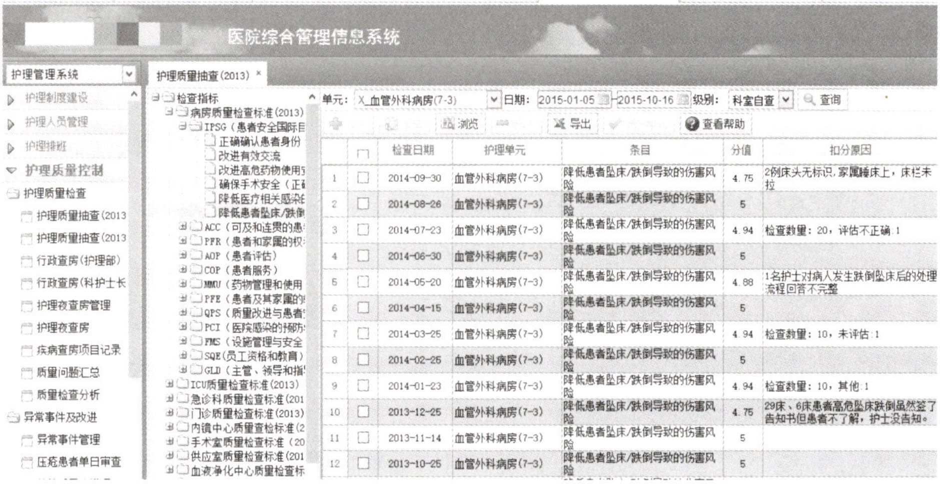

图 4-3-3　护士工作质量查询

Step 3　每日工作质量查询（护理部抽查）

护理部可点击护理质量管理中的护理质量抽查，查询统计全院护士护理工作质量，并进行评分和处理（图 4-3-3）。

二、专科护理质量管理系统

包含各类护理不良事件的录入和统计分析模块。

Step 1　护理不良事件录入

护士在系统中点击“院内报表”→“患者安全监测指标录入”，录入不良事件发生的例数→点击“保存”进行上报（图 4-3-4）。

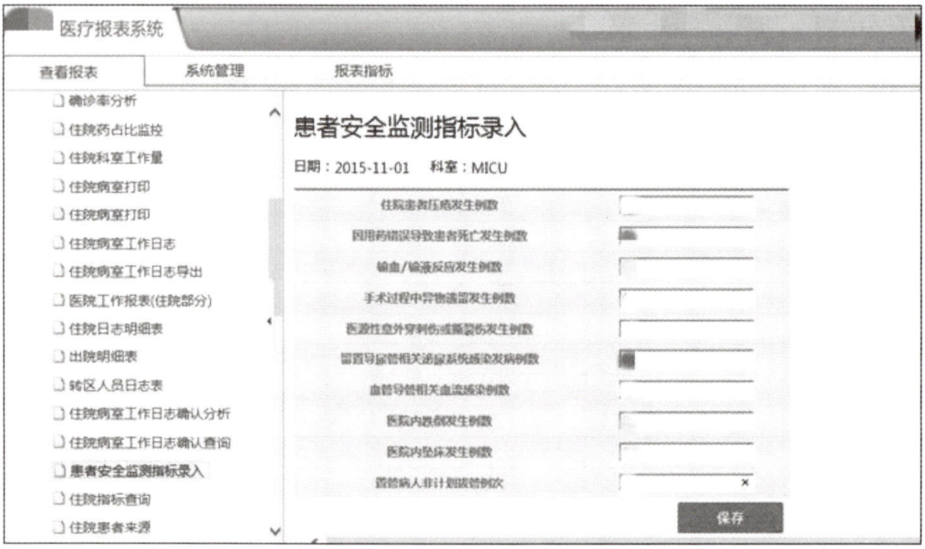

图 4-3-4　护理不良事件录入界面

Step 2　护理不良事件统计表查询

点击“医院日常统计学评价”→“不良事件”→“护理不良事件”可查询相关的不良事件统计表。

查询步骤：

1．选择需要查询的不良事件，如图 4-3-5 为“非计划拔管发生率”。

2．选择查询的时间范围，系统可以按照月度、季度、半年、年度生成不同的报表。

3．选择需要统计的科室。

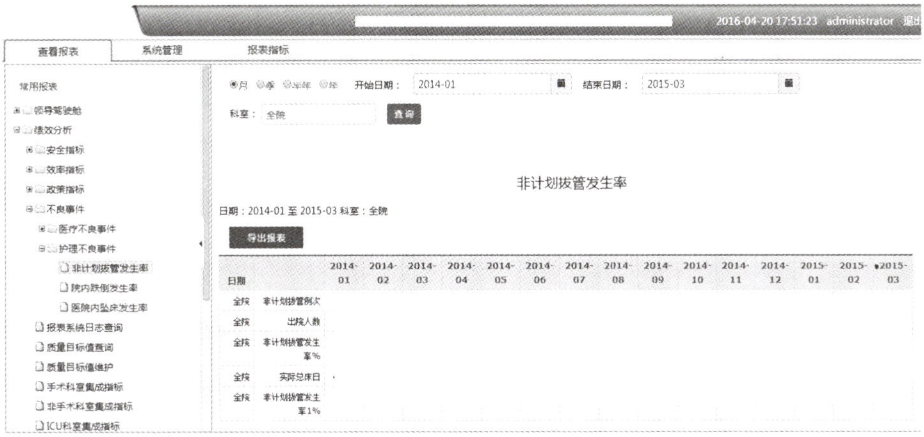

图 4-3-5　护理不良事件统计查询界面

Step 3　统计报表导出

Step 4　院内压疮发生率统计表

见图 4-3-6。

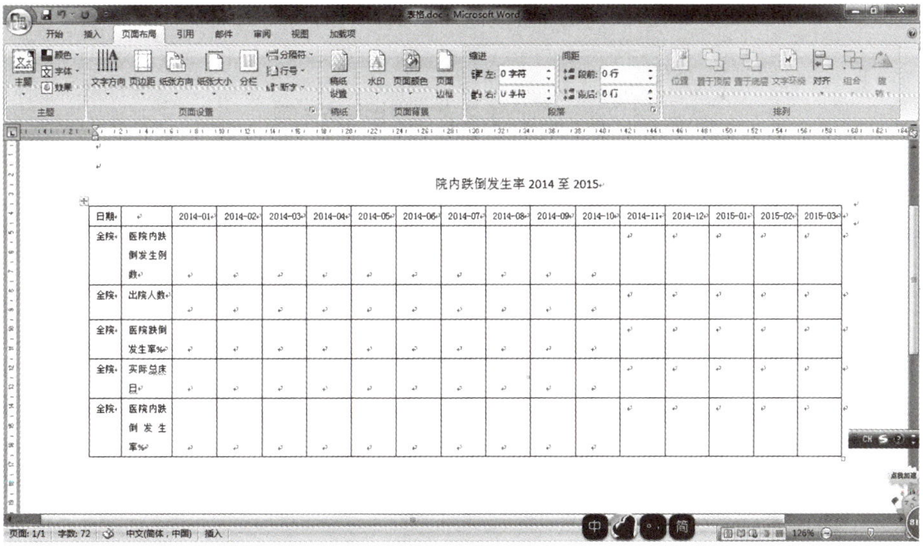

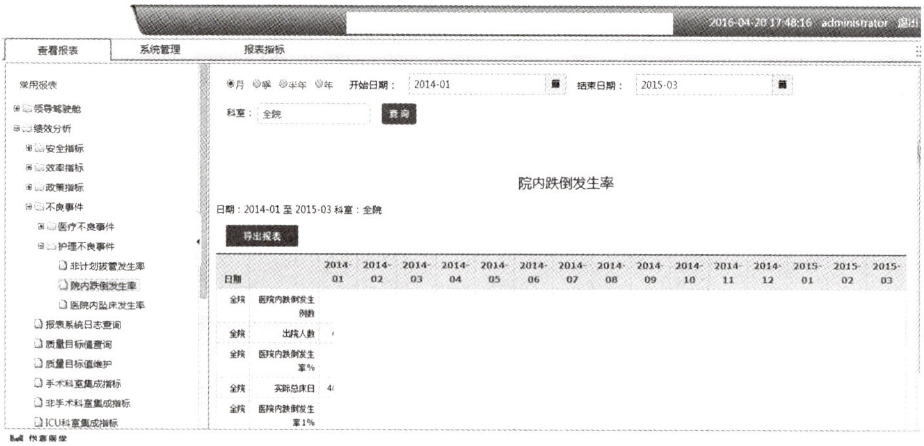

图 4-3-6 院内压疮发生率统计表界面

Step 5 医院内坠床发生率统计表

见图 4-3-7。

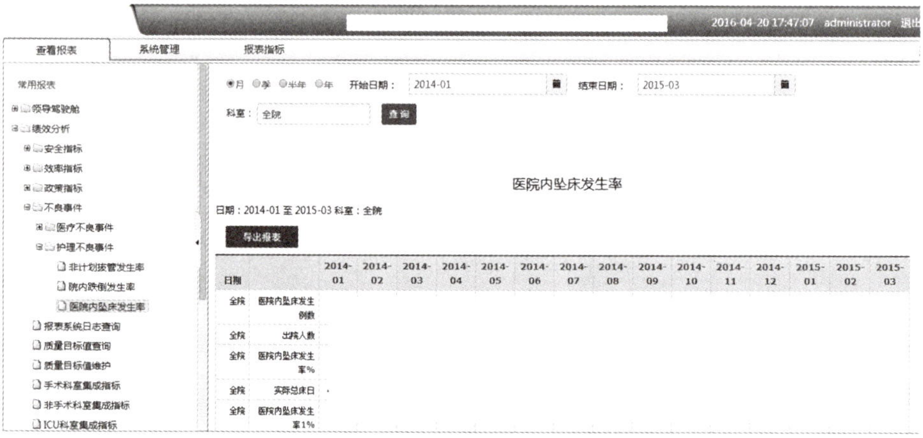

图 4-3-7 院内坠床发生率统计表界面

Step 6 不良事件图形化展现

针对院内发生的不良事件通过折线图、柱状图、饼状图方式来直观地展现不良事件发生原因、事件当事人、事件发生患者的年龄、护理级别等等相关信息进行统计分析；通过这种统计分析方式来提升医院的护理管理质量和提高临床护理质量。

1．不良事件折线图（图 4-3-8）。

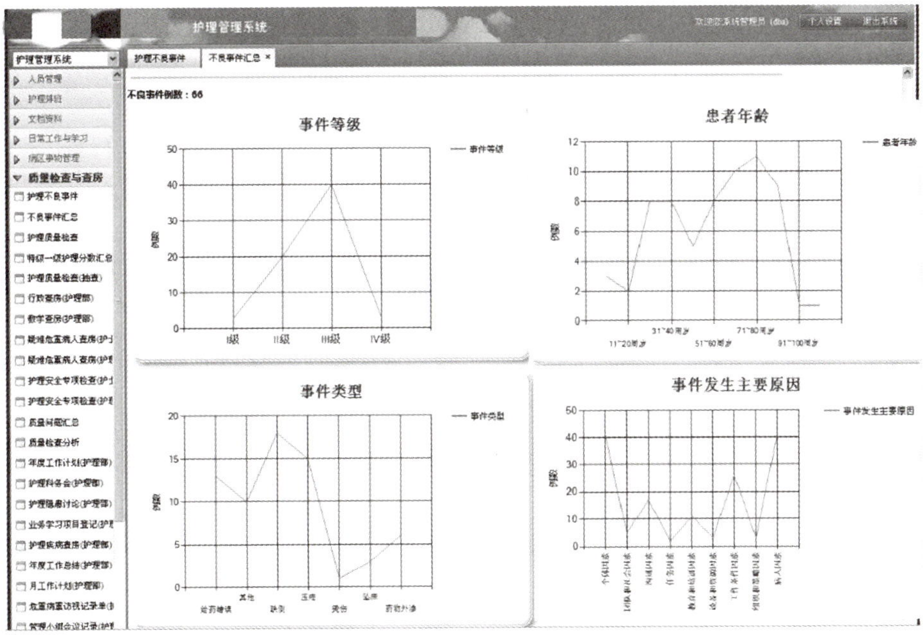

图 4-3-8　不良事件相关信息显示折线图

2．不良事件饼状图（图 4-3-9）。

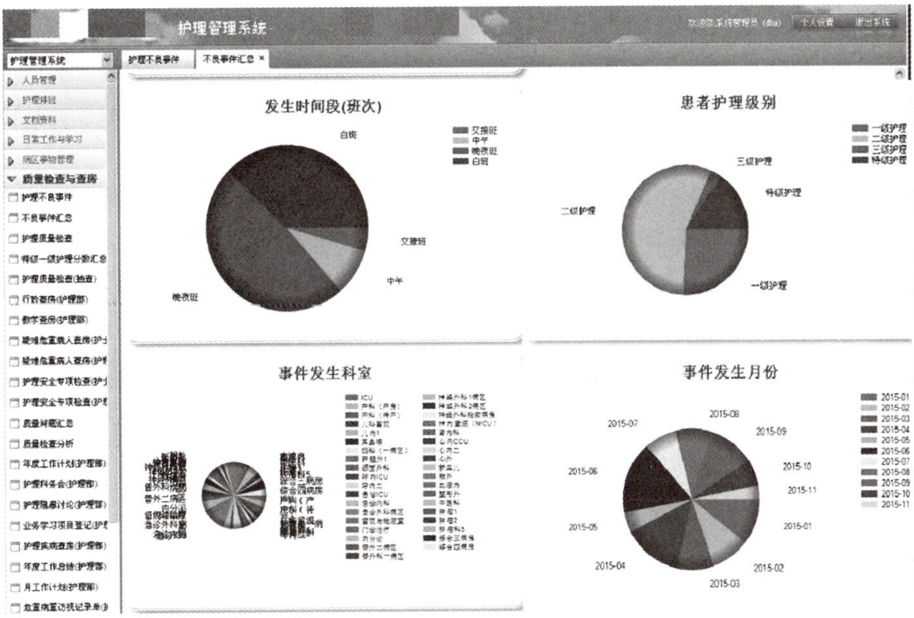

图 4-3-9　不良事件相关信息饼图

3．不良事件柱状图（图 4-3-10）。

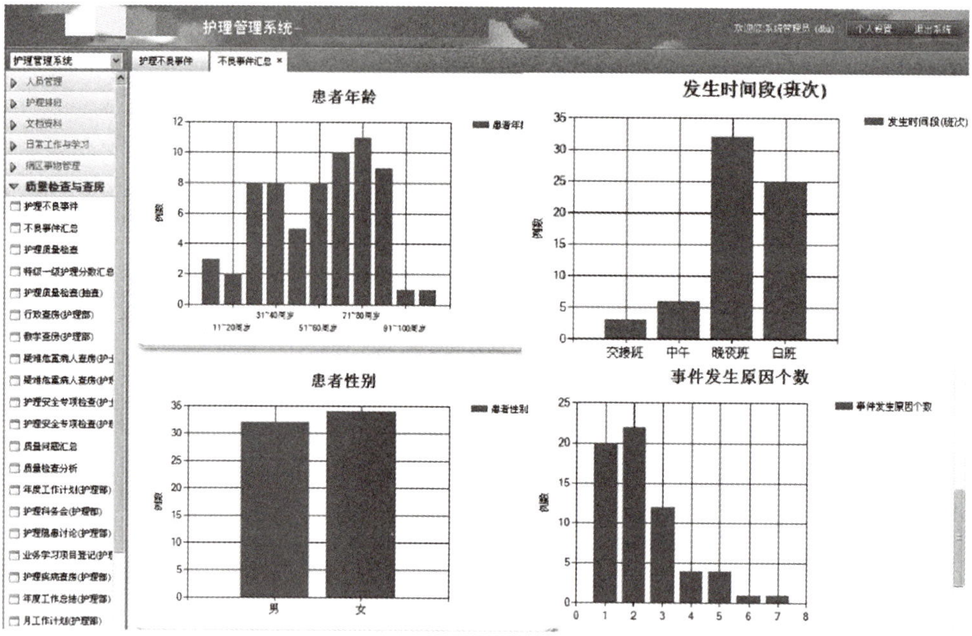

图 4-3-10　不良事件相关信息柱状图

（成守珍）

第四节　不良事件上报系统

护理不良事件是指由于医疗流程或者医护措施导致的具有高风险或非预期的患者伤害。医疗安全是医学领域的永恒主题，也是医疗服务的重要组成部分及终极目标，护理作为医疗服务的重要组成部分，其安全问题也被广泛关注。做好不良事件的及时上报、整改，杜绝不良事件的发生，从而保障患者安全，减少护理纠纷的发生，是护理管理者应该认真思考的问题。本节内容为基于护理管理系统数据平台，积极鼓励临床护士自愿主动上报不良事件，临床管理者通过三级管理体系（即病区、科室、医院）对不良事件发生的原因、过程及结果进行分析，制定具体、有效、可行性强的整改措施，从而减少不良事件的发生，病区、科室、医院（护理部）对改进措施的落实进行追踪评价，从而保证改进措施落实的有效性，同时完善医疗护理记录，对患者进行动态病情观察，以减少对患者的伤害，从而保障患者的安全。

【案例】

患者 xxx，女，64 岁，于 2015 年 4 月 29 日 21:15 由急诊以“蛛网膜下隙出血”收入神经外科监护室。入院时患者神志昏迷，GCS 评分 9 分，双侧瞳孔等大等圆 2mm，光反应迟钝。入院后立即行全脑血管造影术及动脉瘤栓塞术，4 月 30 日 00:30 返回监护室，带入经口气管插管给予呼吸机辅助呼吸，01:30 遵医嘱给予患者留置胃管，胃管置入后经双人核对确认胃管位置准确无误，并使用胶布固定于鼻部，03:00 患者出现躁动，遵医嘱给予双上肢保护性约束，护士选用腕式约束带，将双上肢约束于床档，04:15 患者自行将胃管拔出，护士发现后立即通知医生，遵医嘱给予重新置入胃管并进行不良事件上报。

【不良事件处理流程图】

见图 4-4-1。

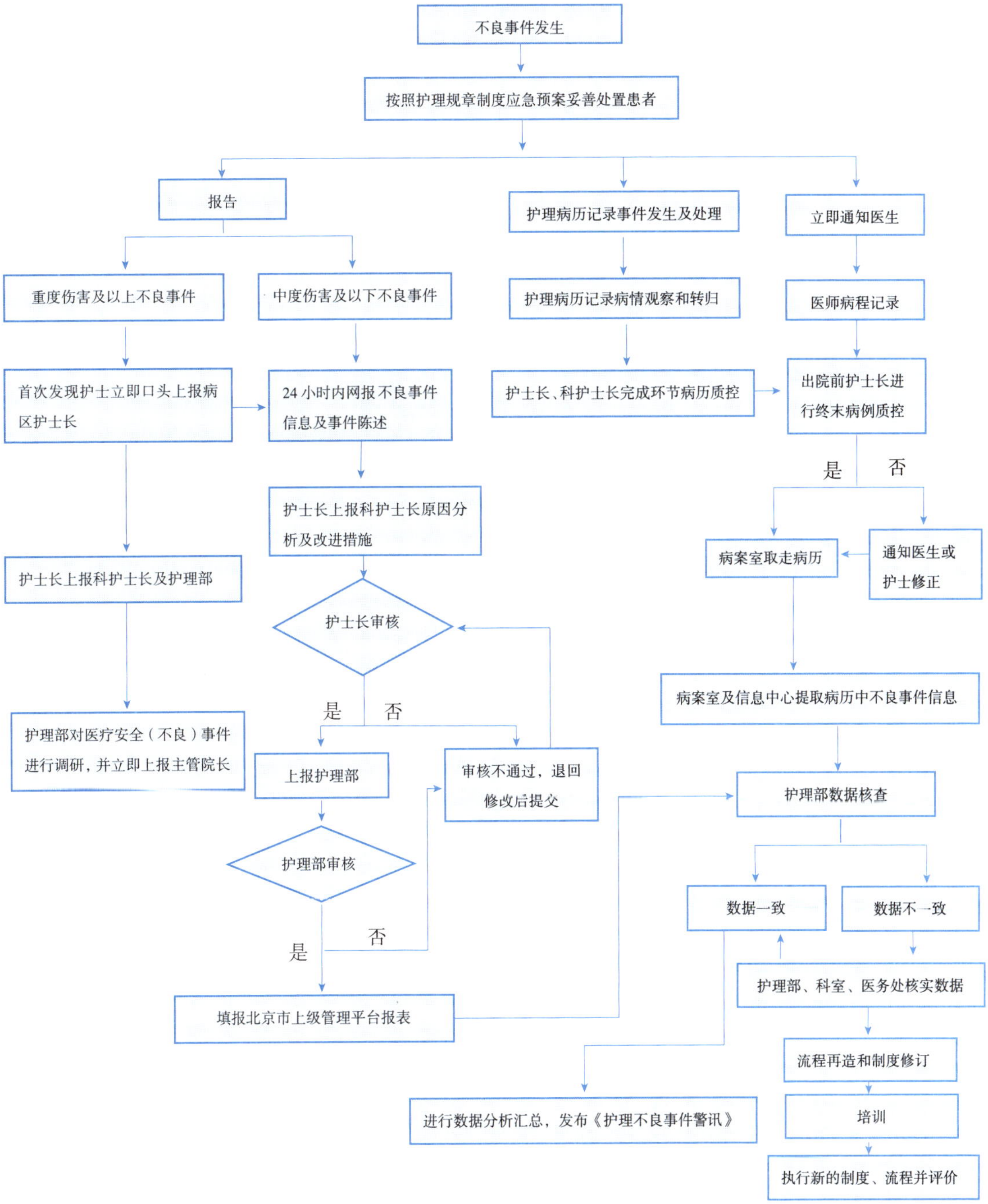

图 4-4-1　不良事件处理流程（以北京市为例）

【操作步骤】

Step 1　护理管理系统 - 临床护士上报不良事件

1．登录账号：通过医院内网打开护理管理系统，每个有执业证书的护士均有一个工号和密码，密码可由护士自行设置，通过输入工号和密码，护士可登录护理管理系统（图 4-4-2）。

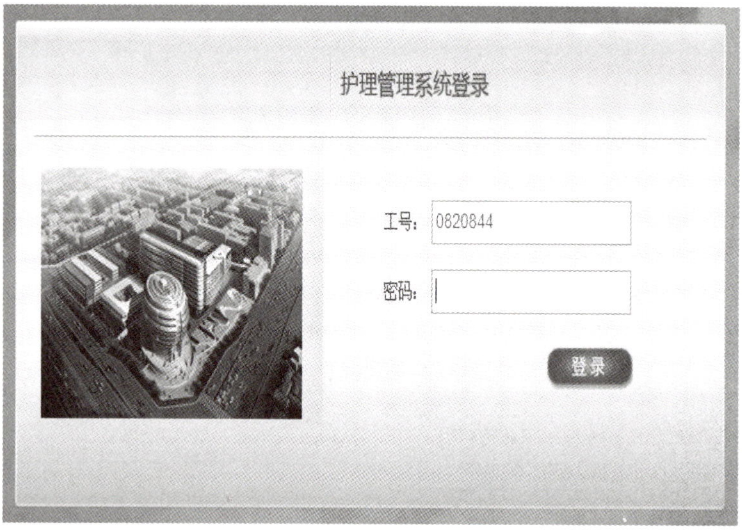

图 4-4-2　护士登录界面

2．进入护理管理系统上报不良事件

点击“登录”后进入护理管理系统，再点击“不良事件”进入界面（图 4-4-3）。

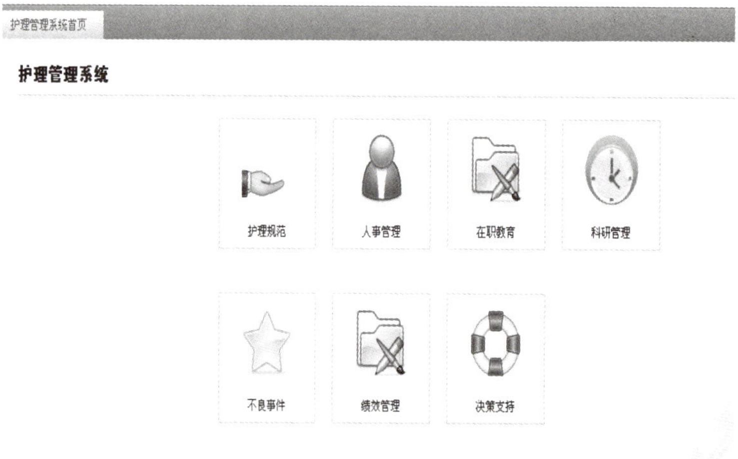

图 4-4-3　护理管理系统界面

本次发生的不良事件为非计划性拔管，点击“不良事件”选择“上报”，在上报的下拉菜单中选择“非计划性拔管”，再点击“增加”进入上报界面（图 4-4-4）。

依据情况完善表单内各项信息，确认信息准确无误后提交，完成不良事件的初步上报（图 4-4-5）。

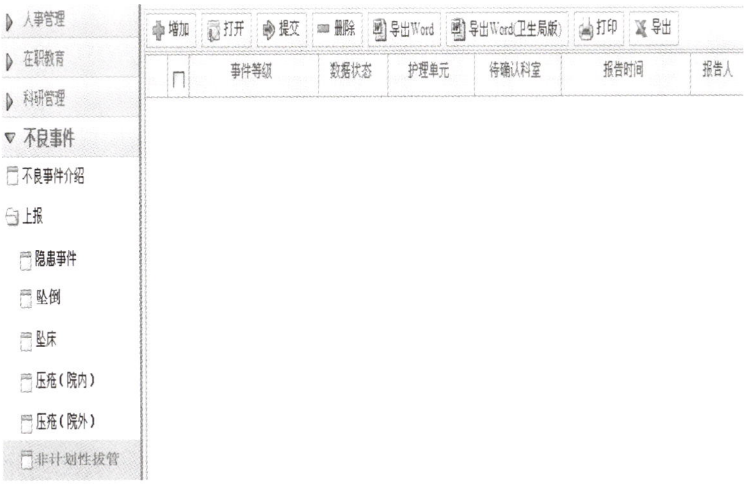

图 4-4-4　增加不良事件界面

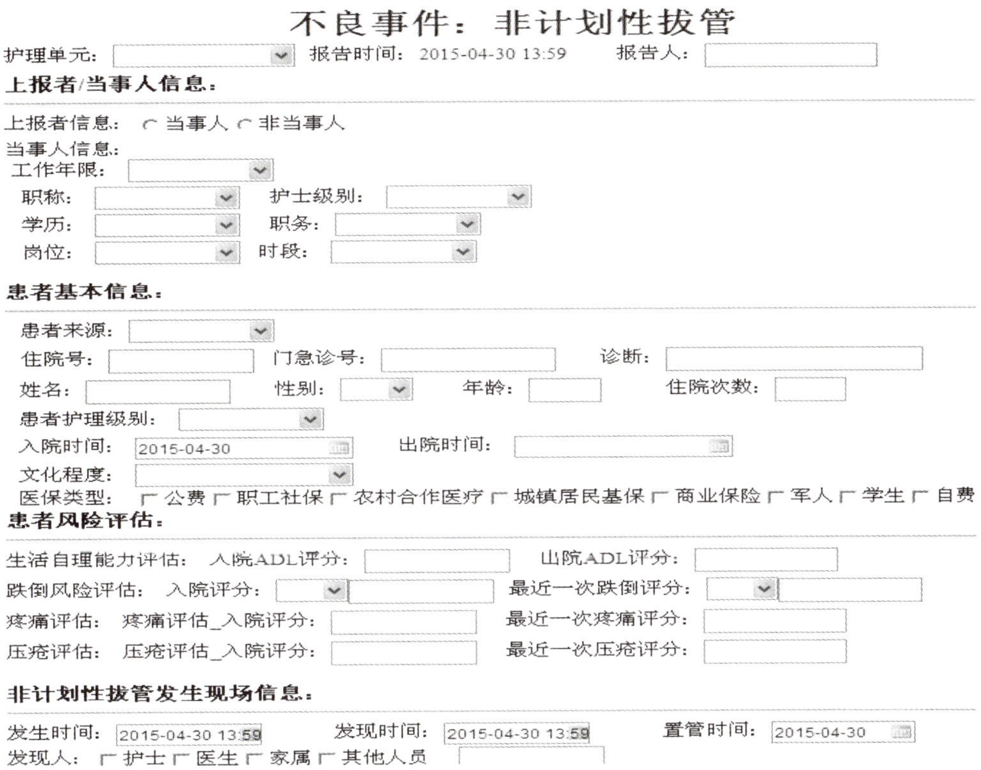

图 4-4-5　非计划性拔管填报界面

Step 2　护理管理系统——护士长进行原因分析，制定改进措施

1．登录账号：每名病区护士长有登录工号及密码，密码可以自行进行设置。通过输入工号及密码进入护理管理系统。

2．通过登录护理管理系统，进入不良事件界面，进行不良事件的原因分析（图 4-4-6）。

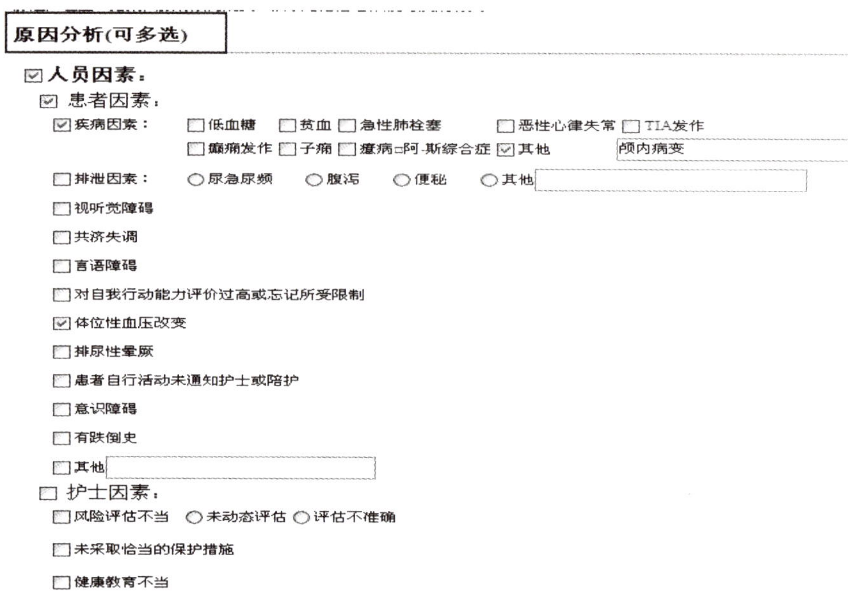

图 4-4-6　不良事件分析界面

3．经过护士长组织本病区护士采用头脑风暴法，找出发生不良事件的主要原因，最终找出根本原因，从而制定改进措施（图 4-4-7），确认信息准确无误后，点击“护士长审核”，将信息上传到科室。

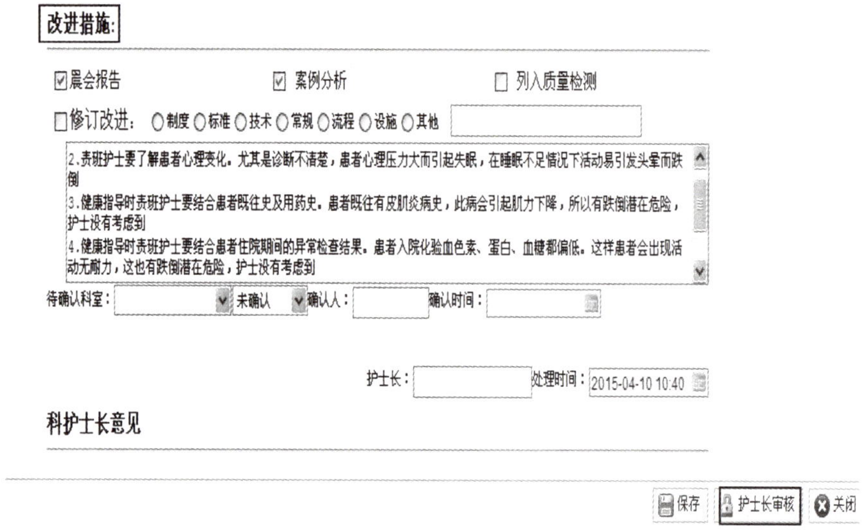

图 4-4-7　改进措施填写界面

Step 3　护理管理系统 - 科护士长进行不良事件审核

1．登录账号：每名科护士长有登录工号及密码，密码可以自行进行设置。通过输入工号及密码进入护理管理系统。

2．通过登录护理管理系统，进入不良事件界面，对不良事件的事件经过的陈述、原因分析及改进措施进行整体分析，并提出修改意见，病区依据科室的修改意见对不良事件不妥之处进行再次修改并提交，最终准确无误后，由科护士长点击“科护士长审核”将信息提交到护理部（图 4-4-8）。

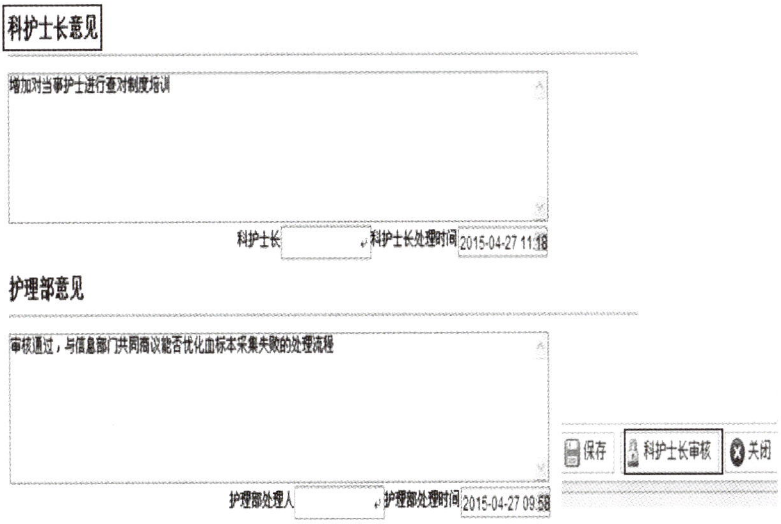

图 4-4-8　科护士长填写指导意见界面

Step 4　护理管理系统 - 护理部整体审核

1．登录账号：护理部设有负责护理不良事件的干事，输入工号及密码后，登录护理管理系统。

2．通过登录护理管理系统，进入不良事件界面，点击“不良事件”，在下拉菜单中点击“处理”，点击“不良事件汇总处理”，将光标移动至“护理部”，即可查看不良事件列表，在“审核状态”下拉菜单中选择“未审核”，双击需要审核的不良事件，即可打开不良事件的表单进行审核处理（图 4-4-9）。

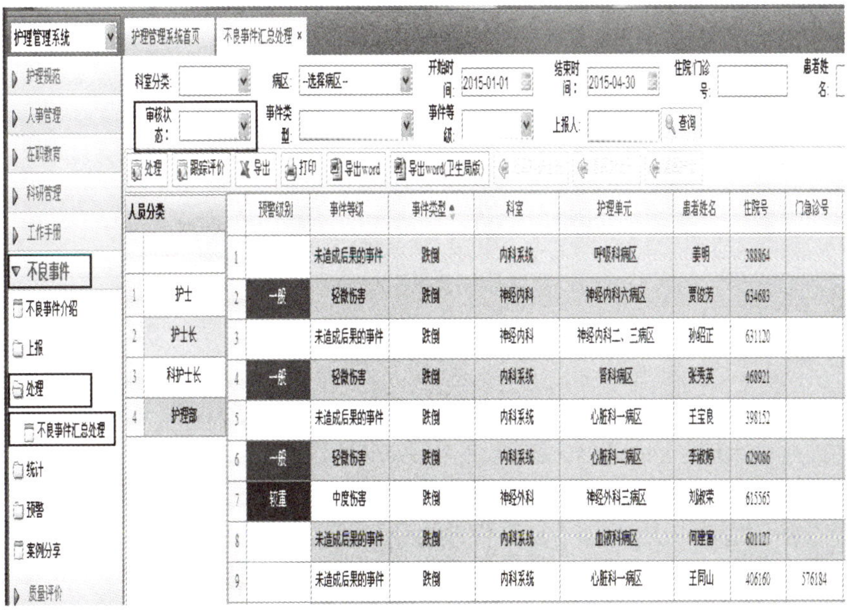

图 4-4-9　护理部审核界面

依据不良事件分析改进情况给予护理部意见，经过科室修改后，点击“护理部审核”，完成不良事件的院内上报（图 4-4-10）。

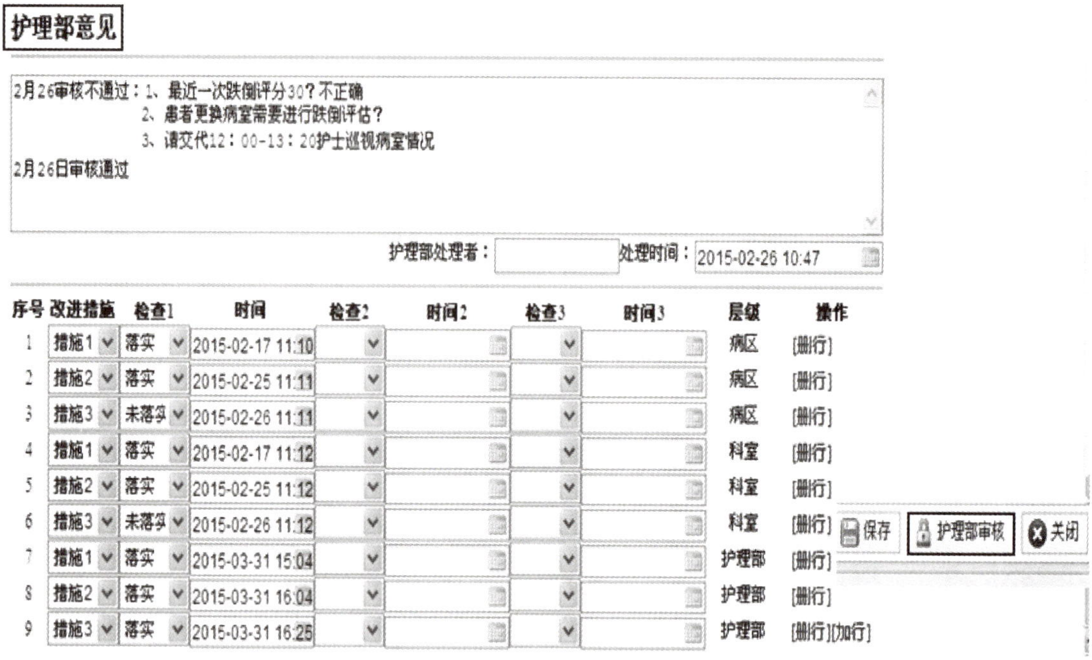

图 4-4-10　护理部填写指导意见界面

Step 5　改进措施跟踪评价

1．护士长对改进措施跟踪评价

（1）登录护理管理系统进行不良事件改进措施落实的临床追踪评价。护士长需对每一项改进措施进行跟踪评价，检查次数不限，直至检查改进措施落实方可（图 4-4-11）。

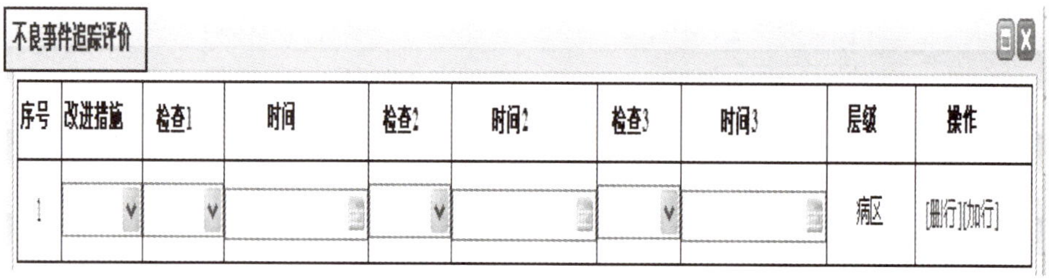

图 4-4-11　不良事件追踪评价界面

（2）将改进措施临床检查结果录入护士长手册，其中与管理相关内容写在医院护理质量与管理评价；临床检查内容写在临床服务质量评价（图 4-4-12）。

2．科护士长对改进措施跟踪评价

（1）登录护理管理系统进行不良事件改进措施落实的临床追踪评价。科护士长需对每一项改进措施进行跟踪评价，检查次数不限，直至检查改进措施落实方可（图 4-4-13）。

（2）将临床检查结果录入科护士长手册（图 4-4-14）。

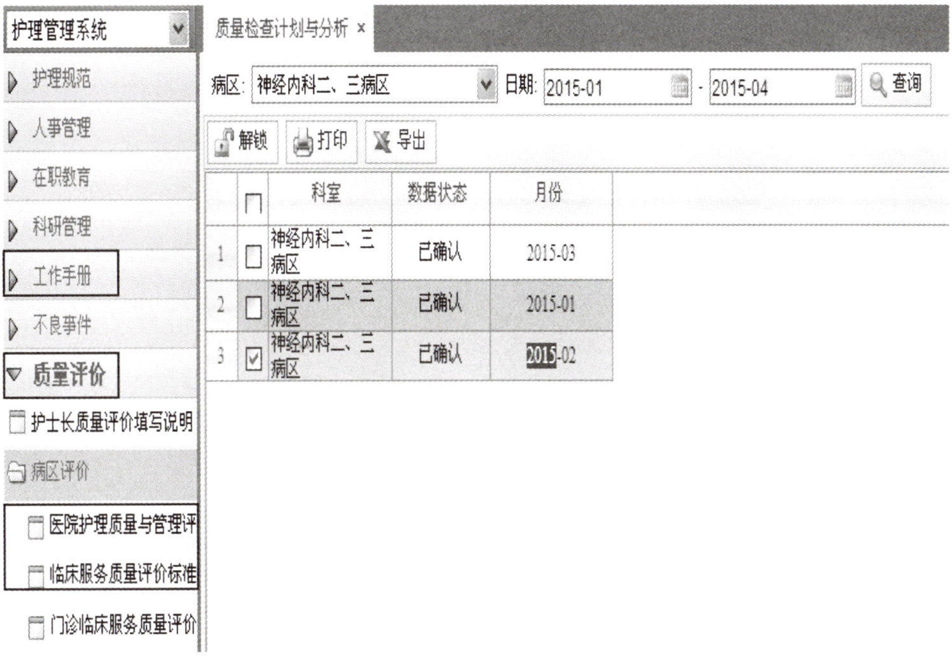

图 4-4-12　病区服务管理评价界面

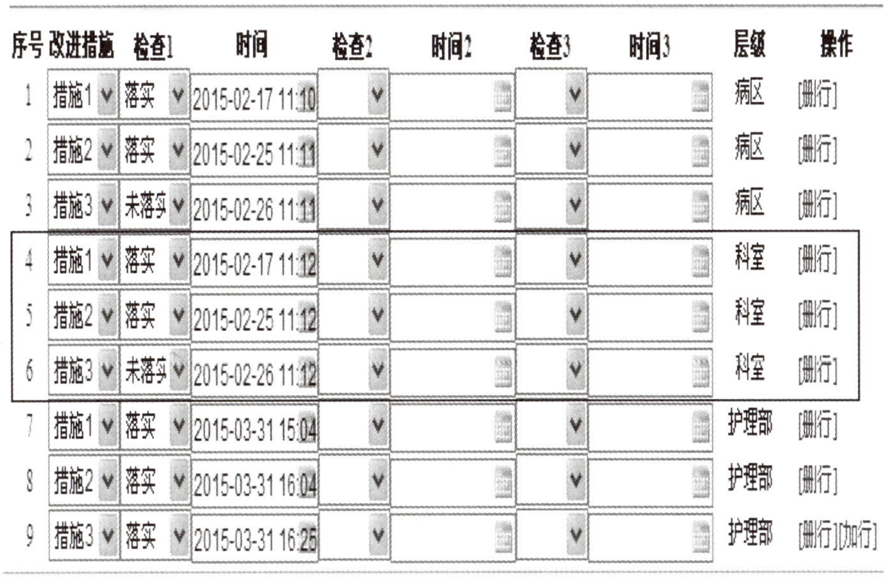

序号	改进措施	检查1	时间	检查2	时间2	检查3	时间3	层级	操作
1	措施1	落实	2015-02-17 11:10					病区	[删行]
2	措施2	落实	2015-02-25 11:11					病区	[删行]
3	措施3	未落实	2015-02-26 11:11					病区	[删行]
4	措施1	落实	2015-02-17 11:12					科室	[删行]
5	措施2	落实	2015-02-25 11:12					科室	[删行]
6	措施3	未落实	2015-02-26 11:12					科室	[删行]
7	措施1	落实	2015-03-31 15:04					护理部	[删行]
8	措施2	落实	2015-03-31 16:04					护理部	[删行]
9	措施3	落实	2015-03-31 16:25					护理部	[删行][加行]

图 4-4-13　改进措施跟踪评价界面

3．护理部对改进措施进行跟踪评价

登录护理管理系统将不良事件改进措施落实的临床检查结果。护理部干事需对每一项改进措施进行跟踪评价，检查次数不限，直至检查改进措施落实方可（图 4-4-15）。

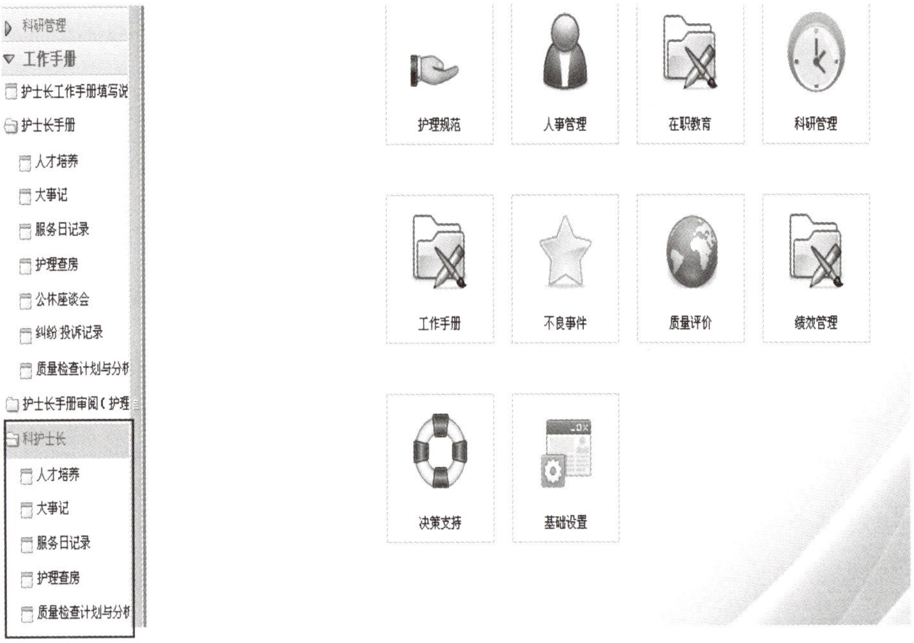

图 4-4-14　科护士长录入界面

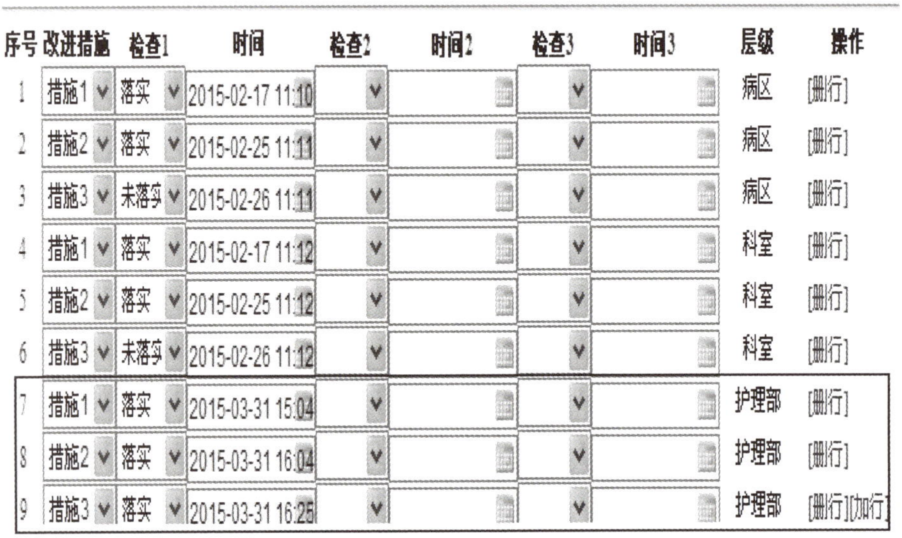

序号	改进措施	检查1	时间	检查2	时间2	检查3	时间3	层级	操作
1	措施1	落实	2015-02-17 11:10					病区	[删行]
2	措施2	落实	2015-02-25 11:11					病区	[删行]
3	措施3	未落实	2015-02-26 11:11					病区	[删行]
4	措施1	落实	2015-02-17 11:12					科室	[删行]
5	措施2	落实	2015-02-25 11:12					科室	[删行]
6	措施3	未落实	2015-02-26 11:12					科室	[删行]
7	措施1	落实	2015-03-31 15:04					护理部	[删行]
8	措施2	落实	2015-03-31 16:04					护理部	[删行]
9	措施3	落实	2015-03-31 16:25					护理部	[删行][加行]

图 4-4-15　检查措施落实情况

Step 6　护理部对不良事件信息化管理

1．护理部主责不良事件干事，以护理管理系统为依托，对不良事件可以进行数据统计，以便于对某一特定时间段或某一类不良事件或同一类不良事件当中的具体内容进行数据统计（图 4-4-16）。

2．护理部主责不良事件干事，以护理管理系统为依托，对不良事件可进行预警统计，以便能实时提醒护理管理者针对发生的事件查找根本原因，对高风险事件采取有力措施。

（1）预警设置：对每个临床科室系统（内科系统、外科系统、神经内科系统、神经外科系统、妇儿系统、急诊系统、手术室系统）及病区近 5 年数据进行分析统计，利用专业的统计软件，经过护理专家的讨论，设置相应的预警风险值，定期对预警风险值进行重新设置，从而使护理管理系统能针对每个临床科室病区的实际情况，出现问题及时动态发出科学预警（图 4-4-17）。

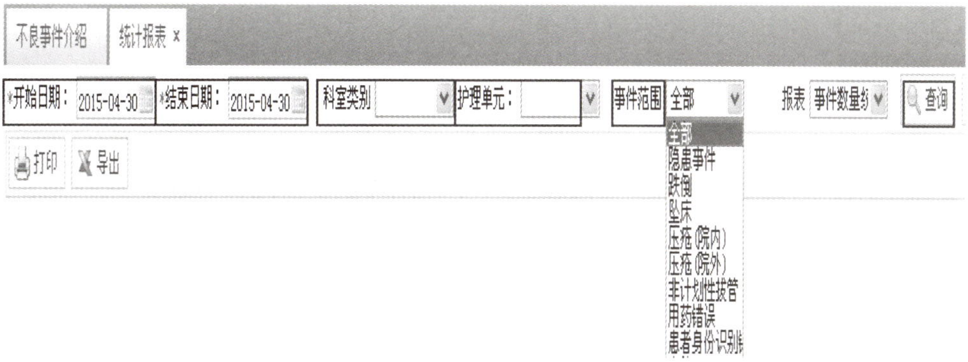

图 4-4-16　护理部查看不良事件统计报表界面

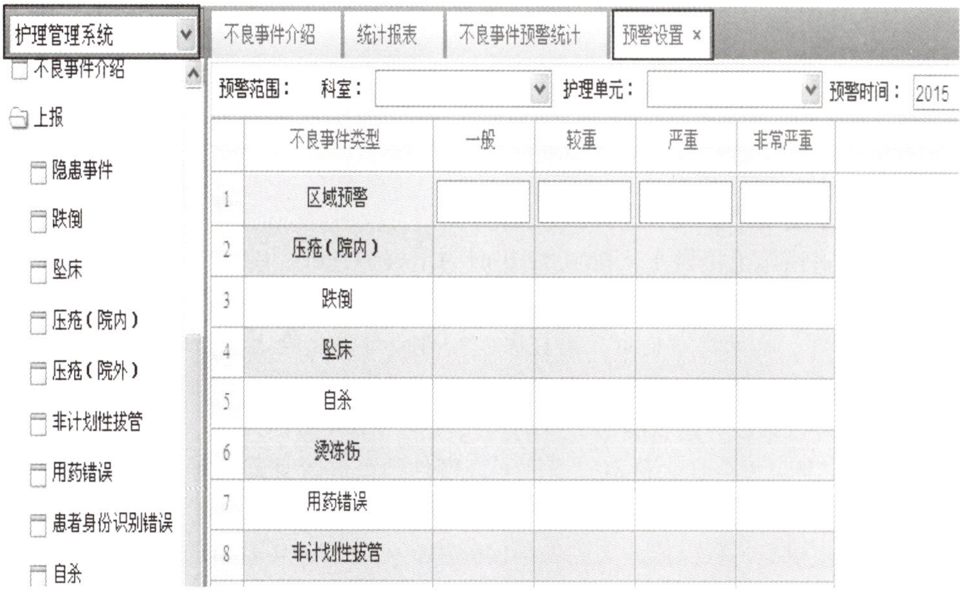

图 4-4-17　不良事件预警设置

（2）预警分类：系统根据不良事件的发生频率及严重程度发出预警，包括单个事件预警、类事件预警和区域预警。单个事件预警是依据事件本身的严重程度现实预警：轻度伤害事件呈现绿色预警，中度伤害事件呈现蓝色预警，重度伤害事件呈现黄色预警，警告事件呈现红色预警。类事件预警是根据同类不良事件的发生频率和严重程度计算风险指数，与护理部设定的预警线相比，通过绿、蓝、黄、红四种颜色显示一般、较重、严重、非常严重四种预警。而区域预警是根据不良事件的发生频率及严重程度计算风险系数，与护理部设定的预警线相比，通过绿、蓝、黄、红四种颜色显示一般、较重、严重、非常严重四种预警（图 4-4-18）。

	预警级别	事件等级	事件类型	科室	护理单元	患者姓名	住院号	门急诊号	发生时间
1	较重	中度伤害	跌倒	外科系统	疼痛科病区		630479		2015-02-13
2	较重	中度伤害	跌倒	神经内科	神经内科二、三病区		124387		2015-02-17
3	较重	中度伤害	跌倒	神经外科	神经外科三病区		615565		2015-01-07
4	严重	重度伤害	其他意外伤害事件	神经内科	神经内科监护室		629250	840981	2015-02-01
5	一般	轻微伤害	其他意外伤害事件	妇儿系统	儿科病区		632745		2015-03-16
6	一般	轻微伤害	跌倒	内科系统	呼吸科病区		627672		2015-01-07
7	一般	轻微伤害	跌倒	内科系统	肾科病区		468921		2015-01-28
8	一般	轻微伤害	非计划性拔管	内科系统	心脏科监护室		630993		2015-02-15
9	一般	轻微伤害	跌倒	内科系统	心脏科二病区		629086		2015-01-20
10	一般	轻微伤害	压疮(院内)	内科系统	心脏科一病区		627046		2015-03-30
11	一般	轻微伤害	用药错误	门诊系统	注射室			19173	2015-03-12
12	一般	轻微伤害	跌倒	内科系统	呼吸科病区		563150		2015-01-26

图 4-4-18　预警分类显示界面

（3）预警处理：

1）不良事件完成上报后，系统依据不良事件对患者造成的损伤后果的严重程度，发出预警，重度伤害及以上不良事件，首次发现护士需立即口头上报病区护士长，节假日及夜间同时上报行政总值班，对患者进行积极全面有效地安置及处理，最大限度地保证患者安全；中度及以下不良事件 24 小时网报不良事件的信息及事件陈述，48 小时内病区护士长完成原因分析及改进措施上报科室，科室 72 小时内上报护理部。中度及以上损害事件护理部参与临床科室的质量分析，必要时邀请其他相关部门，共同对事件进行讨论分析。对于发生的不可避免事件，临床科室负责人需在医院护理质量委员会上进行汇报，护理质量委员会成员进行讨论分析，科室针对分析意见再次进行整改，以便找出每一件不良事件发生的根本原因，从而进行整改，避免类似事件的再次发生（图 4-4-19）。

2）护理部定期对每个临床科室、病区不良事件预警进行查询，对出现问题的科室进行实时动态督导，每季度进行预警分析，使临床科室能够及时动态地查找原因，改进工作流程，制定其他相应措施，从而能最大限度地保障患者安全（图 4-4-20）。

3．护理部主责不良事件干事，以护理管理系统为依托，对典型不良事件可以进行网上分享，以提示大家引以为戒，从而降低本类不良事件的发生（图 4-4-21）。

4．护理部以护理管理系统为数据平台，每季度进行护理不良事件分析及警讯，为降低护理不良事件的发生提供有力的保障服务（图 4-4-22，图 4-4-23）。

Step 7　不良事件上报北京市医院管理局护理质控中心

1．科室通过北京市卫生和计划生育委员会医政医管信息管理平台上报不良事件（注：其他省、市上报单位不尽相同，此处仅以北京市为例）。

（1）登录账号：每个临床科室系统（内科系统、外科系统、神经内科系统、神经外科系统等）有对应的账号和密码，密码可以由科室负责人进行设置。

（2）进入系统后，点击“数据填报”下方的“护理数据填报”，在下拉菜单中点击“管路滑脱报告单”（图 4-4-24）。

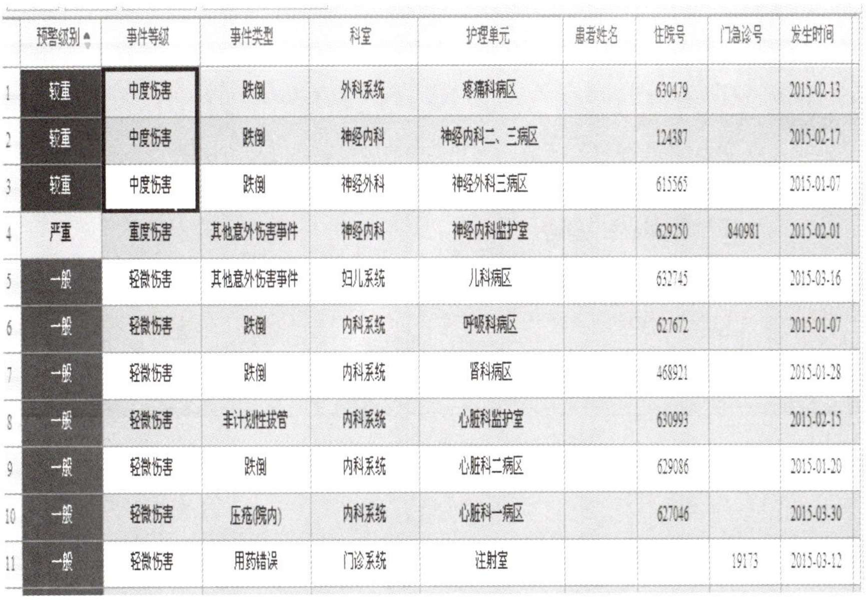

	预警级别	事件等级	事件类型	科室	护理单元	患者姓名	住院号	门急诊号	发生时间
1	较重	中度伤害	跌倒	外科系统	疼痛科病区		630479		2015-02-13
2	较重	中度伤害	跌倒	神经内科	神经内科二、三病区		124387		2015-02-17
3	较重	中度伤害	跌倒	神经外科	神经外科三病区		615565		2015-01-07
4	严重	重度伤害	其他意外伤害事件	神经内科	神经内科监护室		629250	840981	2015-02-01
5	一般	轻微伤害	其他意外伤害事件	妇儿系统	儿科病区		652745		2015-03-16
6	一般	轻微伤害	跌倒	内科系统	呼吸科病区		627672		2015-01-07
7	一般	轻微伤害	跌倒	内科系统	肾科病区		468921		2015-01-28
8	一般	轻微伤害	非计划性拔管	内科系统	心脏科监护室		630993		2015-02-15
9	一般	轻微伤害	跌倒	内科系统	心脏科二病区		629086		2015-01-20
10	一般	轻微伤害	压疮(院内)	内科系统	心脏科一病区		627046		2015-03-30
11	一般	轻微伤害	用药错误	门诊系统	注射室			19173	2015-03-12

图 4-4-19　对“中度伤害”给予分类处理

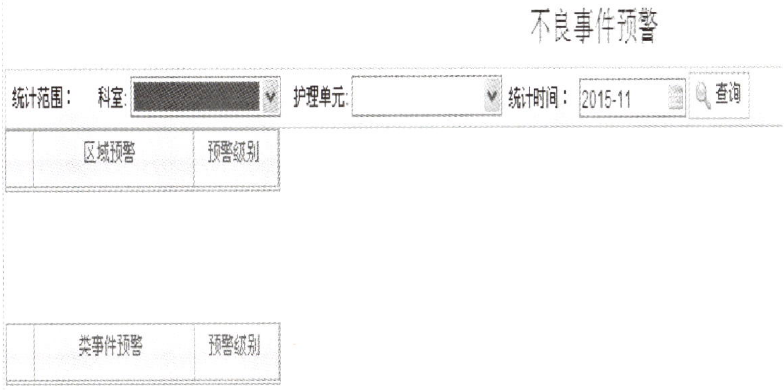

图 4-4-20　不良事件分区域预警

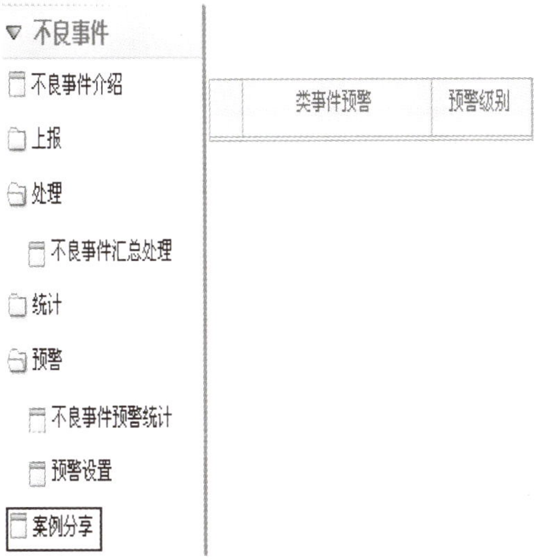

图 4-4-21　不良事件案例分享

2015年第一季度不良事件分析

（一）绩效指标完成情况

（二）发生趋势

（三）数据分布

（四）事件分析

（五）典型案例分析

图 4-4-22　每季度不良事件分析

3.9.1.1 有主动报告医疗安全（不良）事件的制度与工作流程。（★）	【C】 1. 有医疗安全（不良）事件的报告制度与流程。 2. 有对员工进行不良事件报告制度的教育和培训。 3. 有途径便于医务人员报告医疗安全（不良）事件。 4. 每百张床位年报告≥10件。 5. 医务人员对不良事件报告制度的知晓率100%。
	【B】符合“C”，并 1. 有指定部门统一收集、核查医疗安全（不良）事件。 2. 有指定部门向相关机构上报医疗安全（不良）事件。 3. 对医疗安全（不良）事件有分析，采取防范措施。 4. 每百张床位年报告≥15件。 5. 全院员工对不良事件报告制度的知晓率100%。 【A】符合“B”，并 1. 建立院内网络医疗安全（不良）事件直报系统及数据库。 2. 每百张床位年报告≥20件。 3. 持续改进安全（不良）事件报告系统的敏感性，有效降低漏报率

参照“三级综合医院评审标准实施细则（2011版）”第三章患者安全的3.9.1和3.9.2医疗安全（不良）事件上报制度落实（如图　　）介绍信息上报系统。

3.9.1 有主动报告医疗安全（不良）事件的制度与可执行的工作流程，并让医务人员充分了解。

3.9.2 有激励措施，鼓励不良事件呈报

3.9.2.1 有激励措施鼓励医务人员参加《医疗安全（不良）事件报告系统》网上自愿报告活动。	【C】 1. 建立有医务人员主动报告的激励机制。 2. 对不良事件呈报实行非惩罚制度。 3. 严格执行《重大医疗过失行为和医疗事故报告制度》的规定
	【B】符合“C”，并 1. 激励措施有效执行。 2. 使用卫生部《医疗安全（不良）事件报告系统》报告 【A】符合“B”，并 医院医疗安全（不良）事件直报系统与卫生部《医疗安全（不良）事件报告系统》建立网络对接

图 4-4-23　不良事件警讯

按照报表当中的内容，完成表单的上报，确认信息准确无误后，保存并提交到护理部（图 4-4-25）。

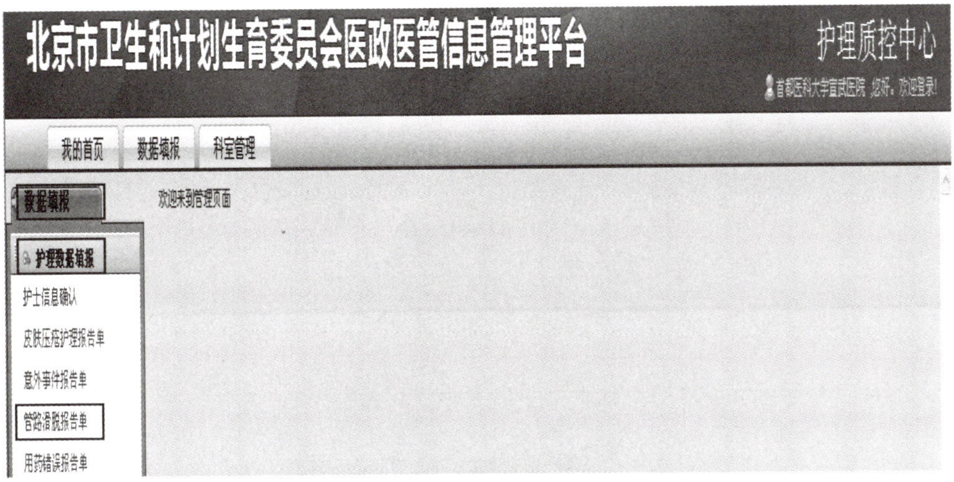

图 4-4-24　不良事件上报北京医院管理局护理质控中心

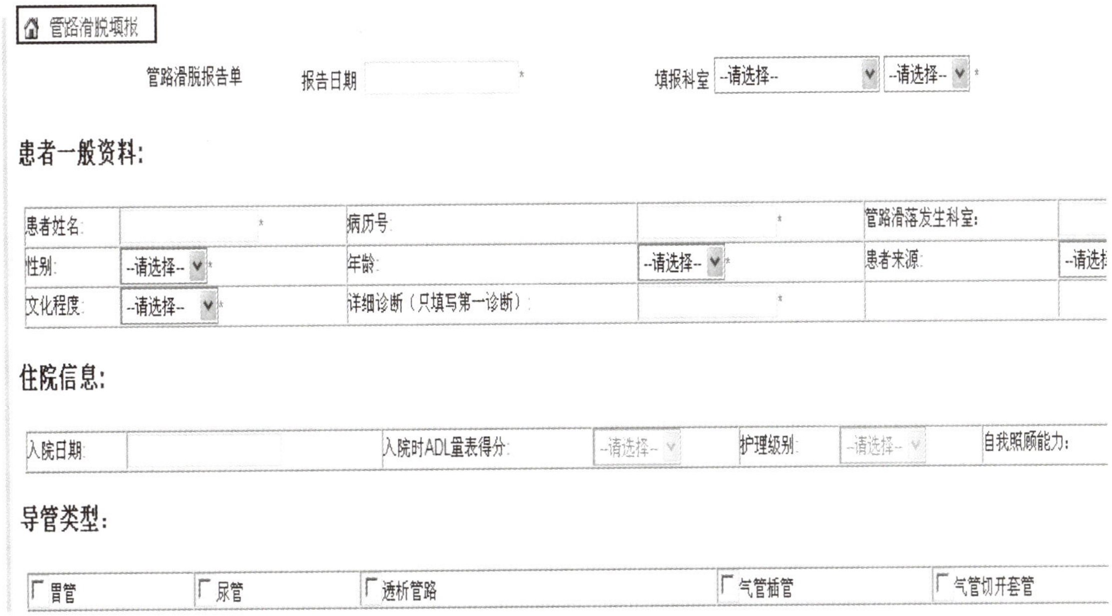

图 4-4-25　完成质控中心不良事件上报

2．护理部干事通过北京市卫生和计划生育委员会医政医管信息管理平台将各科室上报不良事件信息核对并上报到北京市医院管理局护理质控中心。

（1）登录账号：护理部主责不良事件干事登录账号和密码，进行数据上报。

（2）进入系统后，核对各临床科室上报的数据，准确无误后点击“提交”上报到北京市医院管理局护理质控中心（图 4-4-26）。

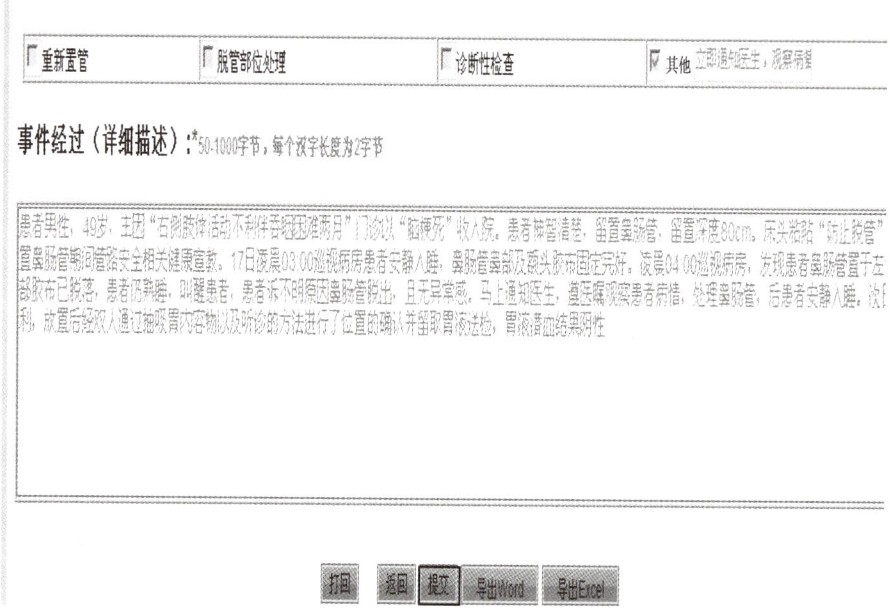

图 4-4-26　完成不良事件上报

Step 8　完善医疗护理记录

1．完善护理记录　不良事件发生后，护士需第一时间通知医生进行相应处理，并通过护理管理系统上报不良事件，除此之外，要进行病情的动态观察，并及时完成护理记录。以“非计划性拔管”为例，护士需登录“移动护理信息系统”，在护理记录“非计划性拔管”中勾选“有”，然后根据患者实际情况进行记录。以便及时动态观察患者病情，采取相应措施，把对患者的伤害降到最小（图 4-4-27）。

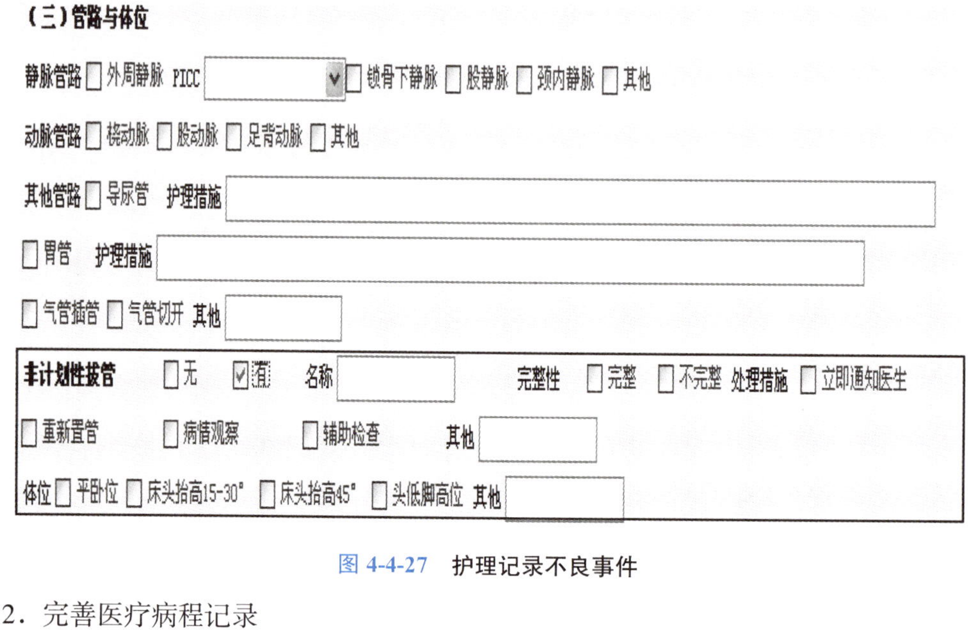

图 4-4-27　护理记录不良事件

2．完善医疗病程记录

（1）医生登录“电子病历系统软件”，进入界面，显示所管辖病区患者跌倒、压疮、日常生活能力等风险程度的“质控信息”提示，医生可以点击进入任意患者查看风险项目评估结果，以便使医护信息一体化，从而更好地了解患者的病情及相关风险评估的内容，从而保障患者医疗安全（图 4-4-28）。

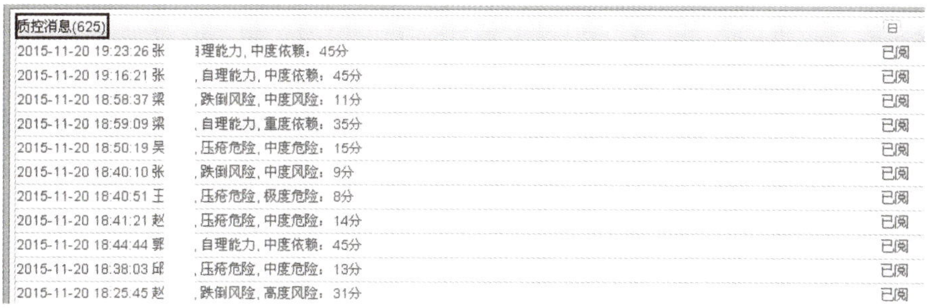
质控消息(625)

2015-11-20 19:23:26 张	理能力，中度依赖：45分	已阅
2015-11-20 19:16:21 张	，自理能力，中度依赖：45分	已阅
2015-11-20 18:58:37 梁	，跌倒风险，中度风险：11分	已阅
2015-11-20 18:59:09 梁	，自理能力，重度依赖：35分	已阅
2015-11-20 18:50:19 吴	，压疮危险，中度危险：15分	已阅
2015-11-20 18:40:10 张	，跌倒风险，中度风险：9分	已阅
2015-11-20 18:40:51 王	，压疮危险，极度危险：8分	已阅
2015-11-20 18:41:21 赵	，压疮危险，中度危险：14分	已阅
2015-11-20 18:44:44 郭	，自理能力，中度依赖：45分	已阅
2015-11-20 18:38:03 邱	，压疮危险，中度危险：13分	已阅
2015-11-20 18:25:45 赵	，跌倒风险，高度风险：31分	已阅

图 4-4-28　质控查阅风险评估

【重点及难点】

以护理管理系统为依托进行不良事件的上报及分析整改，并将数据及案例进行分享，可以有效降低护理不良事件的发生，从而保障患者的安全。在不良事件上报及分析整改过程中存在着重点及难点环节，主要包括：

1．激励临床护士积极主动自愿上报护理不良事件　我院鼓励临床一线护理工作者主动、自愿上报不良事件，建立非惩罚性的不良事件主动上报系统，对于建设医院安全文化氛围，保证患者安全十分重要。将护理不良事件作为临床不良事件主动上报的切入点，结合长期持续的医院安全文化教育和培训，在医院建立安全文化体系，推动安全文化的改进，促进员工之间以及员工与管理者的沟通与合作，临床护理管理者积极研究影响护士自愿上报不良事件的影响因素，针对相关因素进行有效的处理，从而改进管理，减少差错，减少护理不良事件的发生。

2．对上报不良事件进行根因分析，制定有效改进措施　护士自愿上报不良事件后，护理管理者需对不良事件进行讨论，运用人、机、料、法、环管理方法针对事件进行分析，利用护理管理工具如因果图、头脑风暴法、鱼骨图等管理方法进行原因分析，找出不良事件发生的根本原因，从而制定有效、可行性强的改进措施。针对改进措施进行临床跟踪评价，保障改进措施的有效执行，并及时进行效果评价，以此来减少不良事件的发生，提高患者的安全指数。

3．将防范不良事件的发生做到实处　护理不良事件是医院护理质量水平的重要体现，不能仅在不良事件发生以后，进行分析整改，要在护理日常工作中加以重视。利用科学的管理方法，如品管圈活动的广泛开展，一则可以调动临床护士的工作积极性，引导护士参与到管理工作中来；二则可通过临床护士在日常工作中发现护理问题，通过讨论，制定改进措施，做到护理隐患早发现、早处理、早预防，从而减少隐患事件的发生，降低护理不良事件的发生。

4．基于护理管理信息平台构建完整的不良事件上报系统　护理质量管理的发展，需要建立以信息数据平台为技术支撑，以患者满意为导向的新型护理质量评价与管理模式。信息技术在过程质量监测中起到了重要作用，通过信息技术可以优化护理流程，确保有效护理时间，对护理质量科学、精细化管理有重要意义。护理不良事件的管理是护理质量管理当中的重要组成部分，做好不良事件的有效、科学的管理与信息技术紧密相关。依托数据平台可以将护理不良事件的经过进行分享，病区、科室、护理部三级管理系统全面、多方位的分析事件的原因，从而找出事件发生的根本原因，针对根本原因，制定切实有效的改进措施，改进措施不仅是针对“人”的因素制定，更多的要看我们的“系统”是否存在漏洞，才导致不良事件的发生，全方位、多角度地分析原因，制定有效改进措施，进行多部门联动，动员一切力量，以“信息平台”为依托，更好地服务于患者。

患者安全已成为护理管理者最为关注的研究热点问题，增进患者安全的前提条件是要有捕获发生不良事件信息的能力，以信息化数据平台为依托，运用科学的管理工具，营造和谐的护理文化氛围，调动临床护理工作者的积极性，杜绝护理不良事件的发生，从而减少纠纷，保障患者的护理安全，提高患者护理满意度。

（韩斌如）

第五节　护理教学信息化管理

本节内容为护理教学信息化管理，包括实习同学的动态管理档案系统、在线考试系统及教学检查管理系统。在护理教学信息化管理过程中，系统管理员对用户进行管理，并对系统权限进行设置；护理教学管理者和带教人员可对实习同学信息进行动态管理和维护，并可以从信息管理系统题库内抽取考试题设计生成在线理论考试试卷；实习同学可以利用护理教学信息化管理系统进行在线学习和考试及实习反馈。不同人员对护理教学信息化管理系统的操作权限请详见图 4-5-1。

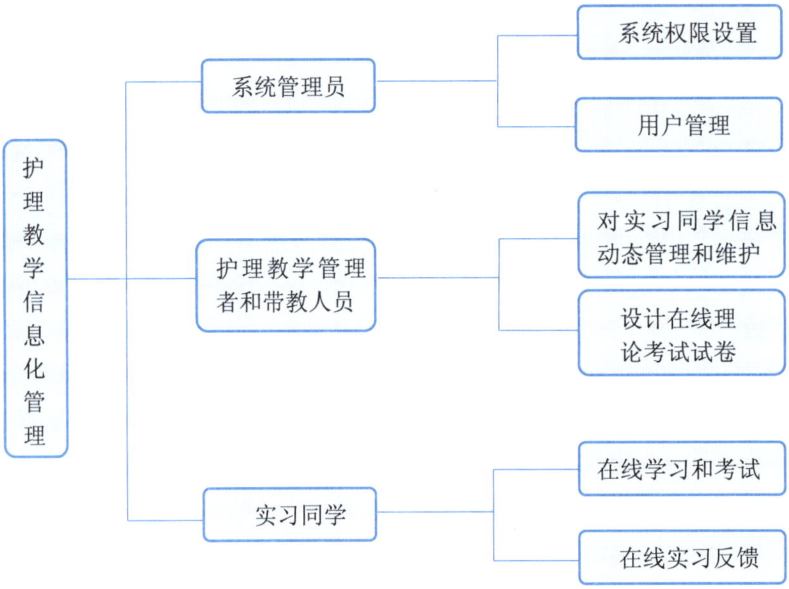

图 4-5-1　护理教学信息化管理框架图

在本节学习内容里，我们将重点介绍实习同学的动态管理档案系统、在线考试系统及教学检查管理系统。

一、实习同学的动态管理档案系统

实习同学的动态管理档案系统，包含实习同学基本信息、实习轮转科室调动，教学管理人员通过对实习同学的动态管理档案系统的查看，可以了解实习同学的基本信息、轮转科室等。具体操作步骤如下：

Step 1　登录护理管理系统

登录护理管理系统时需要输入工号和密码，输入完毕后点击“登录”（图 4-5-2）。

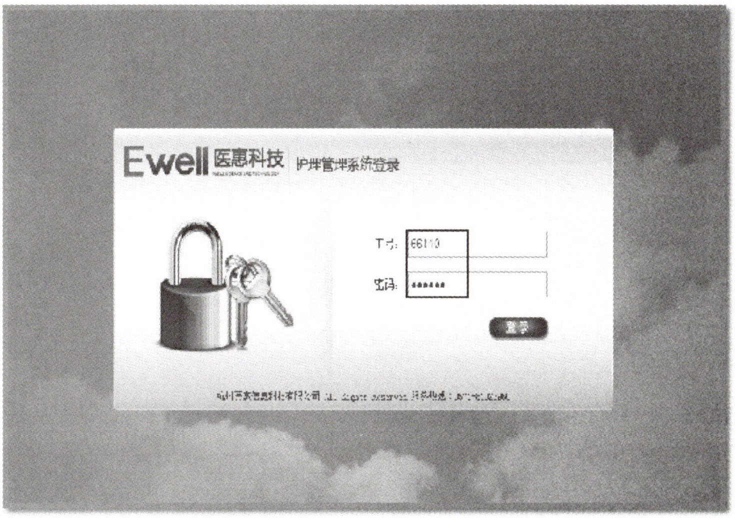

图 4-5-2　护士登录界面

Step 2　进入“实习生管理”界面

进入“护理管理系统”界面，点击“人员管理”→“人员档案”→“实习生管理”（图 4-5-3）。

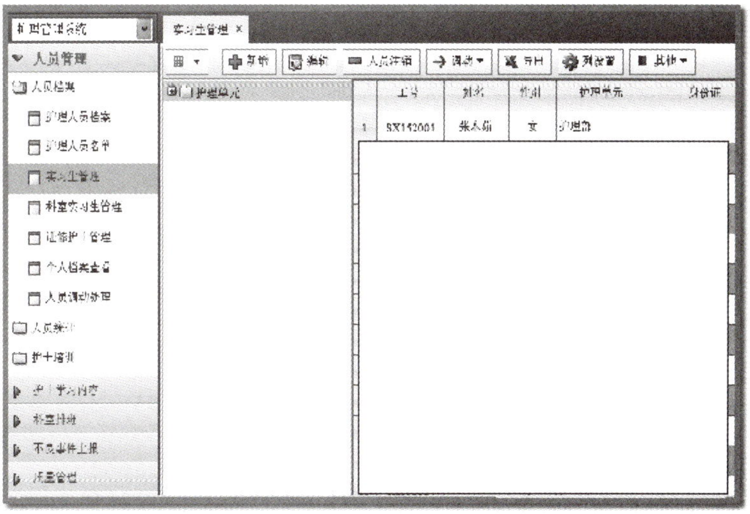

图 4-5-3　实习生管理界面

Step 3　实习同学基本信息录入

进入图 4-5-3 所示的“实习生管理”界面，点击“新增”→“新增人员档案”→“基本信息”，此时就可以录入实习同学的相关信息：工号、姓名、性别、出生时间、民族、籍贯、学校及实习期间班主任等，同时也可以上传照片，全部信息录入结束后点击“保存并关闭”，如需继续录入下一位实习同学信息，则重新点击“新增”，系统会再次进入到“新增人员档案”的“基本信息”录入界面。实习同学基本信息的录入和保存不仅便于教学管理者对实习同学的基本情况进行了解，也可以为医院的护理人事招聘工作提供一定的参考（图 4-5-4）。

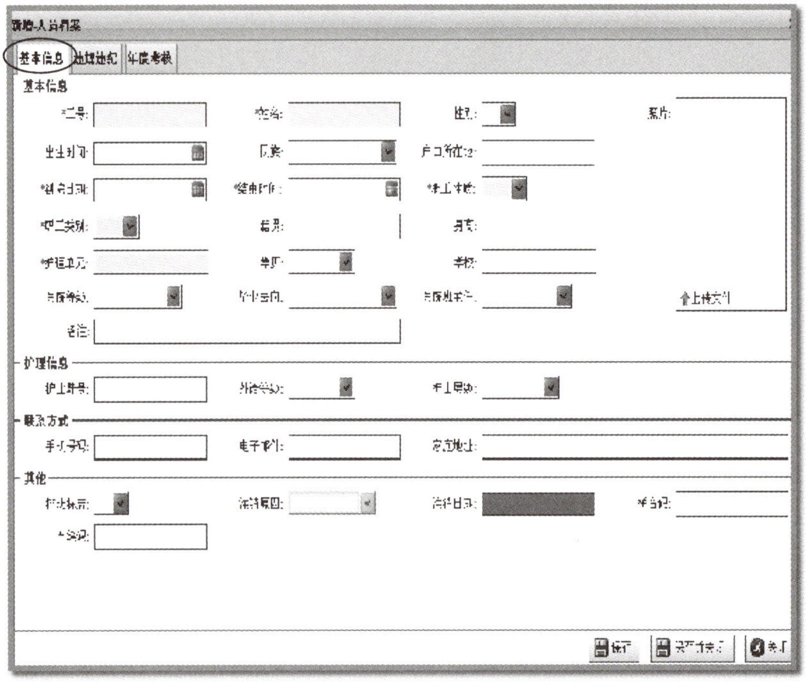

图 4-5-4　学生基本信息界面

Step 4　实习同学违规违纪记录

违规违纪记录可以记录实习同学违规违纪时间、事件及处理情况。进入图 4-5-4 所示的“新增人员档案”界面，点击“违规违纪”→“时间”→“ 事件”→“处理情况”→“保存并关闭”。具体操作请详见图 4-5-5。

Step 5　录入考核成绩

点击“新增人员档案”→“年度考核”→“考核记录”，进入到此界面便可以直接录入实习同学的理论或者是操作考核成绩及参加的考核方式，录入完毕点击“保存并关闭”（图 4-5-6）。

Step 6　轮转科室调动

实习同学在一个科室轮转结束进入到下一个科室进行轮转时，由教学管理者在实习生管理系统里找到并点击需要调动科室的实习同学姓名，再点击“调动”，此时系统会自动显示该同学目前所在实习科室，在“调入科室”下拉菜单中找到新的轮转科室并选中，同时选中调动日期并输入调动原因，最后点击“保存”，则该同学电子档案信息在调动日期当日会转到新的实习科室，便于新科室护士长及带教老师对其基本情况的了解，及时将其加入到新科室的电子排班系统中生成该同学的电子排班（图 4-5-7）。

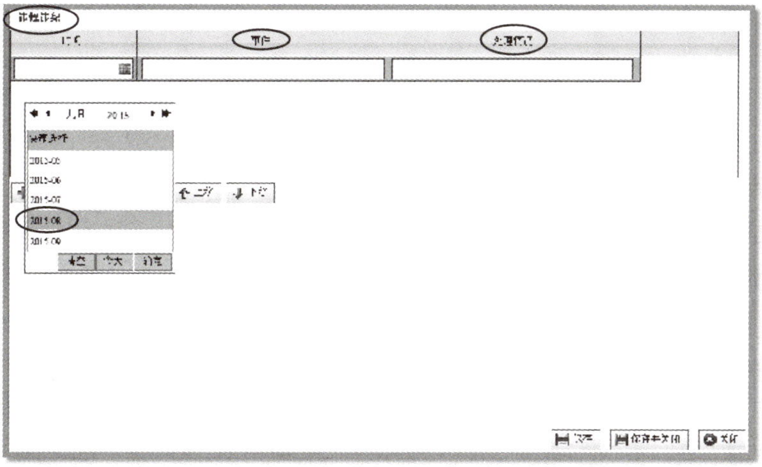

图 4-5-5　学生违规违纪记录界面

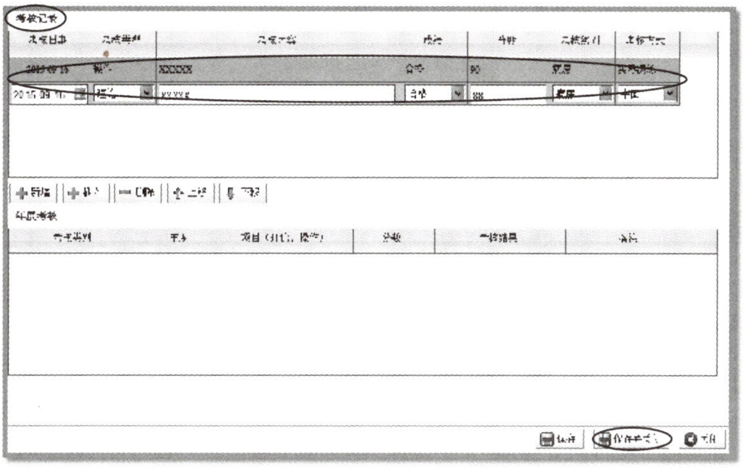

图 4-5-6　学生考核成绩录入界面

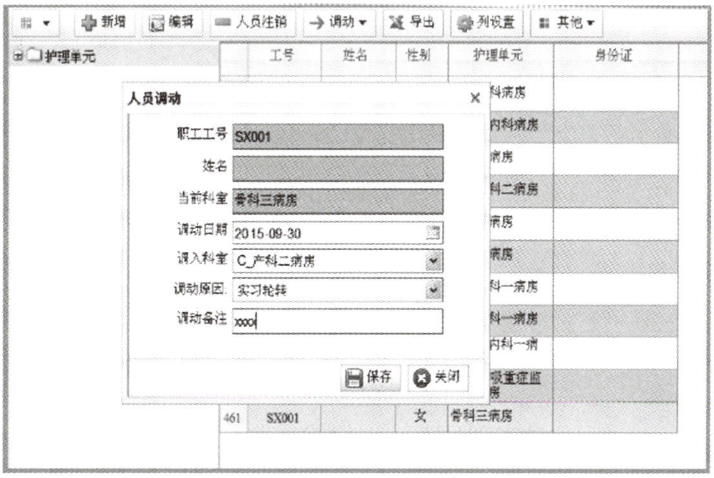

图 4-5-7　学生轮转室调动界面

二、在线学习考试系统

实习同学在实习科室可以利用教学管理系统进行在线学习，带教老师可以从题库中进行抽选已有试卷或者从题库中选题设计生产新的理论考试试卷。具体操作过程如下：

Step 1　在线学习

实习同学在科室实习过程中可以用自己的实习工号进入到临床护理系统中，学习各种专科的护理评估和护理常规。点击“护理管理”→“护士学习内容”→“护理目录”→“护理常规”→“内科护理常规”（图 4-5-8）。

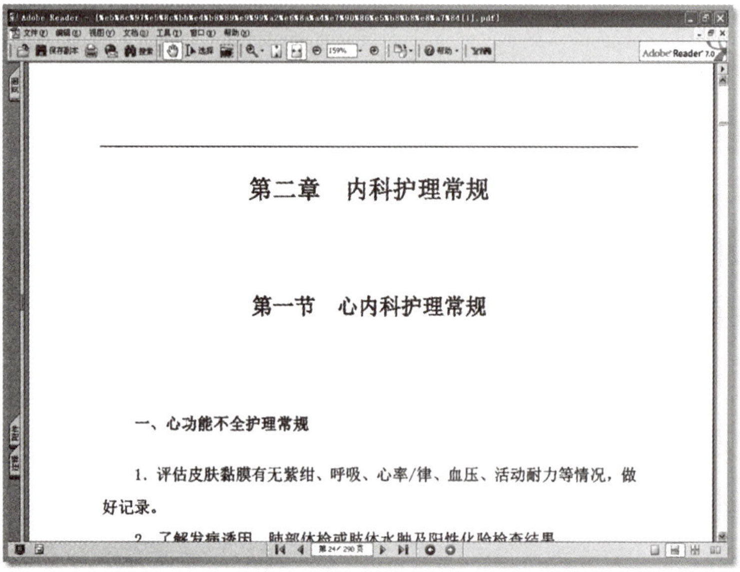

图 4-5-8　系统内学习资料

Step 2　题库选题生成考试试卷

进入护理管理系统，点击“护理管理”→“护士学习内容”→“试卷管理”→“新增考试试卷”，此时录入试卷名称、编辑开考时间、结束时间、考试用时等内容（图 4-5-9）。

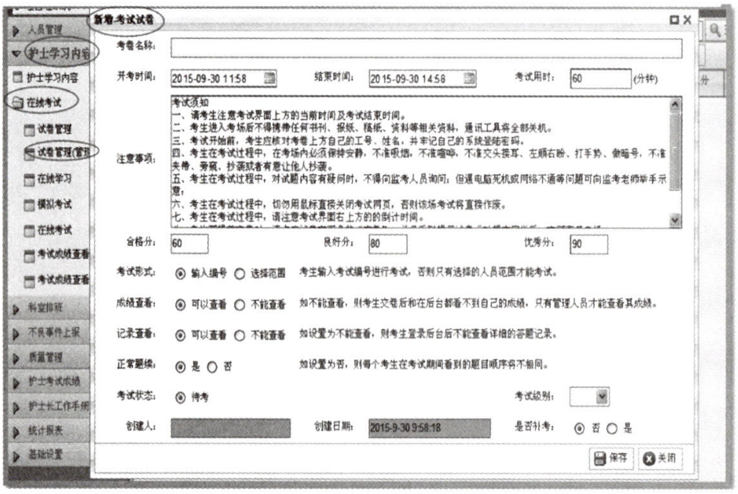

图 4-5-9　试卷管理界面

从“题库类型”里选出相应科室，从“题目类型”下拉菜单里选择“单选题”“多选题”或者“是非判断题”，难度等级包括“不限”和“1 ~ 5”几个选项，抽取数量根据试卷的设定情况来进行填写，抽取模式分为“固定”和“随机”两种（图 4-5-10）。

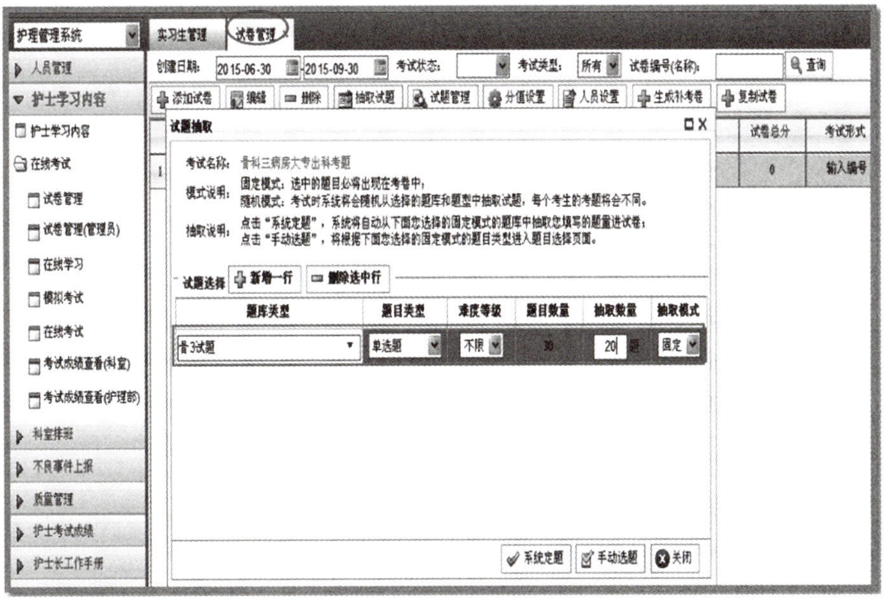

图 4-5-10　增加新试卷界面

最后需要选择“系统定题”或者是“手动选题”，若选择“系统定题”则自动生成试卷（图 4-5-11）。

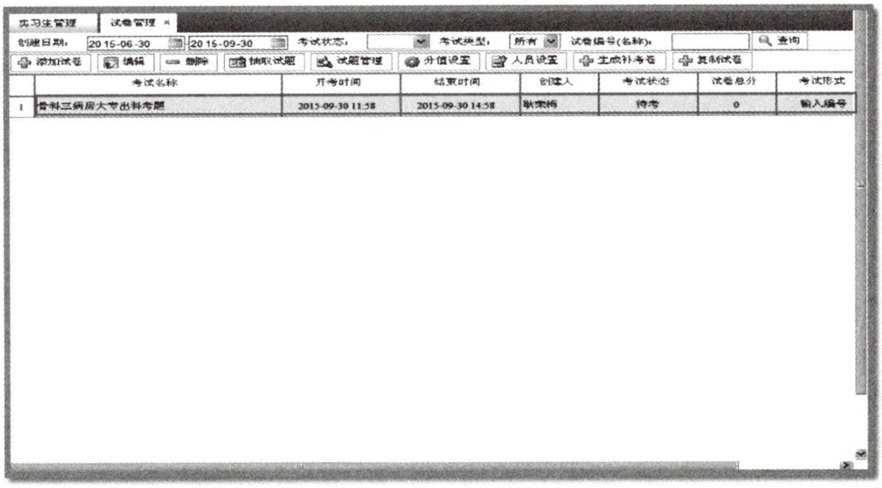

图 4-5-11　生成试卷界面

若选“手动选题”则出现若干选择题目，需要出题者选中相应题目，最终生成考试试题（图 4-5-12）。

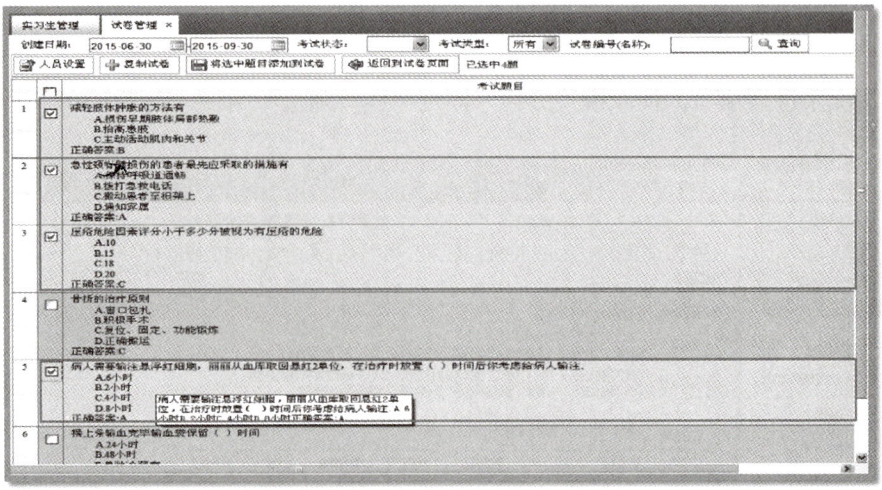

图 4-5-12　手动选择试题

三、教学检查管理系统

实习同学转科结束时要填写电子“学生临床实习反馈表”，点击“护理管理系统”→“统计报表”→“学生临床实习反馈表”→“新增学生实习反馈表”，然后逐项对实习科室和带教老师进行评价。反馈结果作为临床护理教学管理的一部分内容，以便于及时发现护理教学过程中存在的一些问题和不足，并积极进行持续改进，以提高临床护理教学水平（图 4-5-13）。

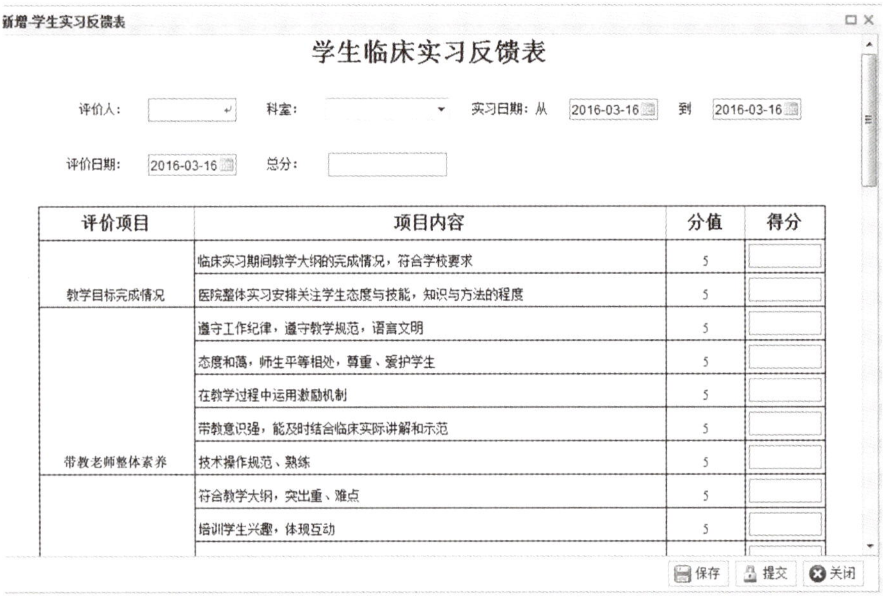

新增-学生实习反馈表

学生临床实习反馈表

评价人：　科室：　实习日期：从 2016-03-16 到 2016-03-16

评价日期：2016-03-16　总分：

评价项目	项目内容	分值	得分
教学目标完成情况	临床实习期间教学大纲的完成情况，符合学校要求	5	
	医院整体实习安排关注学生态度与技能，知识与方法的程度	5	
带教老师整体素养	遵守工作纪律，遵守教学规范，语言文明	5	
	态度和蔼，师生平等相处，尊重、爱护学生	5	
	在教学过程中运用激励机制	5	
	带教意识强，能及时结合临床实际讲解和示范	5	
	技术操作规范、熟练	5	
	符合教学大纲，突出重、难点	5	
	培训学生兴趣，体现互动	5	

保存　提交　关闭

图 4-5-13　学生临床实习反馈表

护理教学管理人员需要定期对带教科室进行教学检查，对于存在的教学问题进行反馈、总结并分析原因，及时进行持续改进。从“质量管理”→“教学质量检查”→“质量检查表”→“新增”→“编辑 - 教学质量检查”，输入检查时间、检查护理单元、检查者，根据各项检查标准对各病房教学情况进行评分，将得分直接记录在对应的得分项里，同时把扣分原因也要标注出来，最后点击“保存”“关闭”。具体教学质量检查表详见图 4-5-14。

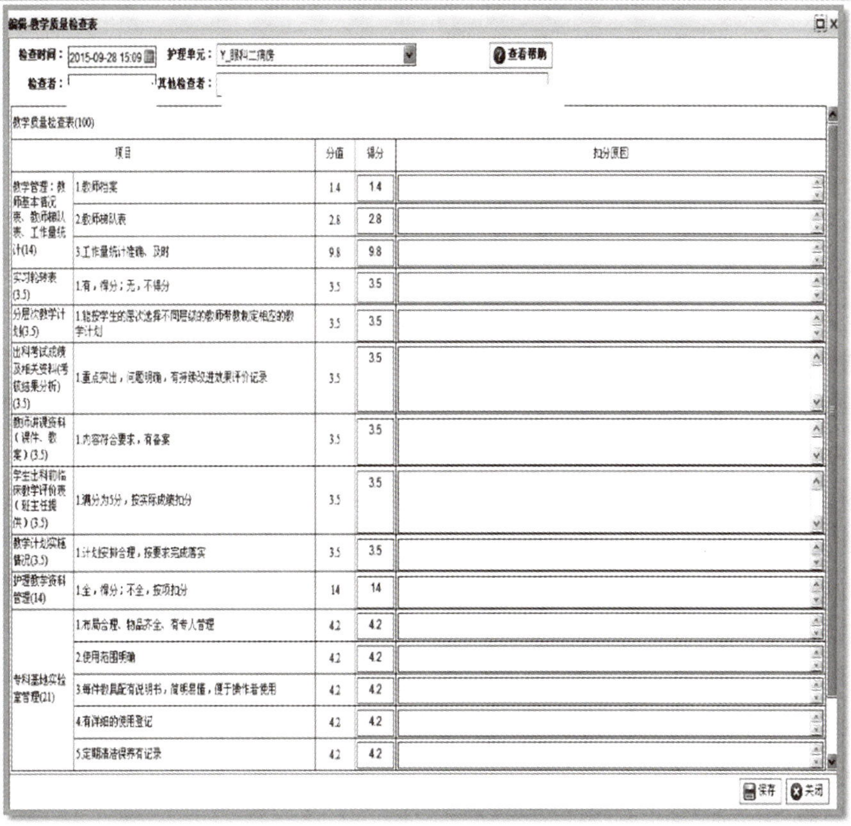

编辑-教学质量检查表

检查时间：2015-09-28 15:09　护理单元：Y_眼科二病房　查看帮助

检查者：　其他检查者：

教学质量检查表(100)

项目		分值	得分	扣分原因
教学管理：教师基本情况表、教师梯队表、工作量统计(14)	1.教师档案	1.4	1.4	
	2.教师梯队表	2.8	2.8	
	3.工作量统计准确、及时	9.8	9.8	
实习轮转表(3.5)	1.有，得分；无，不得分	3.5	3.5	
分层次教学计划(3.5)	1.能按学生的层次选择不同层级的教师带教制定相应的教学计划	3.5	3.5	
出科考试成绩及相关资料(考核结果分析)(3.5)	1.重点突出，问题明确，有持续改进效果评价记录	3.5	3.5	
教师讲课资料(课件、教案)(3.5)	1.内容符合要求，有备案	3.5	3.5	
学生出科前临床教学评价表(班主任提供)(3.5)	1.满分为5分，按实际成绩扣分	3.5	3.5	
教学计划实施情况(3.5)	1.计划安排合理，按要求完成落实	3.5	3.5	
护理教学资料管理(14)	1.全，得分；不全，按项扣分	14	14	
专科基地实验室管理(21)	1.布局合理、物品齐全、有专人管理	4.2	4.2	
	2.使用范围明确	4.2	4.2	
	3.每件教具配有说明书，简明易懂，便于操作者使用	4.2	4.2	
	4.有详细的使用登记	4.2	4.2	
	5.定期清洁保养有记录	4.2	4.2	

保存　关闭

图 4-5-14　教学质量评价表

（李葆华）

第六节　危重病患者床旁查房系统

本节内容体现了病房护士长、科护士长及护理部危重病患者访视成员通过“危重病患者访视系统”实现的危重病患者床旁查房，包含访视信息的录入、月护士长访视统计、单人访视统计等功能。

该功能的应用有利于提高危重疑难病患者的护理水平，保证护理质量，发挥护理专业高级技术职称人员、具有丰富理论知识及临床实践的 ICU 专科护士及各级护士长的作用。

一、病房护士长访视

Step 1　进入护士长访视系统

1．登录账号：每个有执业证书的护士均有一个自己的登录账号和密码，通过输入账号和密码，护士长可登录到护理信息系统，并完成相应操作。

2．进入系统后，点击“菜单”选择“腕带扫描”后进入“护士长访视”，如图 4-6-1 所示。

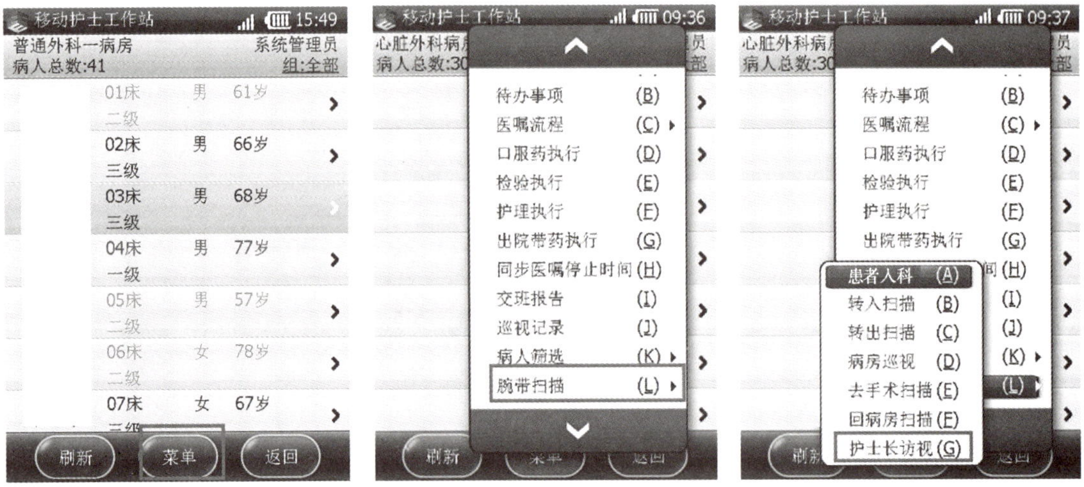

图 4-6-1 **PDA 护士长访视界面**

Step 2 扫描患者腕带

见图 4-6-2。

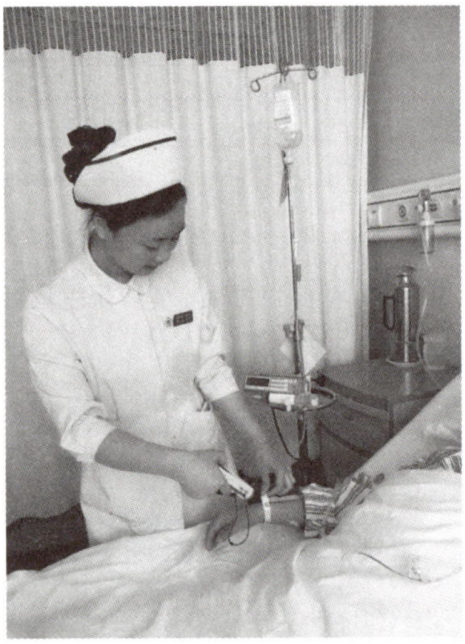

图 4-6-2 护士长访视扫描患者腕带

Step 3 录入质控得分及访视信息

1．在 PDA 上可完成质控得分的录入。

2．如以文字描述形式录入访视信息，则需在 PC 端进入医惠护理信息系统，点击“护理任务”中的“护士长访视”，选择相应患者录入具体访视信息（图 4-6-3 至图 4-6-6）。

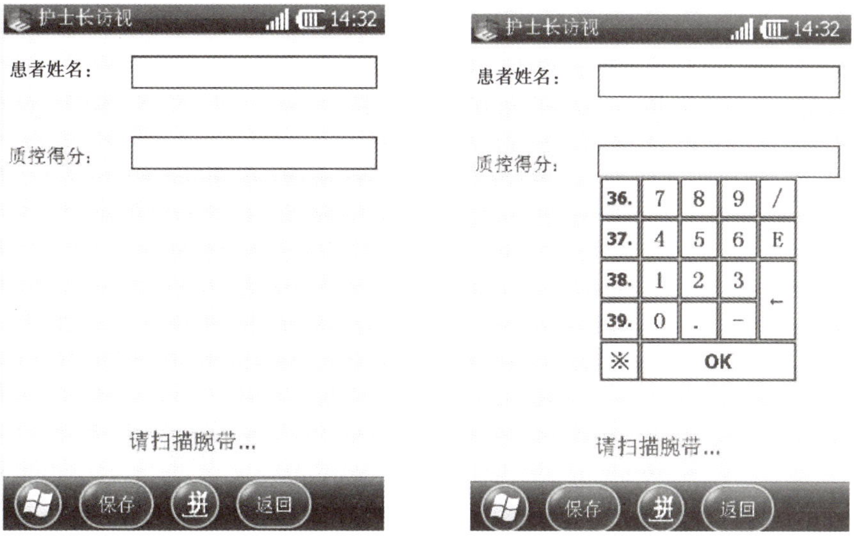

图 4-6-3　护士长录入质控分数界面

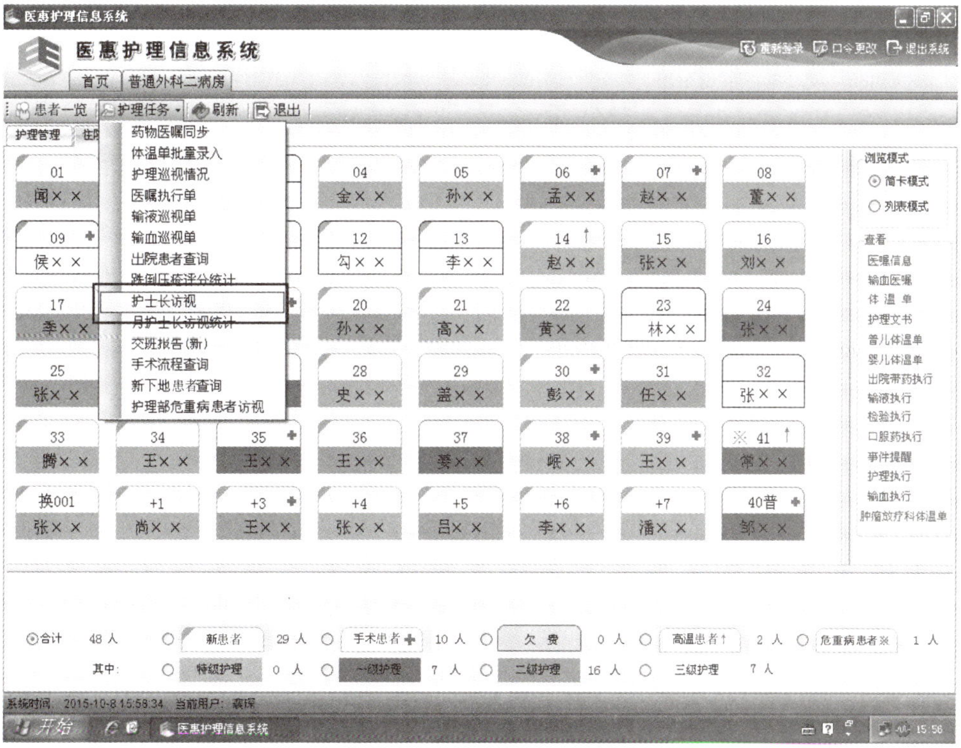

图 4-6-4　PC 端护士长访视

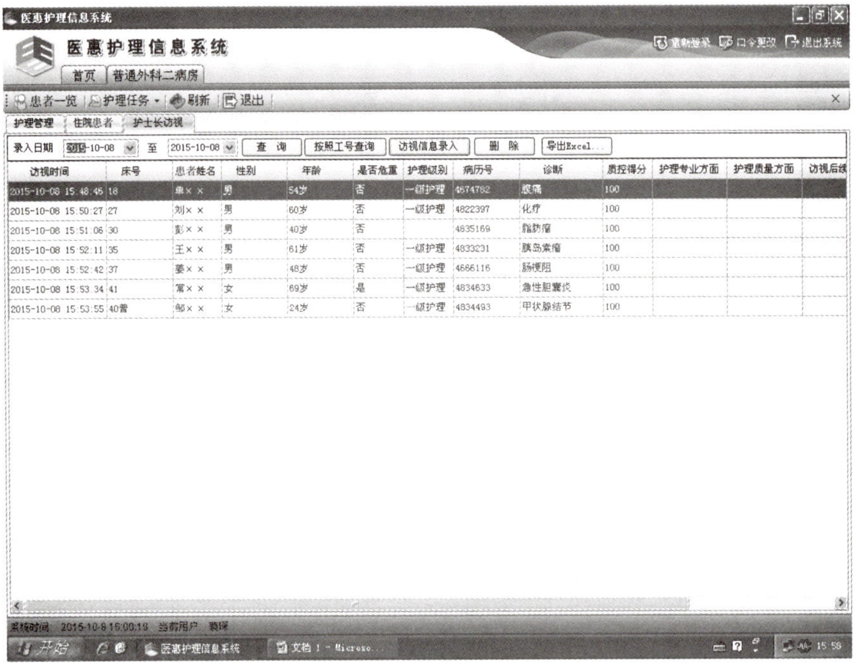

图 4-6-5　PC 端护士长访视列表

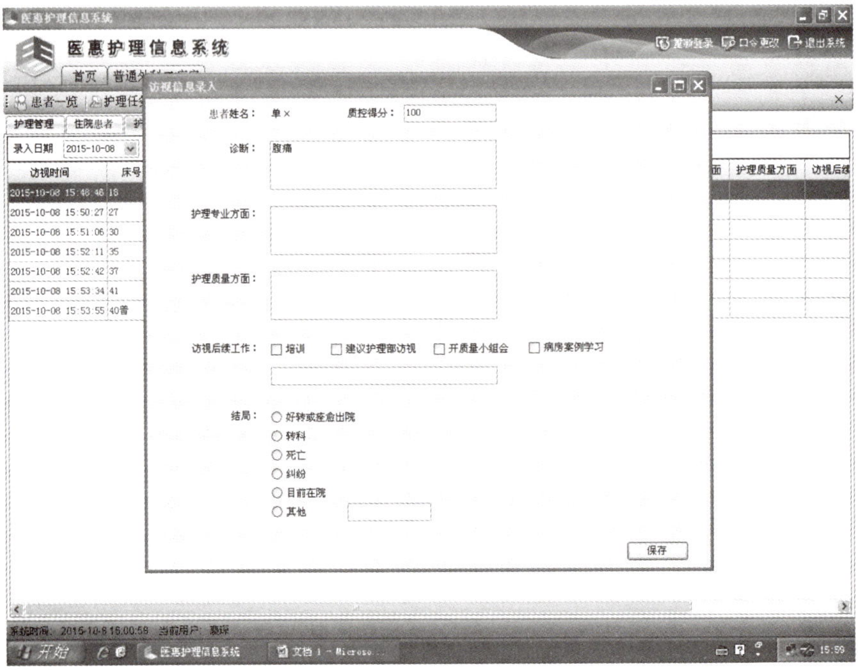

图 4-6-6　PC 端护士长访视录入界面

二、病房护士长危重病患者质量管理

Step 1　进入护理管理系统

1. 登录账号　每个有执业证书的护士均有一个自己的登录账号和密码，通过输入账号和密码，护士长可登录到护理信息系统，并完成相应操作。

2．自 PC 端进入“医惠护理信息系统”，点击“临床护士工作站”后进入“护理管理系统”，并点击“护士长质量自查”（图 4-6-7）。

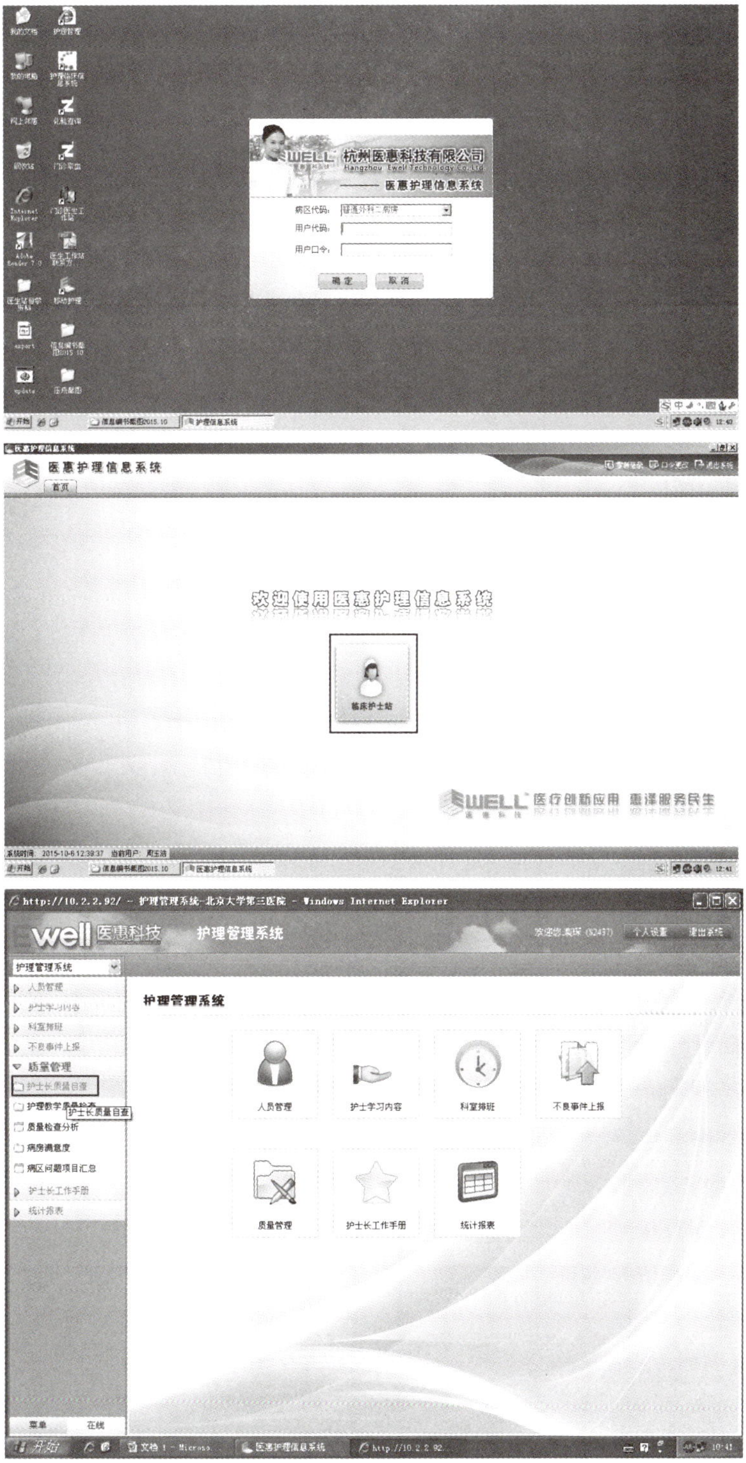

图 4-6-7 护士长访视登录步骤

Step 2 进入护士长质量自查

1．进入“质量管理”后点击“护士长质量自查”，出现下拉式菜单并点击“危重病患者评分标准”。

2．在菜单中点击“增加”，选择“护理单元”录入检查相关问题后点击“保存”（图4-6-8）。

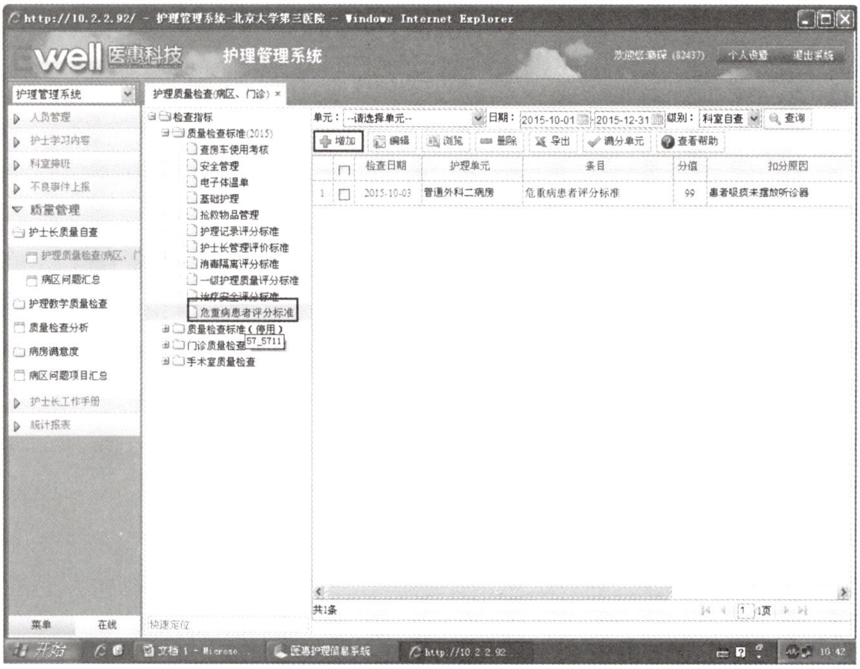

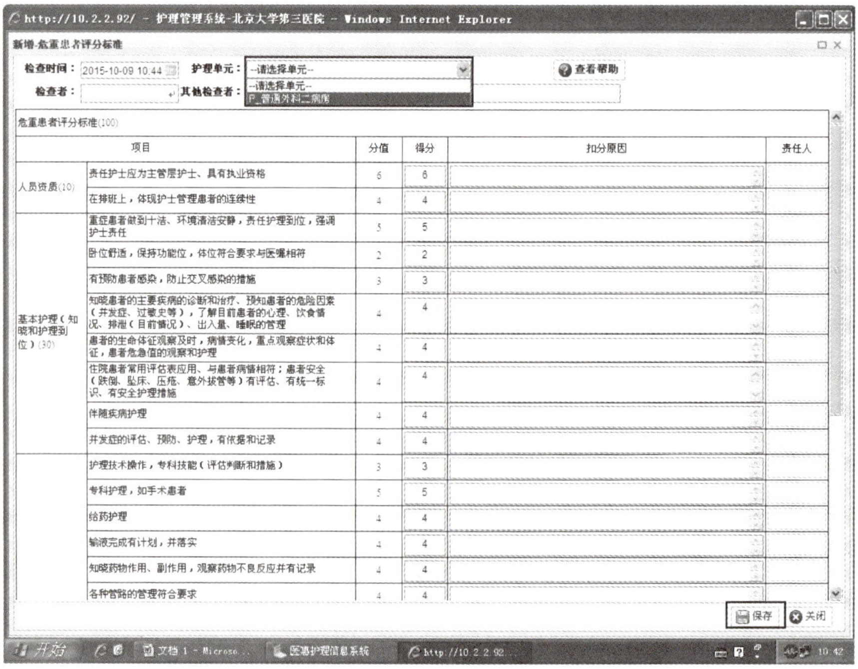

图 4-6-8 护士长访视录入步骤

三、科护士长、护理部访视

Step 1　进入护理管理系统

1．登录账号：每个有执业证书的护士均有一个自己的登录账号和密码，通过输入账号和密码，护士长可登录到护理信息系统，并完成相应操作。

2．自 PC 端进入“医惠护理信息系统”，点击“临床护士工作站”后进入“护理管理系统”，并点击“质量管理”（图 4-6-9）。

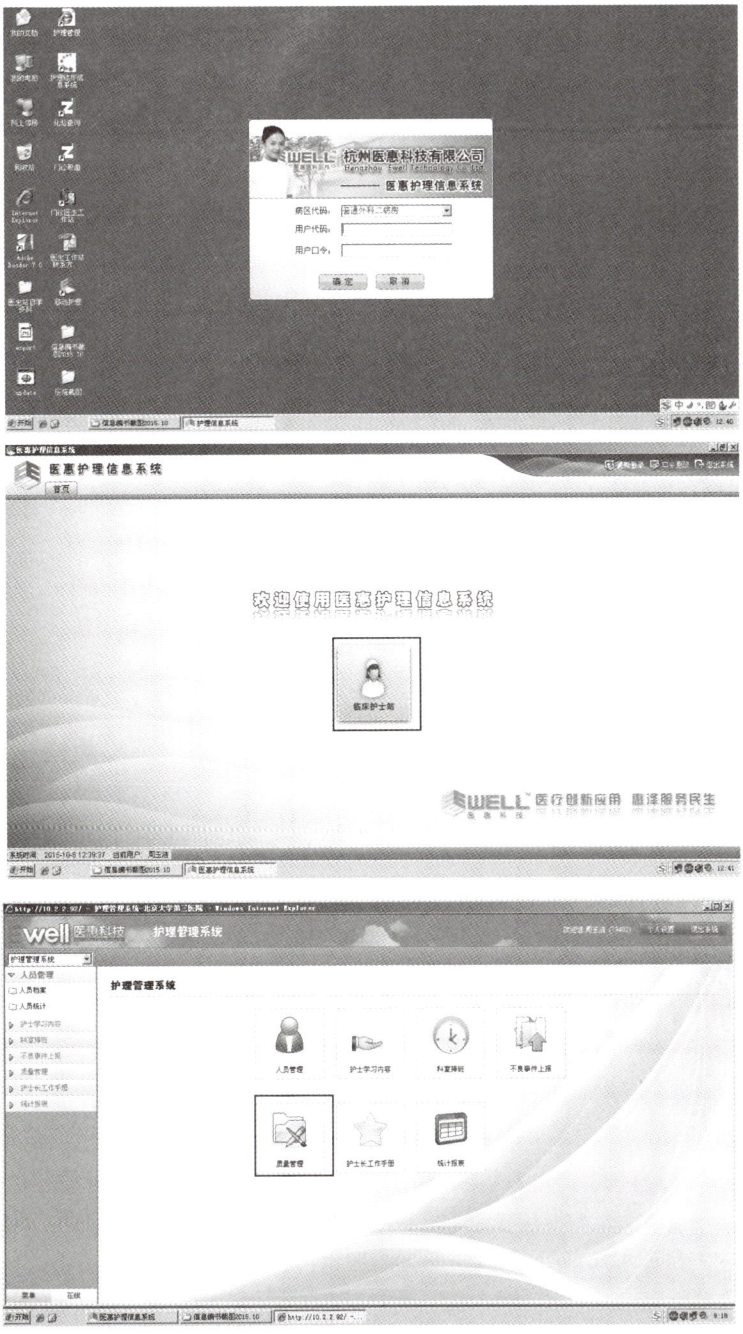

图 4-6-9　科护士长和护理部访视登录步骤

Step 2　进入危重病患者访视系统

3．进入“质量管理”后点击“危重病患者访视”下拉式菜单或点击左侧“质量管理系统”中的“危重病患者访视”。

4．在菜单中选择“护理部访视”或“科护士长访视”（图 4-6-10）。

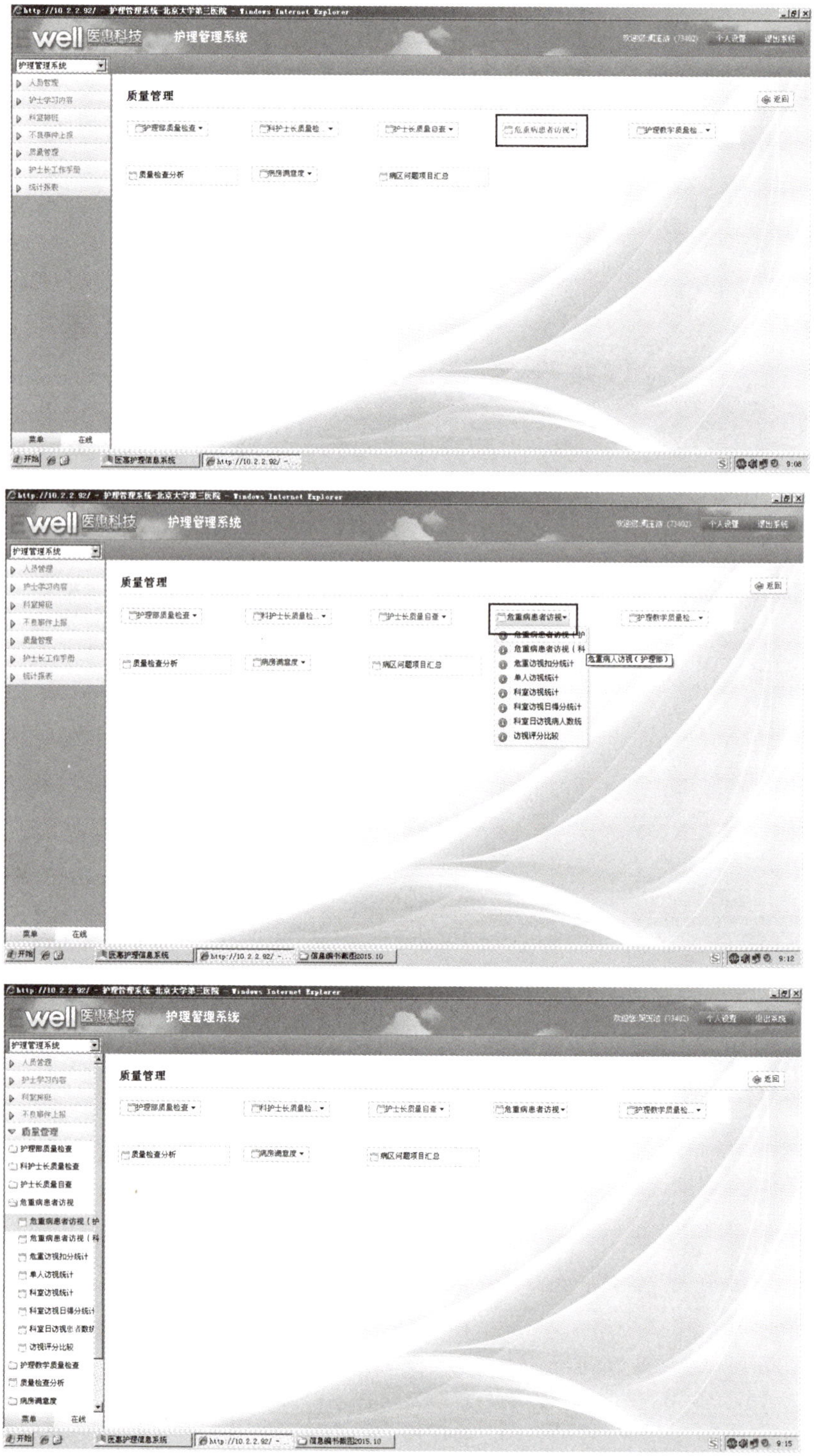

图 4-6-10　科护士长和护理部访视进入记录系统

Step 3　完成重病患者访视记录

1. 点击“添加”，建立“危重病访视登记表”。
2. 针对访视中存在问题在对应指标上扣分，并注明扣分原因。
3. 如有建议，选择建议类别后点击“添加建议”并录入（图 4-6-11）。

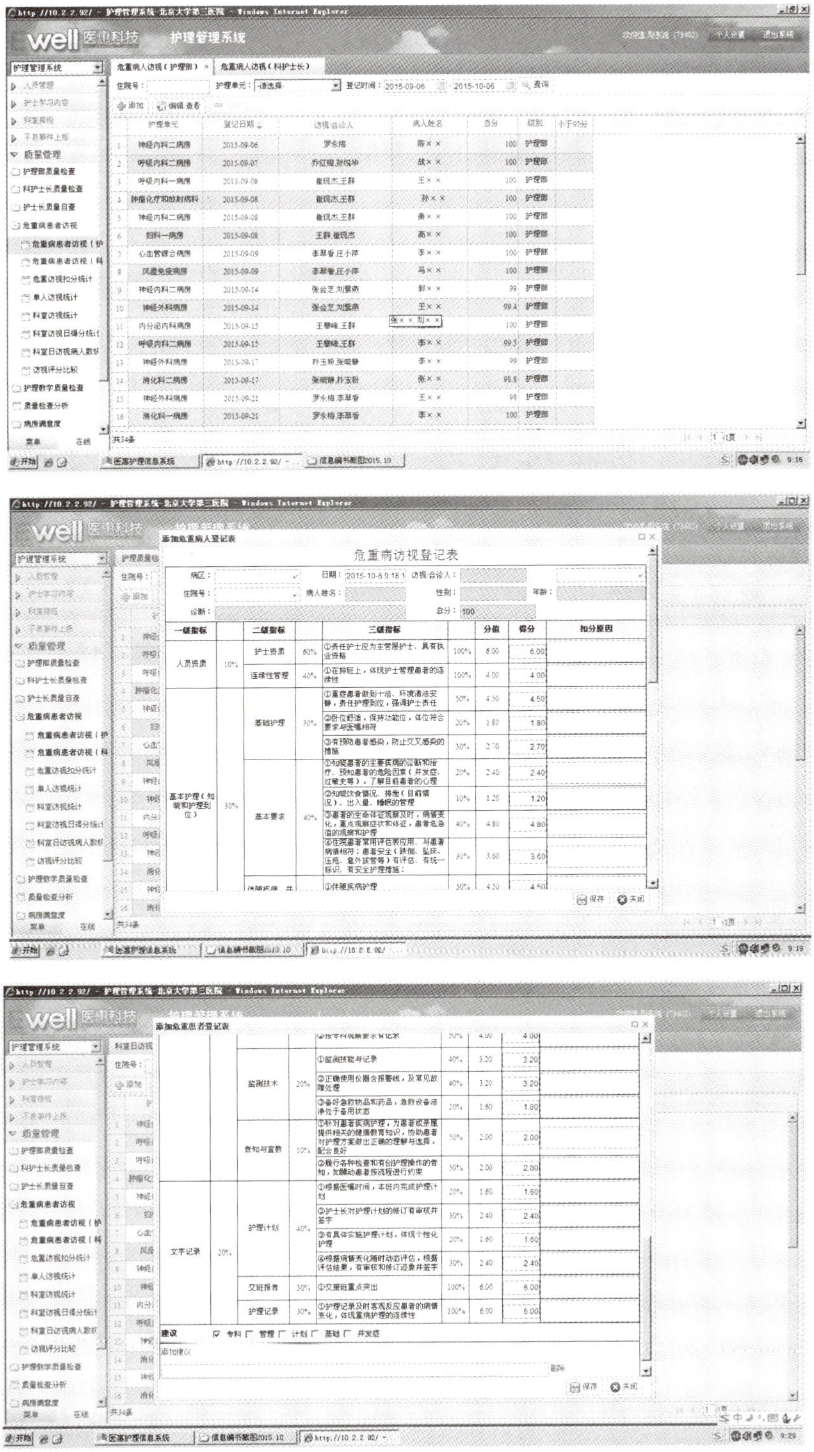

图 4-6-11　科护士长和护理部访视记录步骤

四、危重病患者床旁查房系统的特殊功能

1．病房护士长访视月统计　可在登录“临床护士工作站”后点击“护理任务”，选择“月护士长访视统计”（图 4-6-12）。

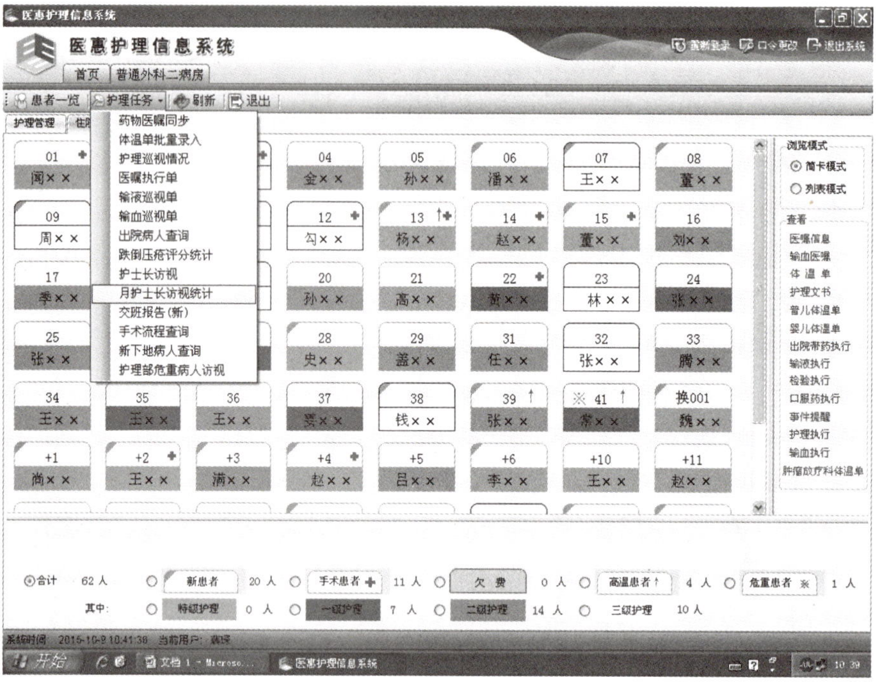

图 4-6-12　病房月护士长访视统计界面

进入“月护士长访视统计”后，点击“日期”选择统计月份并点击“查询”并分别从护理专业、护理质量、访视后续工作方面“导入”存在问题，点击“保存”如图 4-6-13 所示。

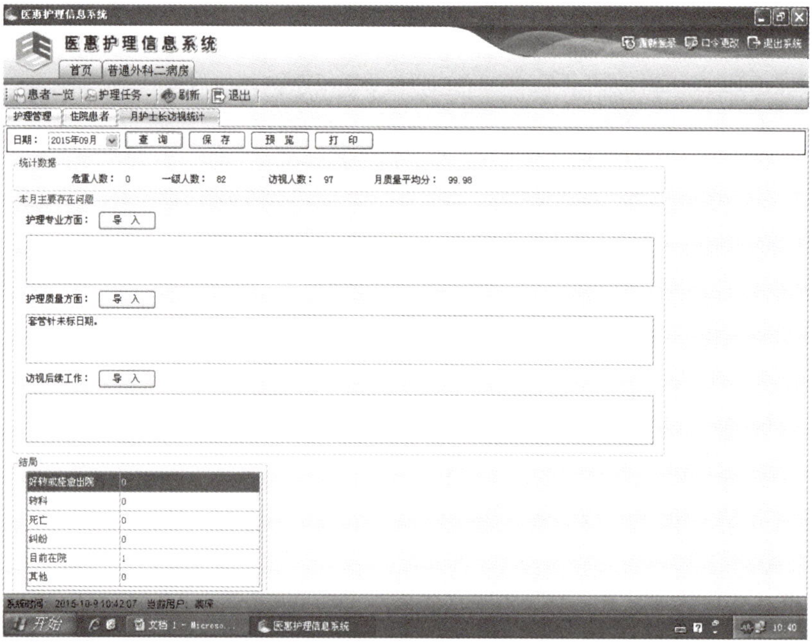

图 4-6-13　护士长访视汇总界面

2．单人访视统计 进入“护理管理系统”，在“危重病患者访视”中可点击“单人访视统计”，可查询护理部或科护士长访视层面中的相应时间段内单人访视情况（图 4-6-14）。

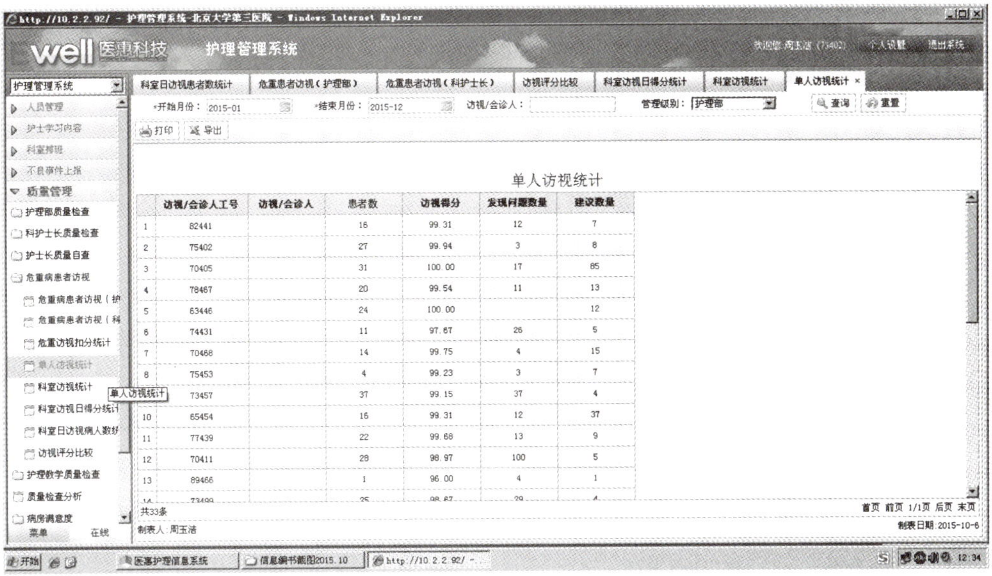

图 4-6-14 科护士长和护理部单人访视统计界面

3．访视评分比较 进入“危重病患者访视”后，点击“访视评分比较”，可显示护理部、科护士长及护士长不同层面对危重病患者访视后的得分情况（图 4-6-15）。

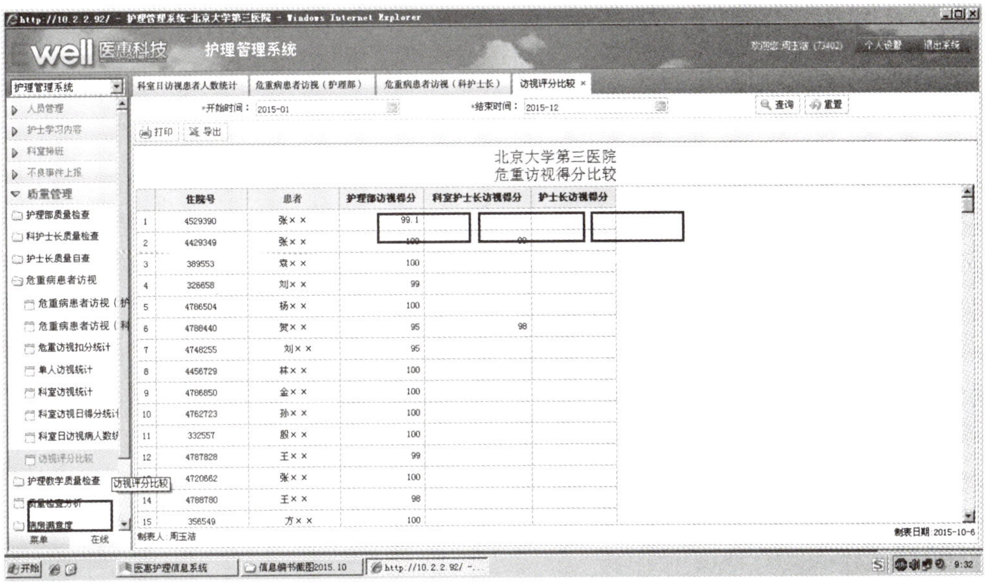

图 4-6-15 科护士长和护理部访视得分比较

4．危重访视扣分统计 进入“危重病患者访视”后，点击“危重访视扣分统计”，通过选择护理部、科护士长或护士长级别，显示各项评价指标中扣分人数、扣分人数所占百分比及平均分信息（图 4-6-16）。

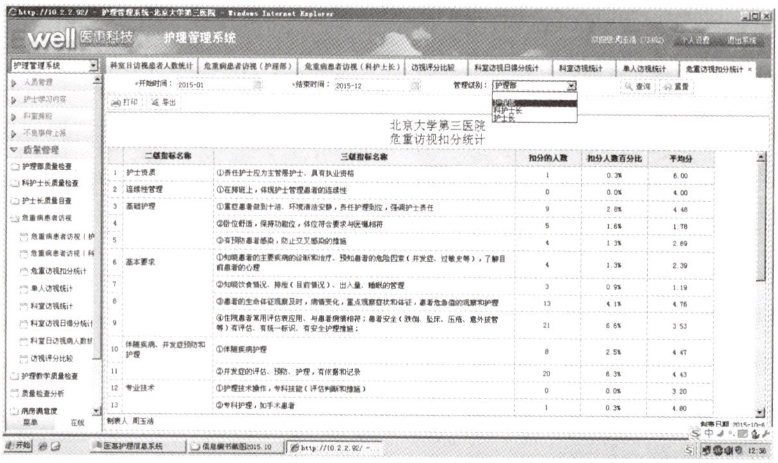

图 4-6-16　科护士长和护理部访视扣分统计

（李葆华）

第七节　医院消毒供应中心追溯管理系统

医院消毒供应中心（CSSD）追溯管理系统，旨在帮助医院消毒供应中心建立无菌物品质量管理追溯制度，完善质量控制过程的相关记录，实现消毒灭菌物品的可追溯，同时保证患者与医院合法权益，以达到安全供应无菌物品的管理目标（图 4-7-1）。

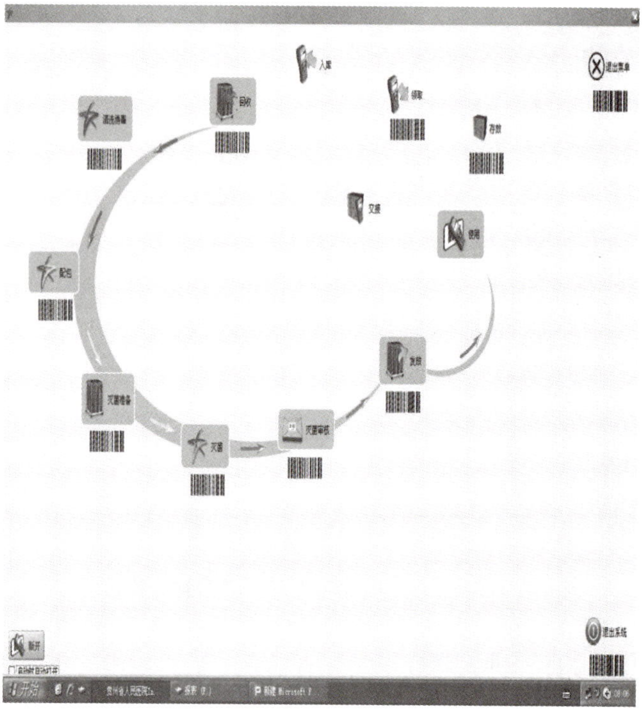

图 4-7-1　消毒供应中心追溯系统

一、消毒供应中心操作系统

本节内容为消毒供应中心操作系统，包括无菌包的回收、清洗、包装、灭菌和发放。

该功能保障了无菌包再生操作的正确性，依据包的唯一标识（条码标签）对无菌包的整个再生操作进行限制和信息记录。无菌包的再生操作采用二位码扫描的方式，回收时，自动记录回收人员、回收时间、回收包名称、数量等信息，以及对无菌包使用过程中丢失条形码的情况提供应急处理；清洗时，记录回收器械清洗操作信息（设备清洗操作和手工清洗操作信息），并对清洗消毒设备在全程（整个）清洗消毒过程中的监测数据实施监控并记录；配包时，系统图文提示无菌包的配置，并提供器械（整个）包以及单把（个）器械的图片，工作人员依照指引进行配包并（和）确认正确性，在配包审核完成并合格的情况下，打印无菌包的唯一标识（条码标签）实施封包；灭菌时，对（整个）灭菌全过程中的监测数据实施监控并记录，同时依据物理监测及灭菌测试包的结果审核灭菌质量，判定灭菌过程是否合格；发放时，确保物品发放正确和安全，按照先进先出的原则，系统自动提示发放物品的编号，并可根据设定自动提示将要失效的库存无菌包，避免物品错发、漏发及发出过期物品的现象。保障无菌包流转的正确性，避免差错的发生。

【操作步骤】

Step 1　系统登录

双击桌面图标，弹出对话框后，扫描工作人员条码即可登录本系统（图 4-7-2）。

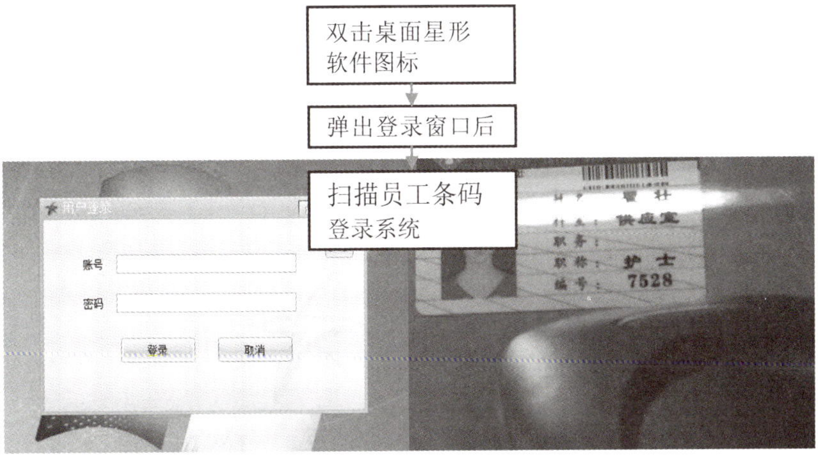

图 4-7-2　工作人员条码登陆

Step 2　回收操作

手术器械包全部使用有条码登记，器械使用完毕后标贴上第一段回收追溯条码需回到回收区域，扫描该条码即可进行包的回收；若条码丢失或新增器械时，可以使用无条码回收功能登记添加。

1．有条码回收（图 4-7-3）：

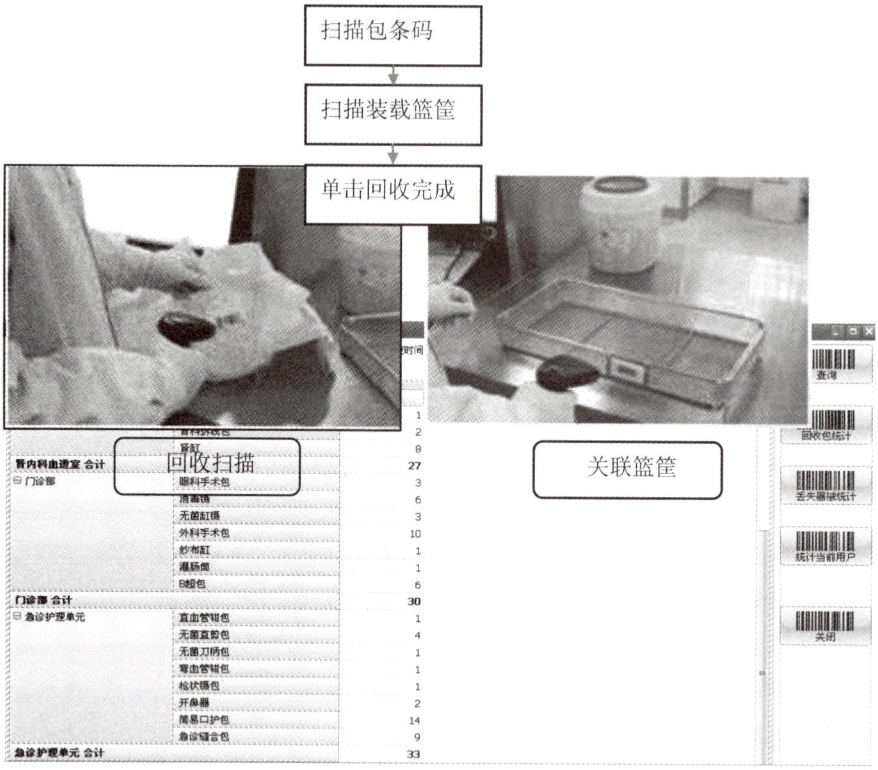

图 4-7-3　回收包统计

2．无条码回收（图 4-7-4）：

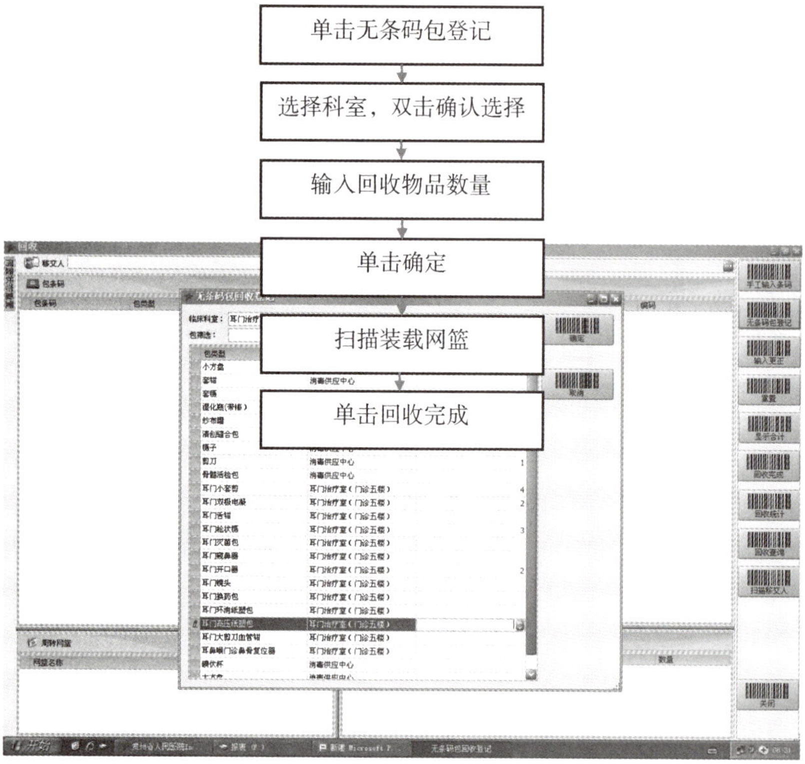

图 4-7-4　无条码回收登记

Step 3　清洗操作

扫描装有器械的网篮和即将使用的清洗机条码，将网篮和清洗机相关联，系统会自动记录本次清洗机运行的数据（图 4-7-5，图 4-7-6）。

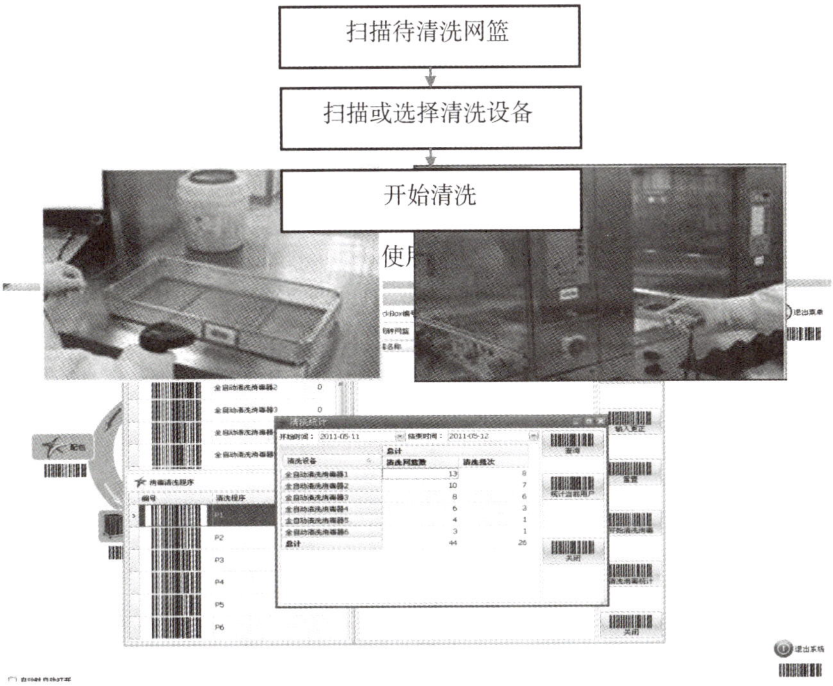

图 4-7-5　清洗机条码

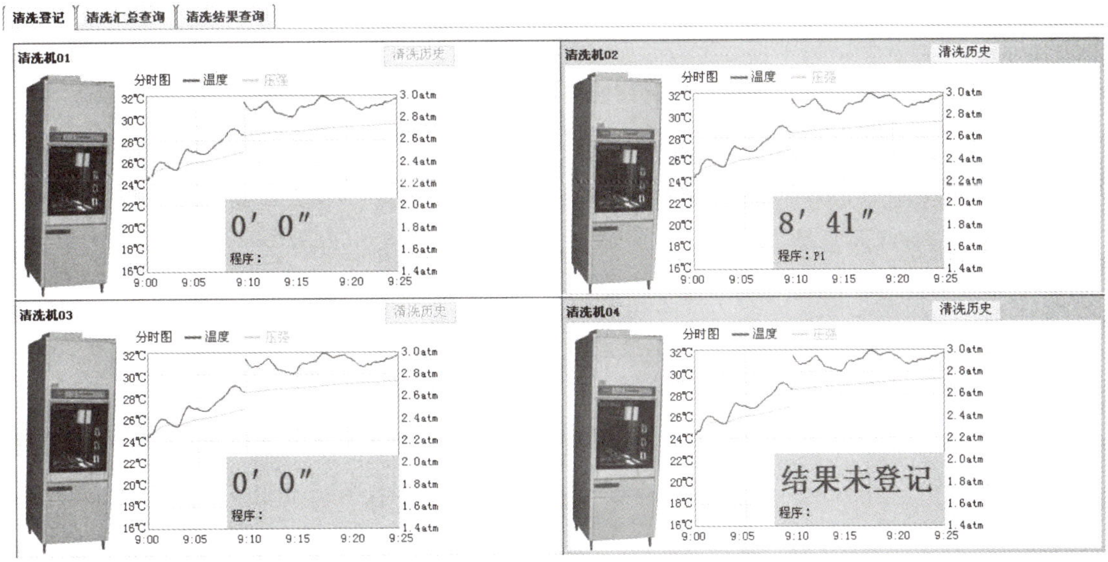

图 4-7-6　清洗机分时图

Step 4　包装操作

清洗成功后，扫描网篮上的条码，系统会要求工作人员先进行清洗质量审核，审核合格后，工作人员选择需要配包的任务，系统自动打印包条码（图 4-7-7）。

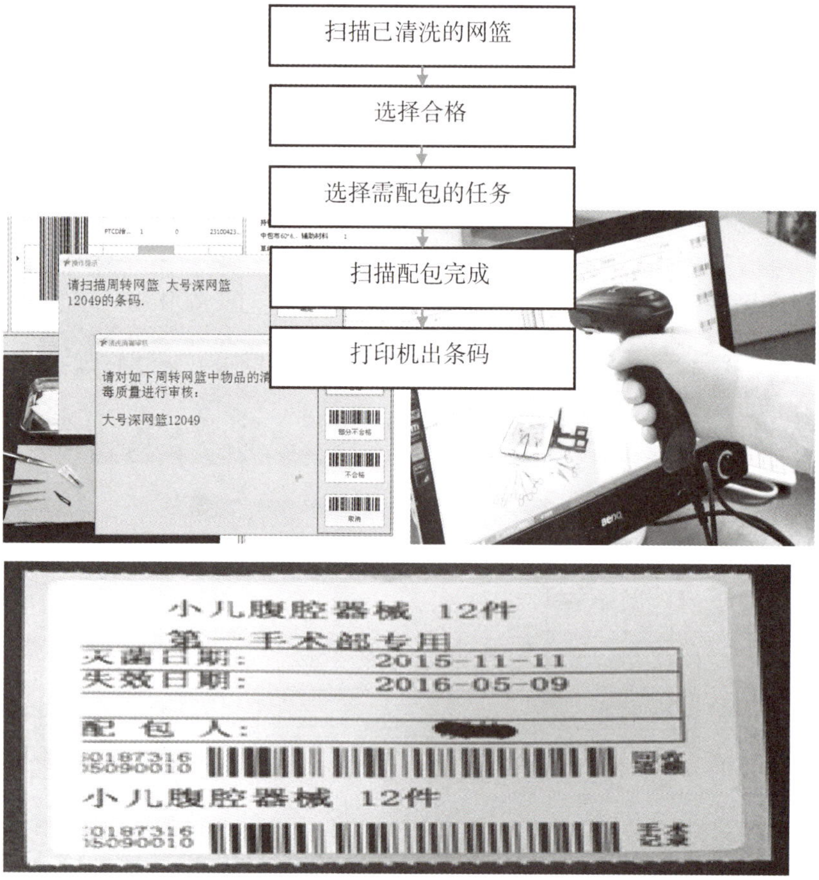

图 4-7-7 进行清洗质量审核

Step 5 灭菌操作

灭菌操作包括灭菌和灭菌审核两项内容。灭菌时扫描包外条码以及将使用的灭菌器条码，将灭菌包和灭菌器相关联，系统会记录本次灭菌器运行的数据；灭菌完成后，系统会要求工作人员先审核灭菌是否合格，有生物监测的可以在结果出现后进行生物监测审核，将结果记录入系统内。

1．灭菌（图 4-7-8）：

扫描包条码
↓
选择、扫描灭菌设备
↓
单击开始灭菌
↓
自动打印锅次条码

（电脑上重复扫描某个包不会造成数量叠加，PDA上重复扫描某个包会提示是否取消该包）。

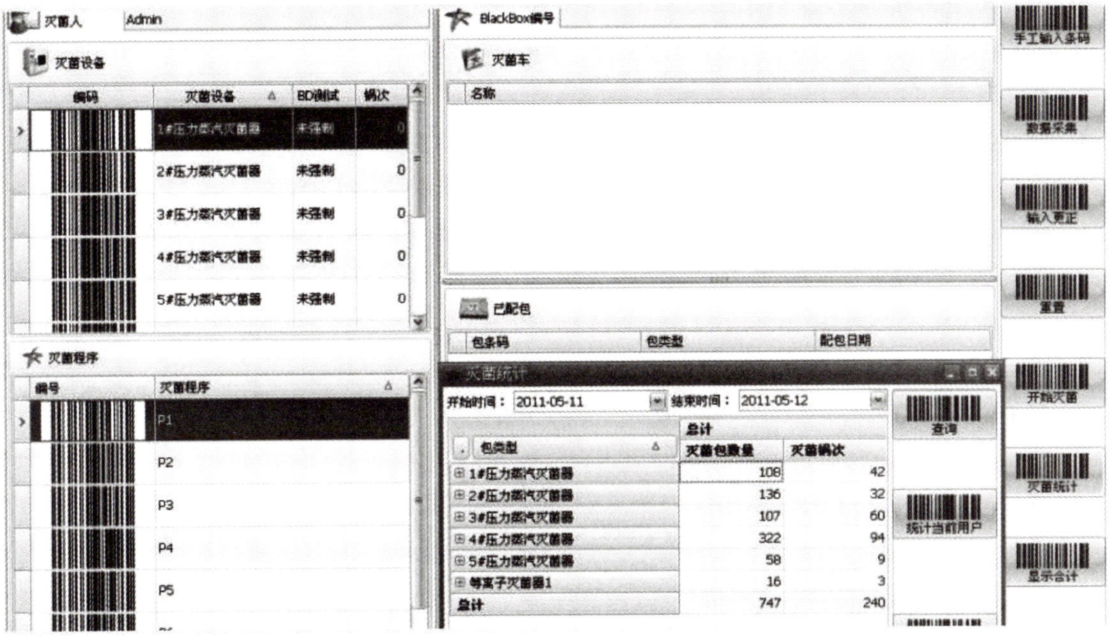

图 4-7-8　灭菌审核操作界面

2．灭菌审核操作步骤

进行化学检测审核及生物检测审核（图 4-7-9，图 4-7-10）。

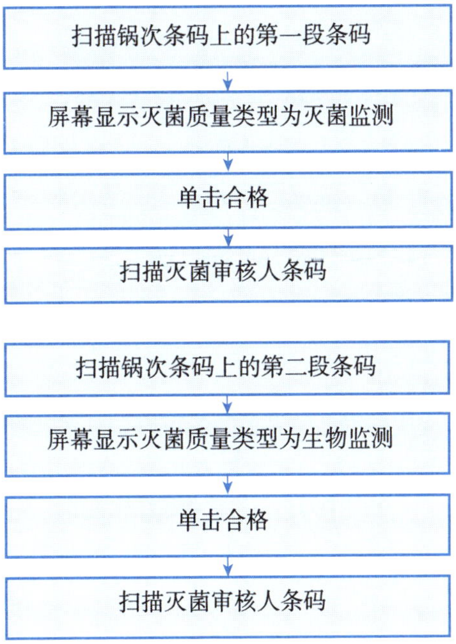

图 4-7-9　灭菌审核步骤操作

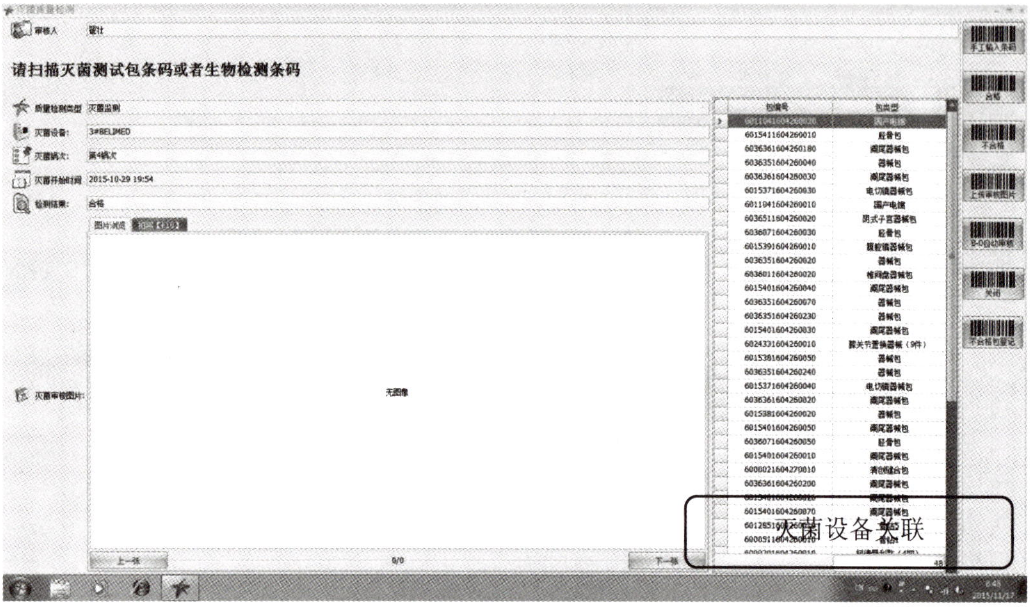

图 4-7-10　灭菌测试

Step 6　发放操作

发放操作包括无菌包和一次性物品的发放，记录物品的流向和数量，同时进行库存管理，对库存不足或即将过期进行警告。

无菌包发放及非追溯包 / 一次性物品发放，见图 4-7-11，图 4-7-12。

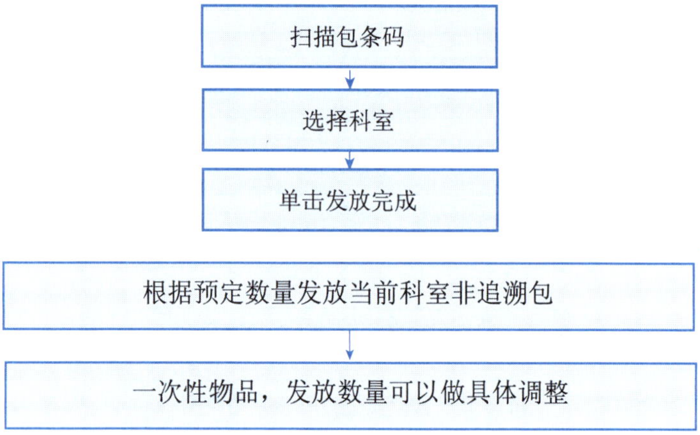

图 4-7-11　一次性物品发放流程

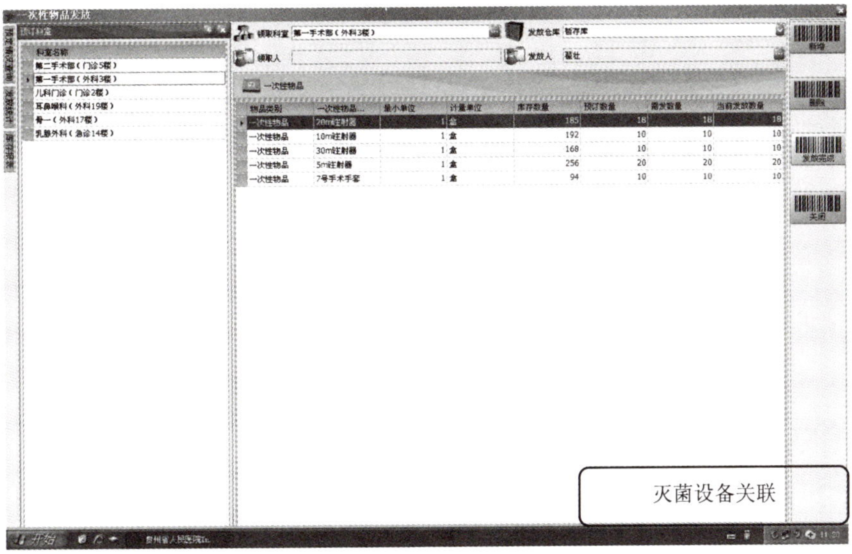

图 4-7-12　一次性物品发放调整

二、消毒供应中心管理系统

本节内容为消毒供应中心管理系统，包括外来器械包管理、一次性物品 / 器械 / 消耗品管理、追溯管理和岗位人员管理。

该功能规范了外来器械的处理流程，实现无菌包和一次性物品追溯和召回，实时监控工作状态，统计分析工作数据，将成本核算和工作量统计等工作简单化。

（一）外来器械包管理

外来器械是指由医疗器械生产厂家、公司租借或免费提供给医院可重复使用的医疗器械，该类器械周转范围广，风险较大。本系统可以记录更加详细的器械信息并记录于追溯系统中，更可以通过信息化手段强制操作者必须按规范处理外来器械。

【操作步骤】

Step 1　回收

（见图 4-7-13，图 4-7-14）。

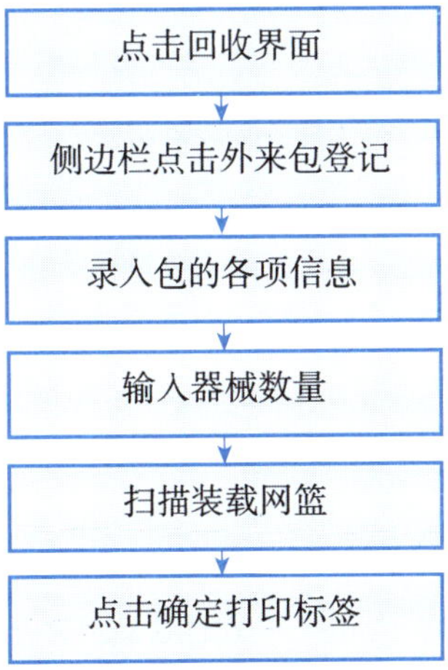

图 4-7-13　回收步骤

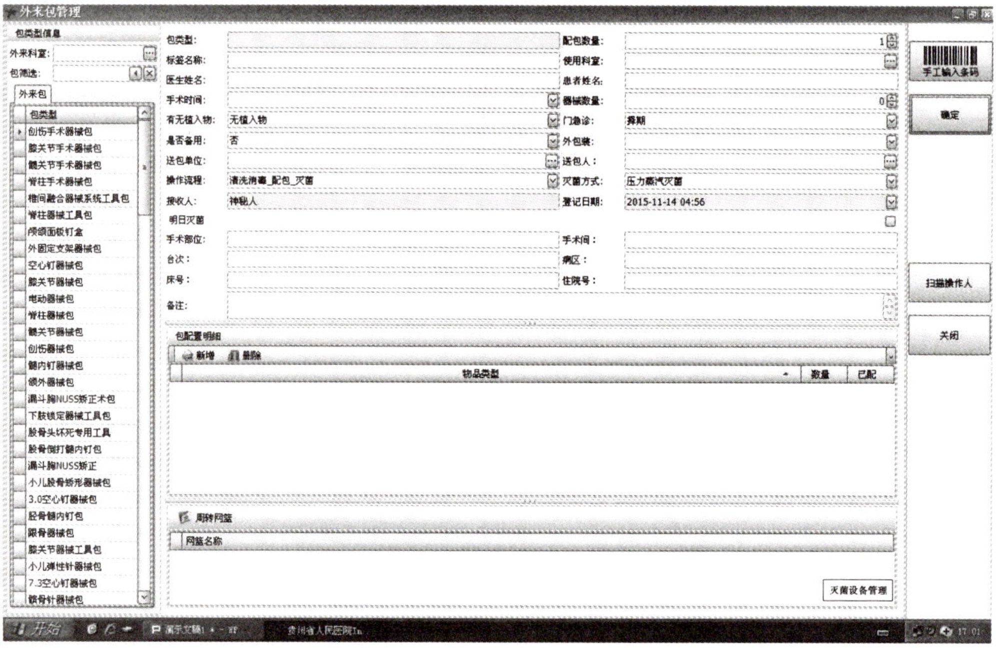

图 4-7-14　外来器械的处理流程

Step 2　清洗、包装、灭菌、发放操作

同常规包。

（二）一次性物品、器械、消耗品库存管理

该管理系统可实现一次性物品追溯和召回。一次性物品入库时录入生产厂家、批号等相关信息，发放时打印单据，库存会随着发放或使用实时增减，某一物品临近过期或库存不足时，系统会自动弹出提示（图 4-7-15，图 4-7-16）。

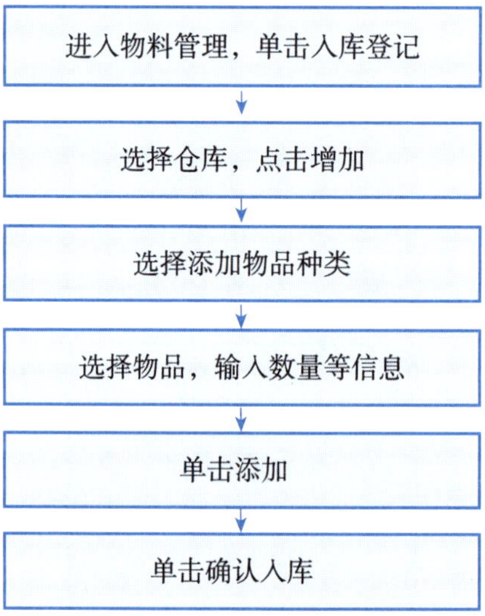

图 4-7-15　一次性物品入库流程

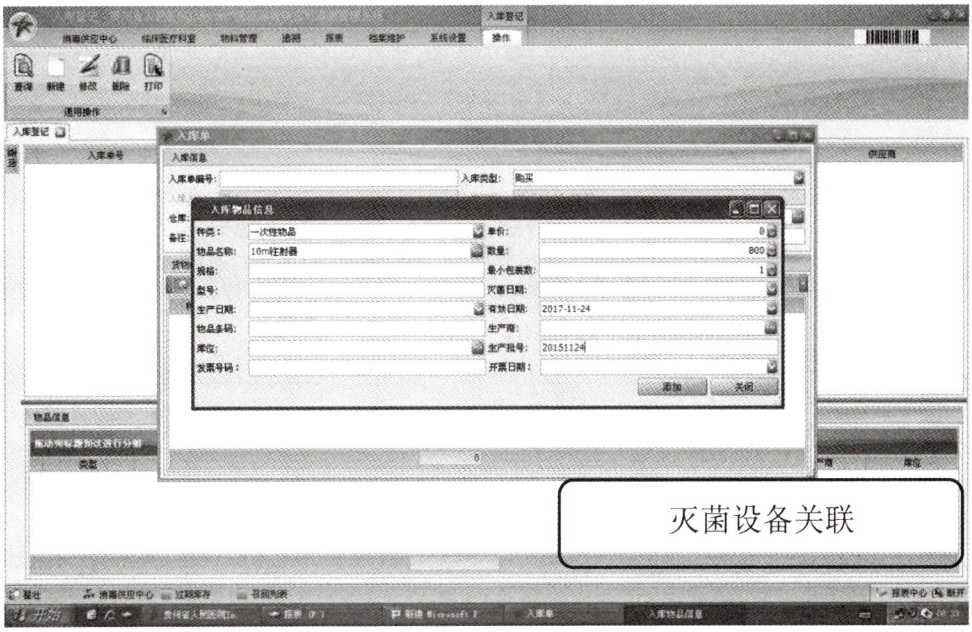

图 4-7-16　一次性物品入库

（三）追溯管理

本系统可以通过包条码、患者住院号、器械喷码及设备型号对无菌包的生产过程、使用情况和流转情况及患者所使用的无菌包情况进行追溯查询管理（图 4-7-17）。

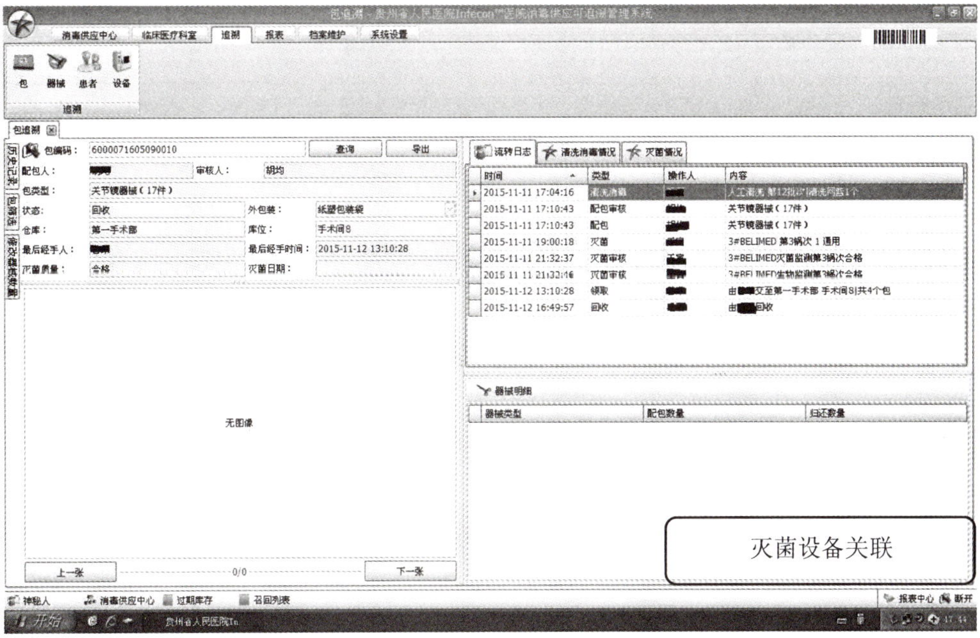

图 4-7-17　追溯查询

（四）岗位人员管理

（1）对各工作岗位员工的实时工作状态予以监控，同时提供工作人员宏观调配决策依据；能根据临床科室的申领使用情况对无菌包的制作生产订出计划，确保临床供应。并对无菌包的生产成本进行核算等管理（图 4-7-18）。

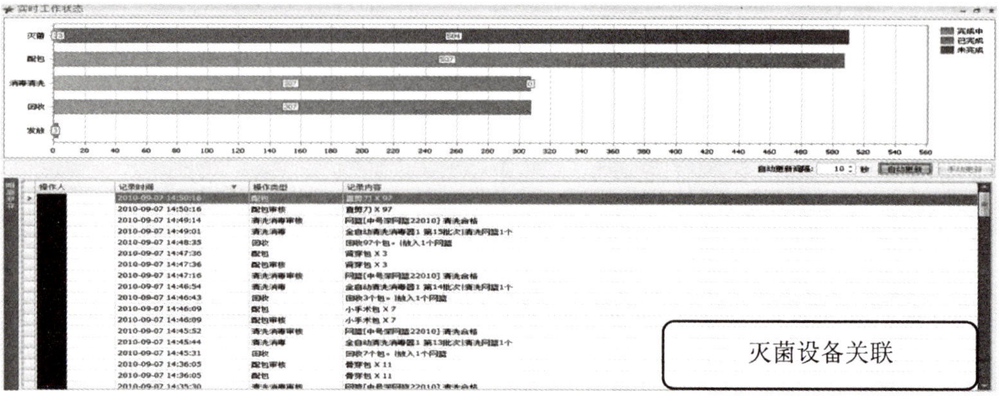

图 4-7-18　无菌包的统计

（2）对基础数据进行深入挖掘、分析，为管理科学性提供拐杖（图 4-7-19）。

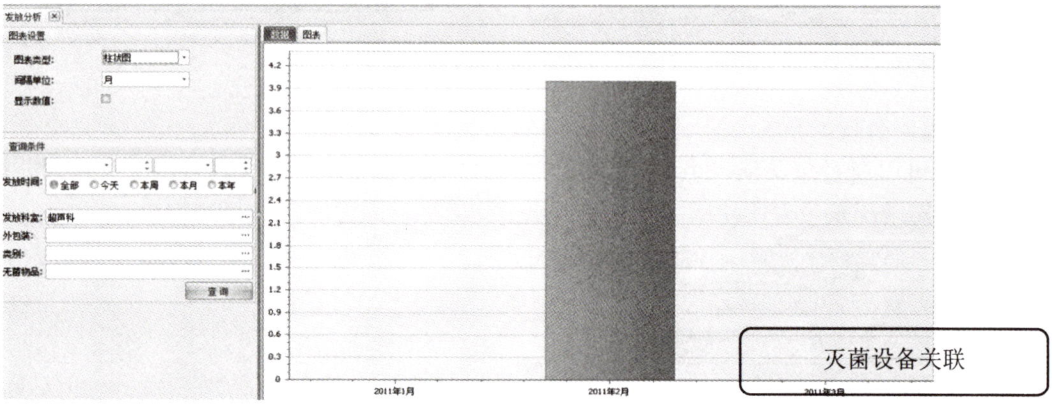

图 4-7-19　数据统计图

（3）对员工工作量进行统计分析，为绩效考核提供合理的客观依据（图 4-7-20）。

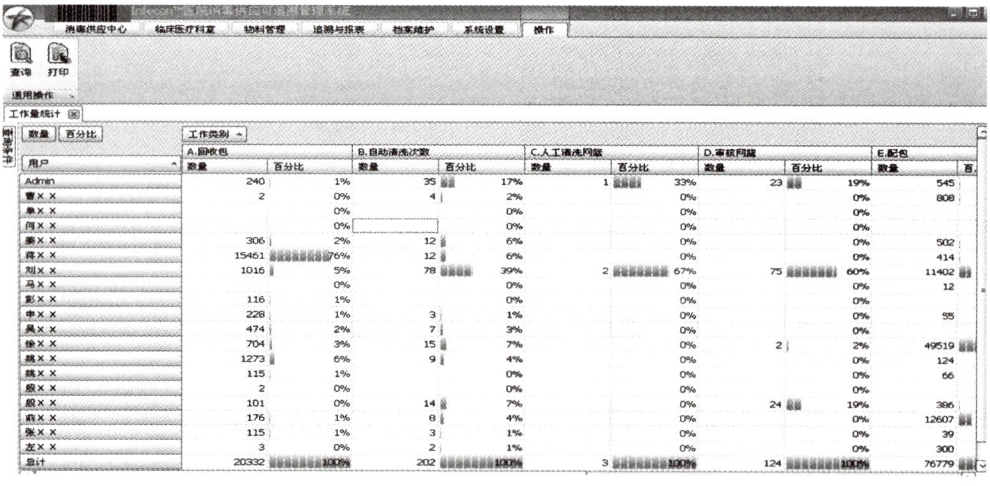

图 4-7-20　供应室工作量统计

三、临床科室及手术室操作系统

临床科室及手术室可以通过预定，向消毒供应中心发送所需物品的名称、数量、使用时间等信息，特殊要求可填写在备注栏内，并能随时通过本界面查询消毒供应中心受理情况；使用时登记，扫描包外条码标记，系统根据 HIS 传输过来的患者基础信息，将所使用的包信息与使用患者相关联，同时记录交接人及时间，至此整个无菌包流转的全部流程均被完整记录。备用手术包可通过存放操作存放于手术包无菌存放间内，系统会统计数量并提示有无即将过期包；需使用时，通过领取操作关联领用者、手术间，再通过使用操作完成整个无菌包流转的完整记录。

【操作步骤】

Step 1　预定

见图 4-7-21，图 4-7-22。

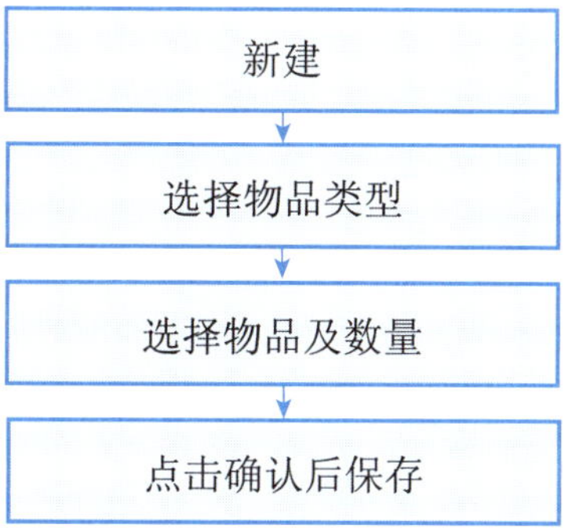

图 4-7-21　预定物品流程

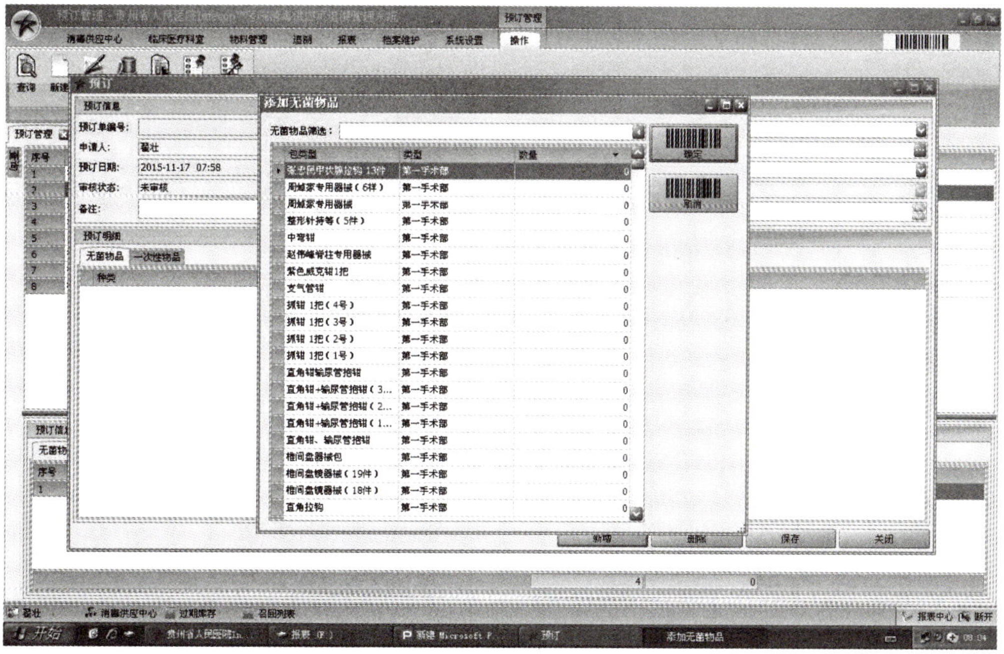

图 4-7-22　无菌包流转记录

Step 2　存放

见图 4-7-23，图 4-7-24。

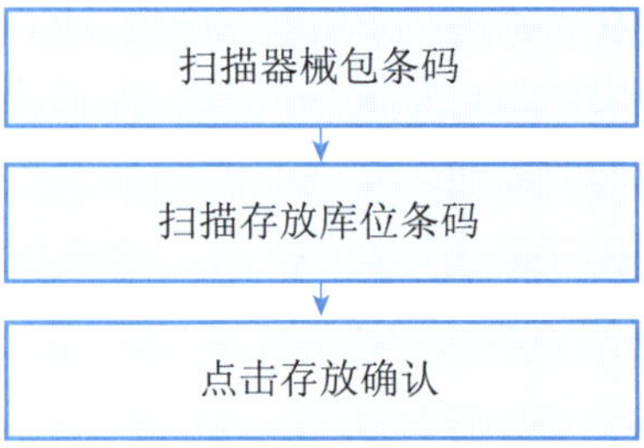

图 4-7-23　器械存放流程

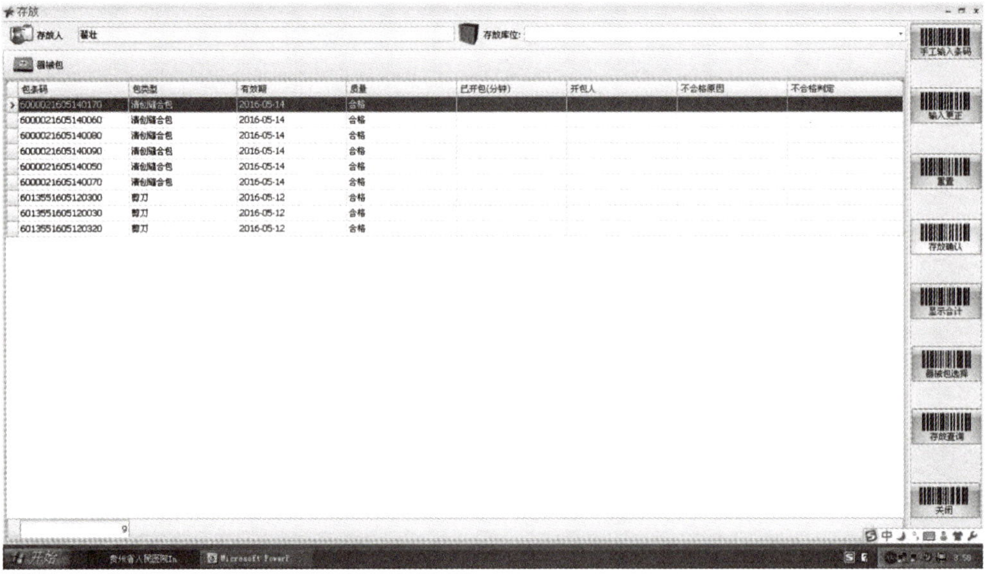

图 4-7-24　器械包存放

Step 3　领取

见图 4-7-25，图 4-7-26。

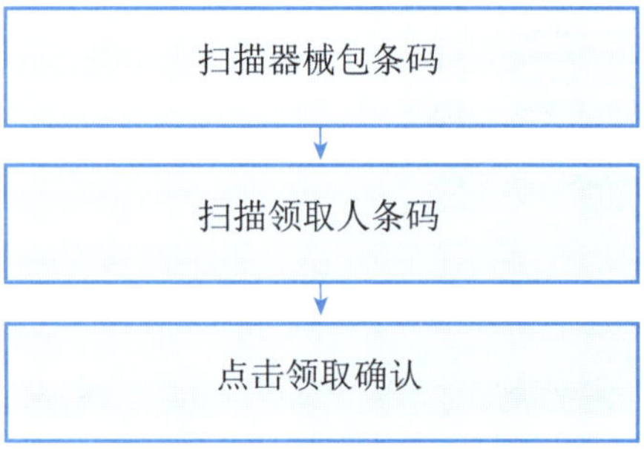

图 4-7-24　器械领取流程

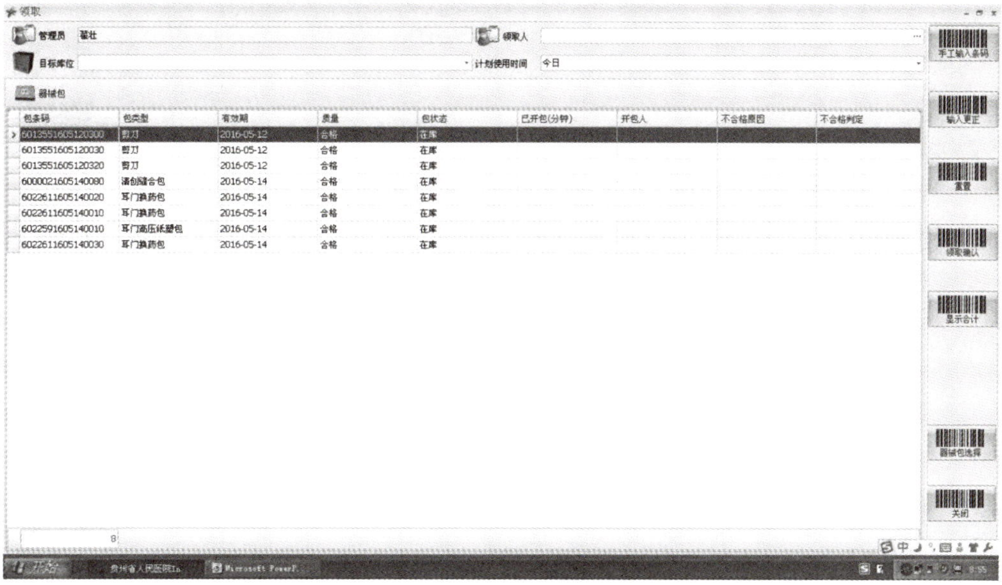

图 4-7-26　器械包领取记录

Step 4　使用

见图 4-7-27，图 4-7-28。

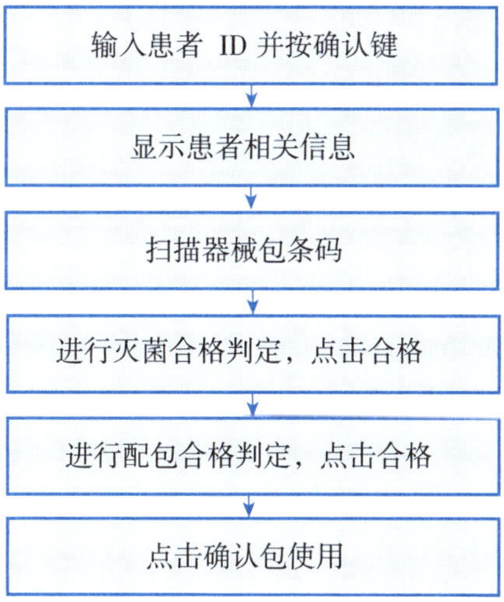

图 4-7-27　器械使用流程

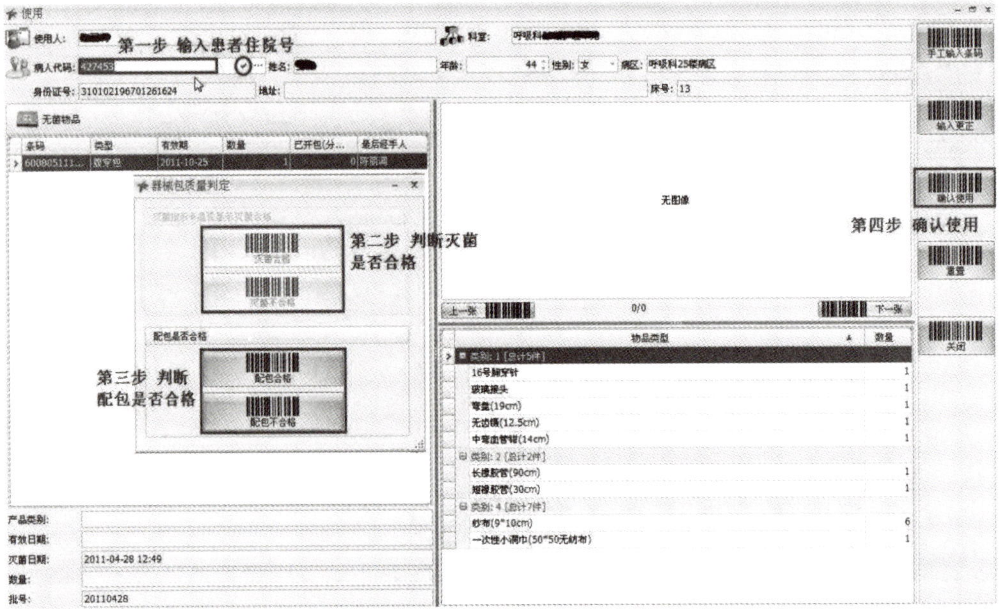

图 4-7-28　器械包使用步骤

（李勇兰）

参考文献

[1] 刘华平，巩玉秀，么莉，等. 护士人力资源现状分析和配置标准研究 [J]. 中国护理管理，2005，5（4）：22-25.

[2] 范玲，徐阳，王诗尧. 信息化管理在护理人员绩效分配中的应用与体会 [J]. 中国护理管理，2011，11（8）：8-9.

[3] 朱彩文，王娅丽，黄昶荃，等．采用 SHEL 模式对精神科与综合科护理不良事件的对照研究 [J]. 中国实用护理杂志，2011，27（10）：58-60.

[4]Stead WW，Lin HS.Computational Technology for Effective Health Care：Immediate Steps and Strategic Directions.Washington：National Academies Press．2009.

[5] 姬军生，张勇．系统安全理论在医疗安全管理中的应用 [J]．中华医院管理杂志，2009，25（5）：328-331．

[6]Carolyn M.Clancy.Testimony Before the Permanent Subcommittee on Investigations Committee on Governmental Affairs.AHRQ，2004.

[7] 谢仙萍，李亚兰. 根本原因分析法在非计划性拔除鼻肠管事件中的应用 [J]. 护理研究，2012，26（36）：3408-3409．

[8] 韩斌如，尉俊铮，王燕秋. 信息化闭环管理助力护理安全 [J]. 中国数字医学，2015，10（4）：87-90.

第五章　中医护理信息系统

中医护理信息系统的建立，有赖于中医护理字典库的建设。标准的疾病、症状、中医护理措施、中医护理技术等名称的规范，为中医临床护理信息管理提供依据，有利于中医临床护理数据的收集，为进一步优化提供依据。

第一节　中医护理首页评估

本节内容为中医护理首页评估，包括患者评估信息的录入及输出等功能。该功能通过电子结构化表单的形式，实现了对患者一般情况、中医四诊评估（如神志、面色、形态、舌质舌苔、脉象、饮食、二便、皮肤等）、辨证分型及入院诊断等信息的采集，保障患者信息及时、准确获取，为制定合理的中医护理计划和措施提供依据。

【案例】

某患者住院首日，责任护士对其进行中医护理评估。

【流程图】

中医护理评估流程见图 5-1-1。

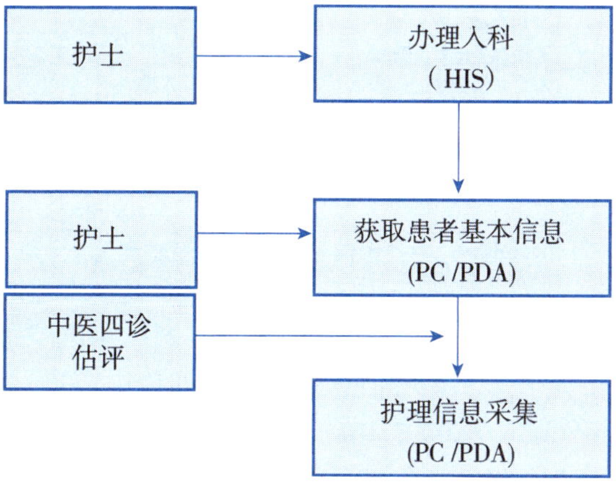

图 5-1-1　中医患者入科流程

【操作步骤】

Step 1　获取患者基本信息

1．登录账号　每个有执业证书的护士均有一个自己的登录账号和密码，通过输入账号和密码，护士可登录到护理信息系统（PC/PDA），并具备相应的医嘱执行权限。

2．获取患者基本信息　PC 端通过选择“床号”，完成对患者基本信息的直接提取，如图 5-1-2 所示：

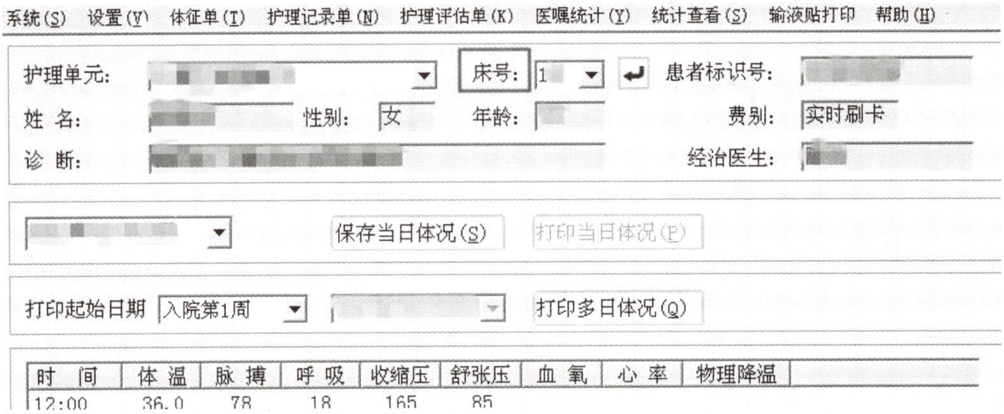

图 5-1-2　患者基本信息

Step 2　护理信息采集

选择“护理记录单”下的“护理记录工作模式”，如图 5-1-3 所示：

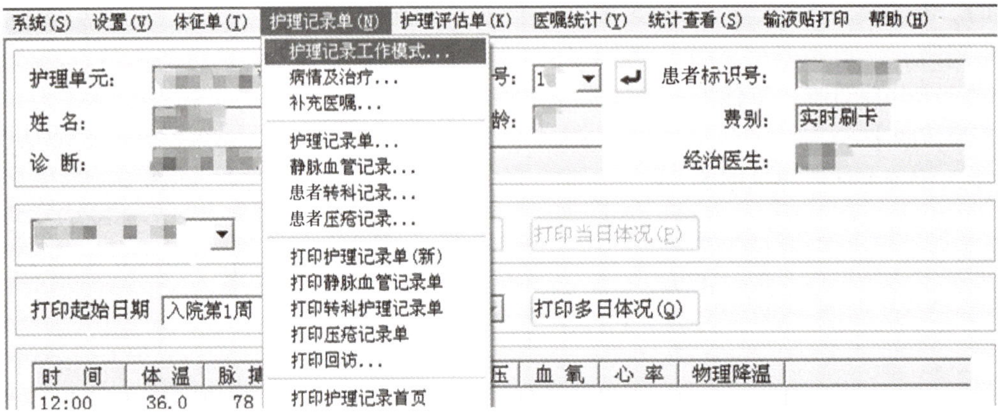

图 5-1-3　中医护理记录工作模式

点击“护理记录工作模式”，进入“护理记录”界面，点击“患者首页”，进入护理信息评估界面，逐项填写患者信息。患者信息按照中医四诊内容进行采集，并根据采集的信息，得出该患者的“辨证分型”。如图 5-1-4 所示：。

为方便护士快捷地录入相关信息，该模块的所有“ ”条目采取下拉式选择的方式填写，所有“ ”条目点击后可以进行项目的选择，如图 5-1-5 所示。

逐项填写完成后点击“保存”，即完成相关评估信息的录入，如图 5-1-6 所示。

Step 3　护理评估查询及打印

该步骤的执行在 PC 端完成。相关评估信息录入完成并点击“保存”之后，点击“打印首页”，即可实现对护理评估信息的查询及打印功能，如图 5-1-7 所示。

该执行程序：①能快速完成对患者的首次护理评估，避免护士漏评估、不按时评估等情况；②因首次评估的相关信息以结构化表单的形式呈现，护士只需要按照提示完成相关信息的选择，提高了评估的准确性；③通过系统的进一步流程再造，相关的评估信息条目将直接被读取，完成首次中医护理电子记录，提高护士临床工作的效率；④完成基础的中医四诊信息采集，为准确地进行辨证施护奠定基础。

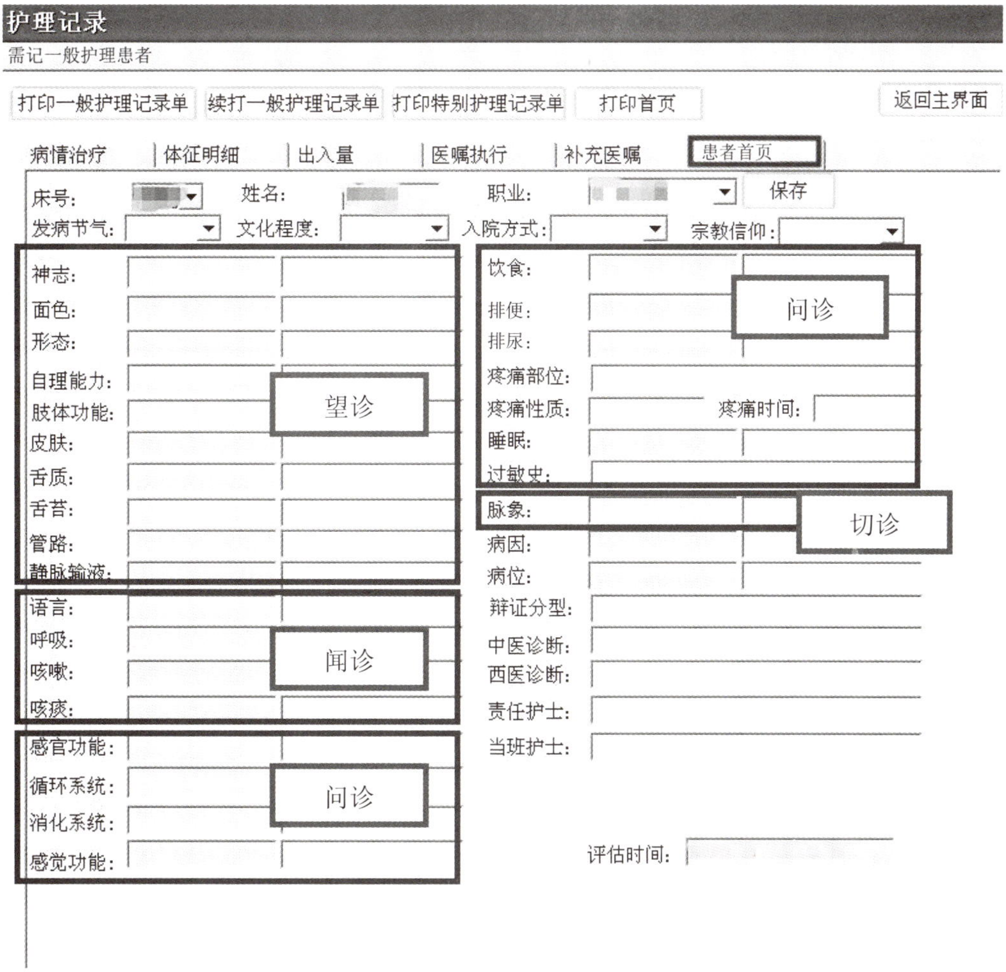

图 5-1-4　中医一般护理记录

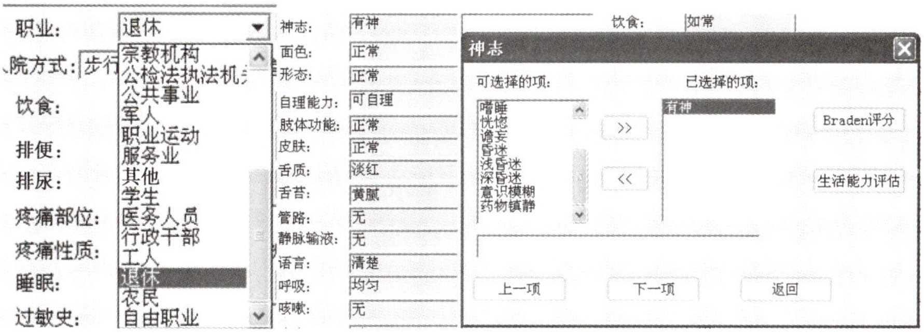

图 5-1-5　下拉式护理记录方式

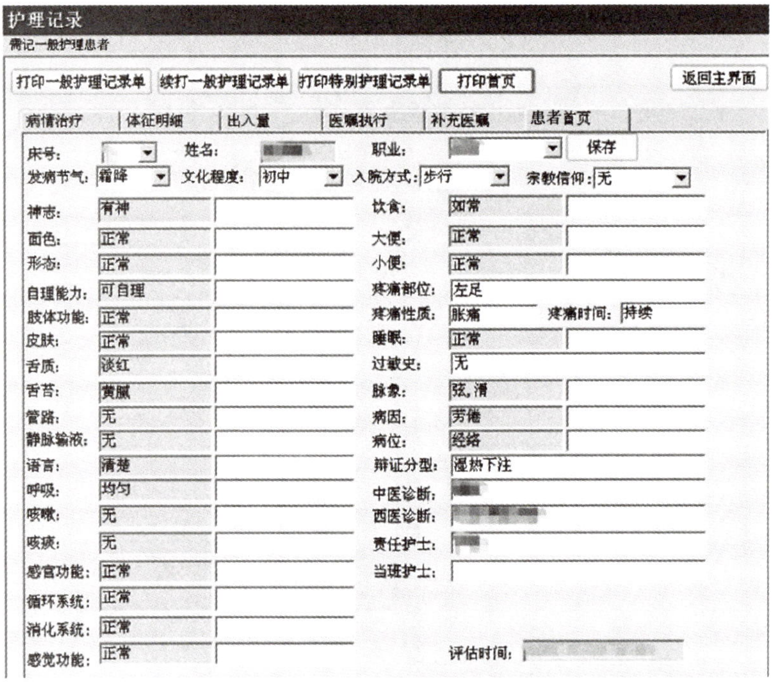

护理记录
需记一般护理患者

打印一般护理记录单 | 续打一般护理记录单 | 打印特别护理记录单 | 打印首页 | 返回主界面

病情治疗 | 体征明细 | 出入量 | 医嘱执行 | 补充医嘱 | 患者首页

床号: [redacted] 姓名: [redacted] 职业: [redacted] 保存
发病节气: 霜降 文化程度: 初中 入院方式: 步行 宗教信仰: 无

神志:	有神	饮食:	如常
面色:	正常	大便:	正常
形态:	正常	小便:	正常
自理能力:	可自理	疼痛部位:	左足
肢体功能:	正常	疼痛性质:	胀痛 疼痛时间: 持续
皮肤:	正常	睡眠:	正常
舌质:	淡红	过敏史:	无
舌苔:	黄腻	脉象:	弦,滑
管路:	无	病因:	劳倦
静脉输液:	无	病位:	经络
语言:	清楚	辩证分型:	湿热下注
呼吸:	均匀	中医诊断:	[redacted]
咳嗽:	无	西医诊断:	[redacted]
咳痰:	无	责任护士:	[redacted]
感官功能:	正常	当班护士:	
循环系统:	正常		
消化系统:	正常		
感觉功能:	正常	评估时间:	[redacted]

图 5-1-6　中医护理记录首页

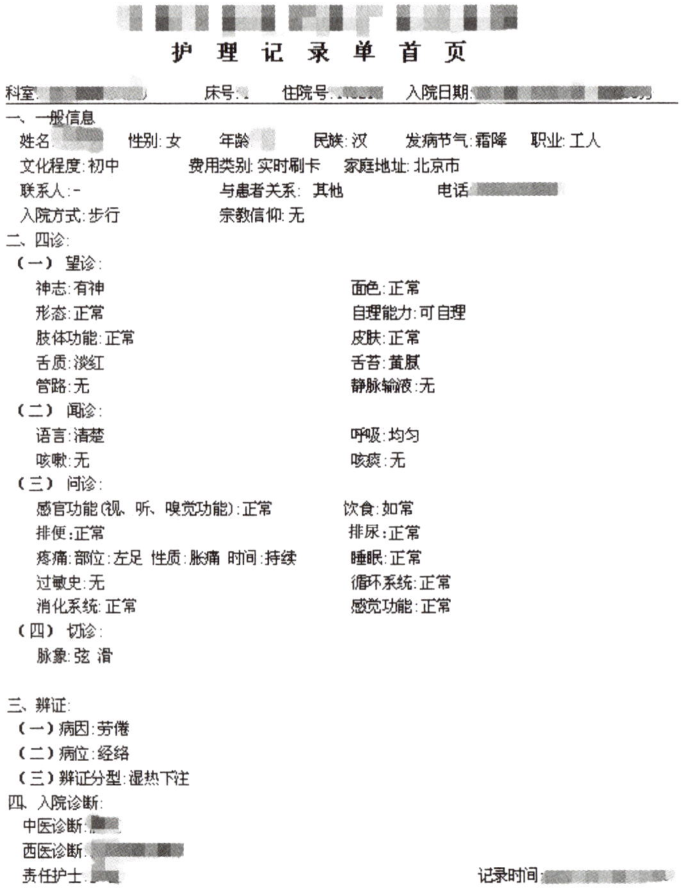

[redacted]

护　理　记　录　单　首　页

科室: [redacted]　床号: [redacted]　住院号: [redacted]　入院日期: [redacted]

一、一般信息
姓名: [redacted]　性别: 女　年龄 [redacted]　民族: 汉　发病节气: 霜降　职业: 工人
文化程度: 初中　费用类别: 实时刷卡　家庭地址: 北京市
联系人: -　与患者关系: 其他　电话 [redacted]
入院方式: 步行　宗教信仰: 无

二、四诊:
(一) 望诊:
神志: 有神　面色: 正常
形态: 正常　自理能力: 可自理
肢体功能: 正常　皮肤: 正常
舌质: 淡红　舌苔: 黄腻
管路: 无　静脉输液: 无
(二) 闻诊:
语言: 清楚　呼吸: 均匀
咳嗽: 无　咳痰: 无
(三) 问诊:
感官功能(视、听、嗅觉功能): 正常　饮食: 如常
排便: 正常　排尿: 正常
疼痛: 部位: 左足 性质: 胀痛 时间: 持续　睡眠: 正常
过敏史: 无　循环系统: 正常
消化系统: 正常　感觉功能: 正常
(四) 切诊:
脉象: 弦 滑

三、辨证:
(一) 病因: 劳倦
(二) 病位: 经络
(三) 辨证分型: 湿热下注
四、入院诊断:
中医诊断: [redacted]
西医诊断: [redacted]
责任护士: [redacted]　记录时间: [redacted]

图 5-1-7　中医护理记录首页打印

第二节　中医护理质量控制管理系统

本节内容为中医护理质量管理，包含各中医护理质量指标（专科、优质、文件等）的考核、问题汇总、问题处理（原因分析、改进措施、预期目标、效果评价）等环节。该系统自动完成对相关信息的汇总与分析，护理管理者通过信息显示，完成对中医护理质量的动态观察与分析控制。

【案例】

某病区护士长对中医专科护理质量进行自查。

【操作步骤】

Step 1　选择护理质量考核项目

中医护理质量管理系统涉及全院科室的护理质量控制管理，分为权限系统，即录入、查看及修改是有不同权限设置的。权限系统根据需要，分为护理部、科护士长、护士长、护士，不同层级的权限如图 5-2-1 所示：

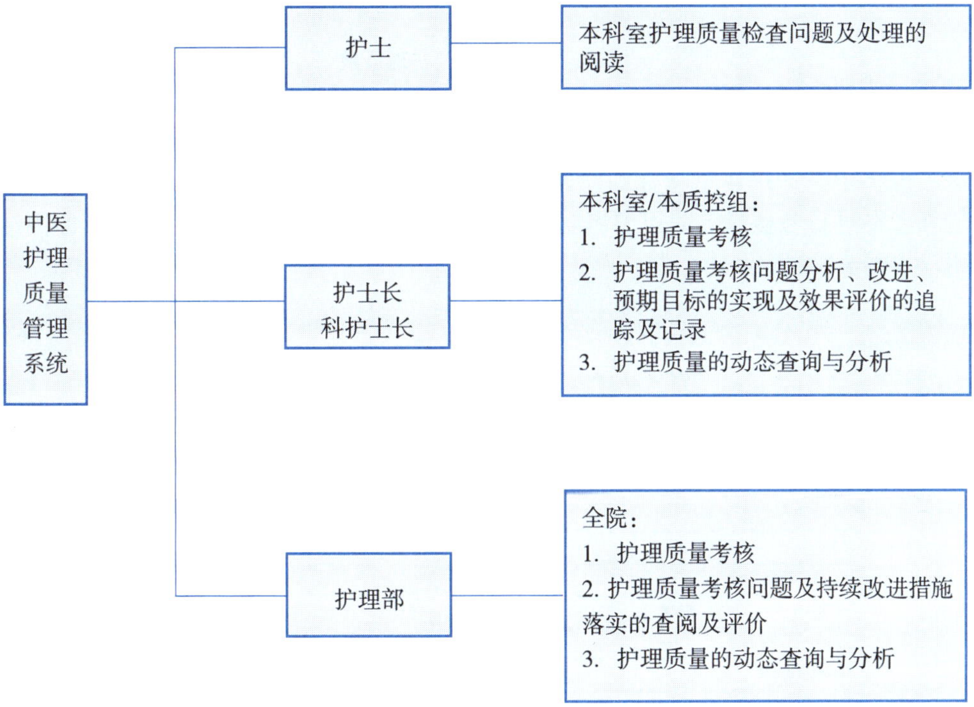

图 5-2-1　中医护理质量管理系统权限设置图

有执业证书的护士均有一个自己的登录账号和密码，通过输入账号和密码，护士可登录到护理管理系统，并执行相应的权限。护士长权限登录后点击“护理质量控制”下的“护理质量自查”，在右侧界面呈现“检查指标”模块，点击“中医专科护理质量评分标准”，在“级别”选项内选择“科室自查”，点击“增加”，呈现“专科护理质量”检查表单，如图 5-2-2 所示：

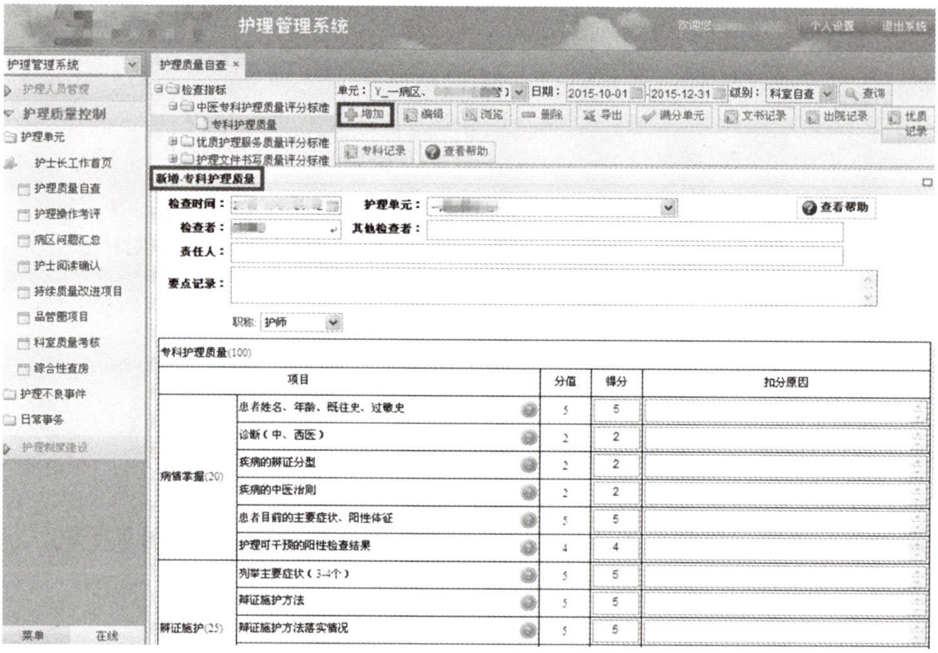

图 5-2-2 中医专科护理质量

Step 2 护理质量考核信息录入

该系统将中医护理质量指标和原始数据标准化，以百分制表格的形式给予量化考核。护理管理者在进行考核录入时可参考各条目考核分值进行量化评价，并对扣分原因给予备注说明，如图 5-2-3 所示。

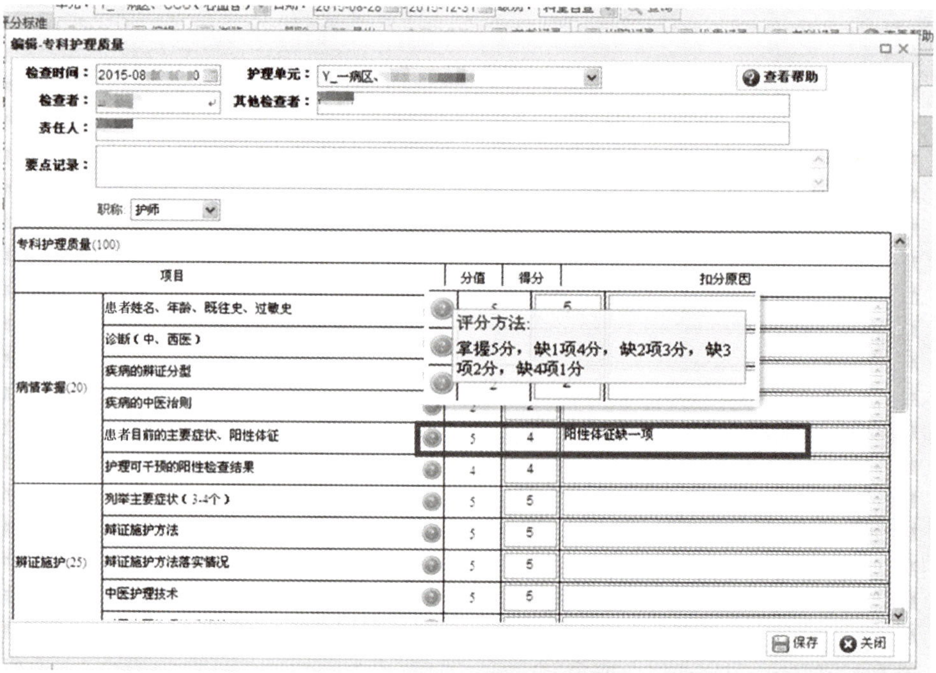

图 5-2-3 中医护理质量检查

逐项考核录入完成后，点击“保存”，即完成相应护理质量考核信息的录入。

Step 3　护理质量问题追踪处理

针对护理质量考核中出现的扣分项目，系统将自动生成一条问题目录。点击左侧界面“护理质量控制”下的“护士长工作首页”，系统界面右侧呈现“问题处理”模块，黄色标识为已处理事项，蓝色标识为待处理事项，如图 5-2-4 所示。

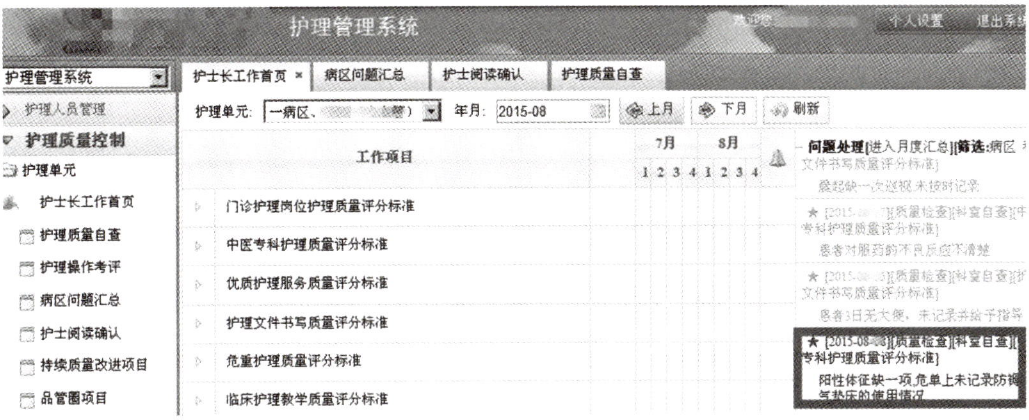

图 5-2-4　中医护理质量问题追踪

双击待处理问题，进入“问题处理”模块，如图 5-2-5 所示。

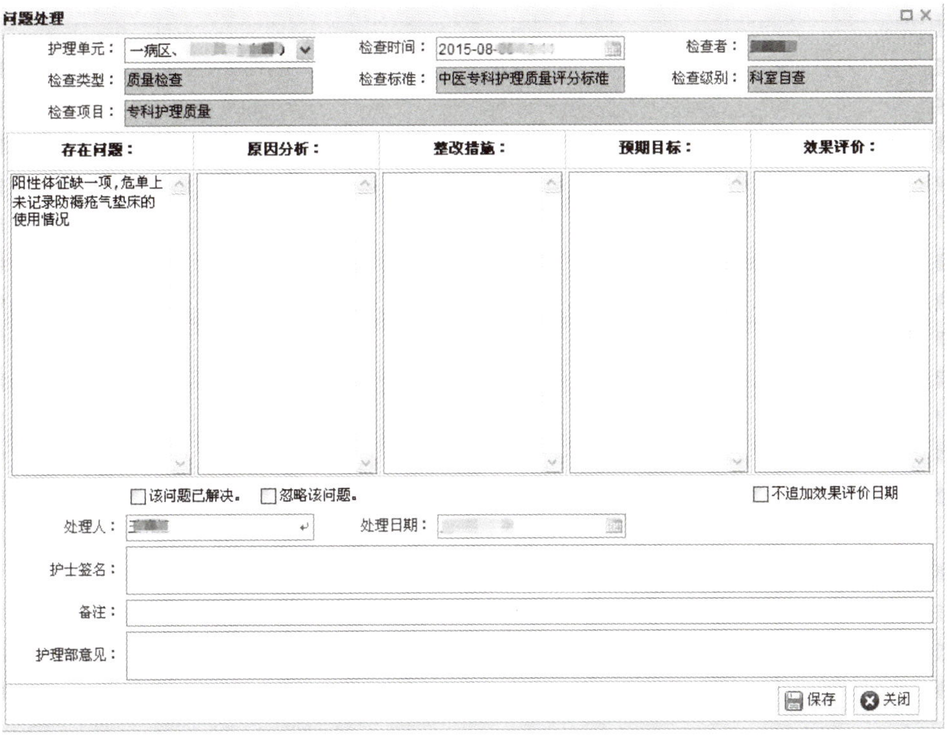

图 5-2-5　中医护理质量持续改进

针对护理质量检查中出现的问题，护士长进行原因分析、制定整改措施及预期目标，并在一定时期内进行效果评价，填写完成后点击“保存”，完成对护理质量问题的追踪处理。

Step 4　护理质量问题反馈

针对不同权限，该系统对护理质量考核中出现的问题及追踪处理措施予以实时记录、反馈。

1．护理部权限对全院所有护理质量考核问题进行查阅及评价，如图 5-2-6 所示，针对护士长对护理质量考核问题的处理，护理部给予相应的处理意见。

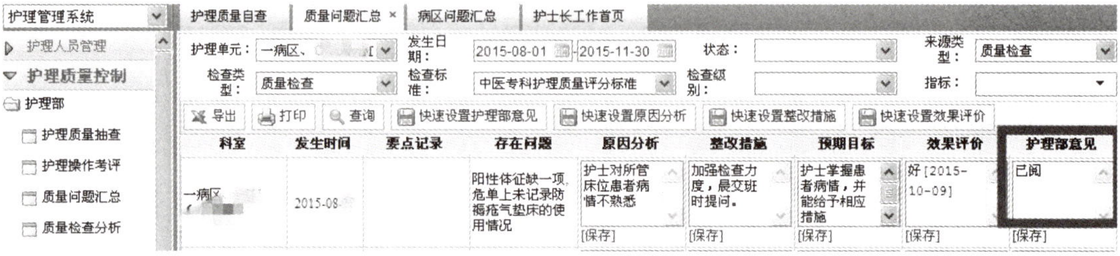

图 5-2-6　中医护理质量的护理部管理

2．护士针对本科室护理质量考核问题的处理进行查阅，如图 5-2-7 所示。

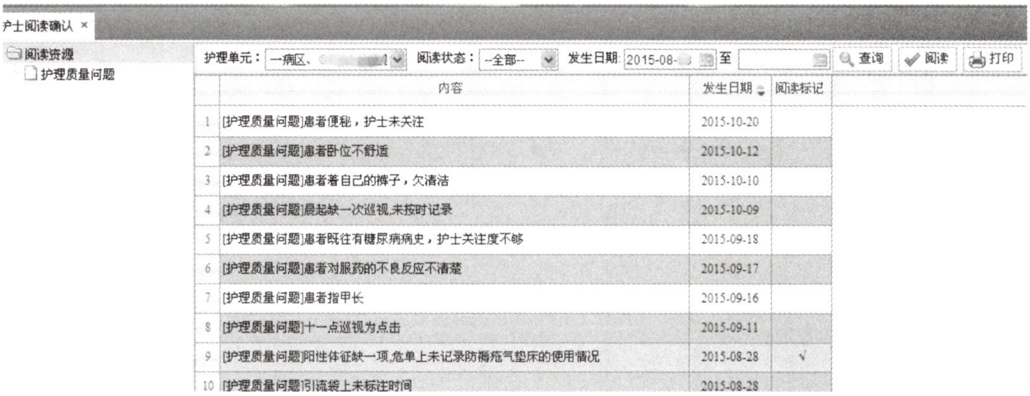
护士阅读确认
阅读资源
护理质量问题
护理单元：
一病区、
阅读状态：
--全部--
发生日期：
2015-08-
至
查询
阅读
打印
内容
发生日期
阅读标记
1 [护理质量问题]患者便秘，护士未关注 2015-10-20
2 [护理质量问题]患者卧位不舒适 2015-10-12
3 [护理质量问题]患者着自己的裤子，欠清洁 2015-10-10
4 [护理质量问题]晨起缺一次巡视,未按时记录 2015-10-09
5 [护理质量问题]患者既往有糖尿病病史，护士关注度不够 2015-09-18
6 [护理质量问题]患者对服药的不良反应不清楚 2015-09-17
7 [护理质量问题]患者指甲长 2015-09-16
8 [护理质量问题]十一点巡视为点击 2015-09-11
9 [护理质量问题]阳性体征缺一项,危单上未记录防褥疮气垫床的使用情况 2015-08-28 √
10 [护理质量问题]引流袋上未标注时间 2015-08-28

图 5-2-7　中医护理质量汇总

Step 5　护理质量动态查询与分析

该系统可以对不同的护理质量考核指标进行动态量化分析，且具备以下特点：①权限不同，查询与分析的范围也不同。护理部权限可实现对全院各科室各护理质量指标任意时间段的查询与分析；护士长权限可实现对本科室各护理质量指标任意时间段的查询与分析。②可实现对各级护理质量指标的查询与分析。如图 5-2-8 示例，对于中医专科护理质量的分析，可以通过点击“护理质量控制”下的“质量检查分析”对“专科护理”整体质量情况进行分析；也可逐级细化，实现对终极指标的考核分析，如点击“专科护理质量”，可对其子指标（病情掌握、辨证施护、中药用药护理、健康指导、评价）进行分析；点击“病情掌握”可对其 6 条子指标进行分析。

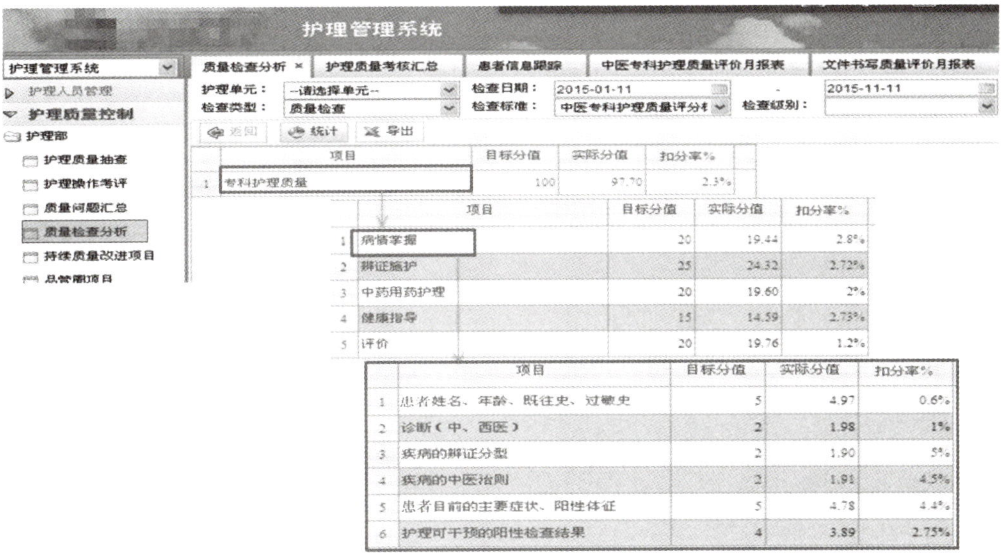

图 5-2-8　中医护理质量的逐层分析

第三节　中医护理效果评价系统

随着人类步入互联网时代，庞杂的信息数据彻底颠覆了人们对传统数据的看法与观念。大数据将加速新技术从互联网向更广泛的领域渗透，全面辐射到各行各业，护理也不例外。在医疗场所，护士做出最佳的临床决策有赖于正确、实时的数据信息，而且这些数据必须是以标准结构化的方式呈现，并可以共享和比较，因此，如何将医院信息系统的所有信息集成整合并分析利用，为护士提供正确的信息以支持临床决策是未来护理管理研究的重要方向。

中医护理效果评价系统的提出正是基于目前的时代背景，为充分体现中医护理服务理念和传统优势展开的探索。该系统是通过建立中西医护理知识库，实现疾病与症状、主要辨证施护方法、中医护理技术等中医护理措施相关联，并基于医院信息系统平台，实现医、护一体的临床信息采集，自动完成对护理效果的评价，最终实现以“症状—措施—评价”为导向的个体化护理流程及动态效果评价，体现中医护理“同症异护、异症同护”的服务理念。该系统的建立，能以“症状—措施—评价”为导向，为护士在临床服务中提供标准化的、个体化的中医护理方案，提高护士工作效率；同时，通过对医疗、护理信息的整合分析，逐步优化中医护理服务方案及服务流程，提升中医护理服务质量。

中医护理效果评价系统由疾病、证候、症状、辨证施护方法、中医护理技术、护理效果评价等步骤完成，依赖于医院信息系统和中西医护理知识库相关数据支持，且各数据库之间应建立关联规则，实现信息的及时、准确提取。

【模拟流程图】

见图 5-3-1。

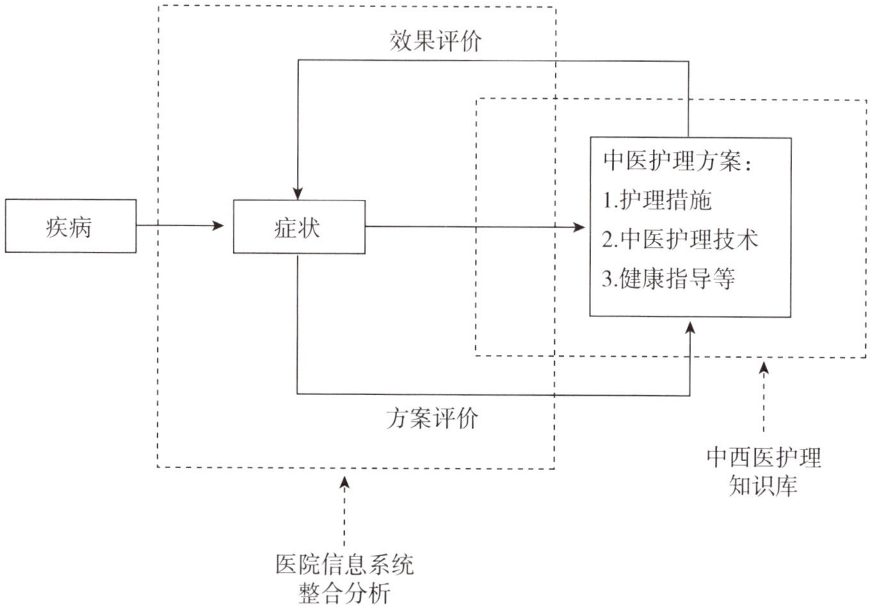

图 5-3-1　中医护理效果评价系统模拟流程图

【模拟操作步骤】

Step 1　基本信息提取

护士通过选择床号，系统自动提取患者基本信息，包括姓名、性别、年龄、ID、文化程度、入院日期、疾病诊断、症候类型等。

Step 2　选择症状

护士根据患者阳性体征，确定主要护理问题。系统应将疾病与主要症状相关联，如患者疾病诊断为“肺癌”则“咳嗽 / 咳痰、咯血、发热、胸痛、胸闷气短、便溏、纳呆、便秘、恶心呕吐”等症状与“肺癌”关联，护士点选目前患者的主要症状，对于与疾病相关联的主要症状外的“症状”可以实现手工补充功能。

Step 3　选择辨证施护方法

依据患者疾病，结合患者主要症状，系统自动显示对应的辨证施护方法，护士选择适宜的辨证施护方法。如：若“肺癌”患者有“咳嗽 / 咳痰”症状，则相应的辨证施护方法出现“体位、咳痰 / 深呼吸训练、拍背”等选项，护士结合患者实际选择相应的措施即可。“辨证施护方法”可以根据患者病情变化，实现手工补充功能。

Step 4　中医护理技术的实施与评价

系统通过读取医嘱，提取中医护理技术项目。护士根据患者的主要症状、辨证分型，选择适宜的方法。实施后，对中医护理技术“依从性”和“满意度”进行评价（图 5-3-2）。

Step 5　中医护理效果评价

此模块应与症状模块相关联，且能读取医生站、护理记录单等相关评价类信息，针对每个症状的缓解情况进行评价，评价指标为“好、较好、一般、差”。当患者相应症状改善效果评价为“较好”或“好”时，在“症状”流程，此症状将不再显示。

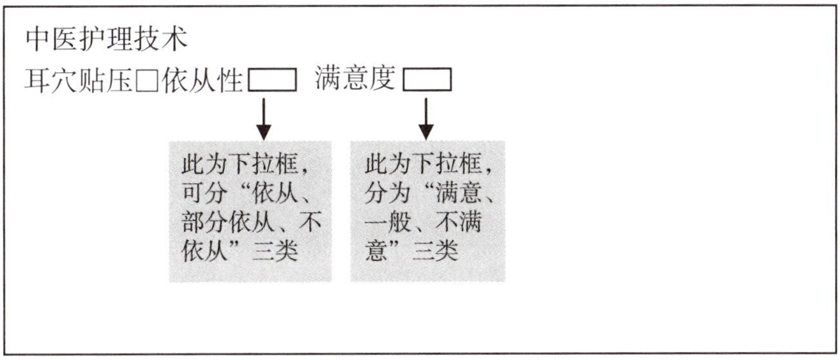

图 5-3-2　中医护理技术评价

该系统的建立预计可以实现以下功能

（1）依据“症状—措施—评价”，自动生成个体化中医护理方案，并能对方案进行人工调整；形成个体化中医护理方案。

（2）全程记录辨证施护方法、中医护理技术实施的时间、频次等情况。

（3）综合分析患者各症状改善的情况：包括改善的程度、症状改善的时间等。

（4）通过症状改善情况，对辨证施护方法、中医护理技术进行分析、改进。

（张素秋）